Das Buch

Auto hin, Fußball her: Erst die Traumfrau macht ein Männer-leben lebenswert. Doch wie kommt man ran an die Lady? Und wie hält man sie dauerhaft an seiner Seite? Nur Mut: Das Objekt der Begierde ist zum Greifen nahe, wenn man die richtigen Tipps beherzigt – und zwar nicht die von selbsternannten Verführungs-gurus, sondern von einer Vertreterin der Zielgruppe! DAS Buch für alle Männer, die wissen wollen, wie man bei Frauen im Bett und in der Liebe wirklich punktet – und für alle Frauen, die wissen möchten, was sie von Männern erwarten dürfen.

Die Autorin

Giulia Siegel ist TV-Moderatorin, DJ und Schauspielerin. Sie spielte in diversen Filmen und Fernsehserien wie *Soko Kitzbühel, Marienhof* und *Singlefalle* mit und moderierte u. a. *Taff Live, Schwupps* und die *McDonald's Chartshow*. Ihr Auftritt in *Ich bin ein Star, holt mich hier raus* sorgte ebenso für Gesprächsstoff wie ihre Casting-Show *Giulia in Love!?*. Sie ist Mutter von drei Kindern und lebt in München.

Giulia Siegel

Make
her *crazy!*

Was Frauen wirklich wollen

Ullstein

Besuchen Sie uns im Internet:
www.ullstein-taschenbuch.de

Abbildungen im Innenteil:
Christian Eckert: S. 18, 33, 42, 74, 79, 99, 112, 118, 124, 131,
134, 137, 146, 150, 159, 175, 197, 213, 229, 235
Kim Schmidt: S. 27, 56, 89, 188, 226, 247, 263, 268
DIGITALstock: S. 15, 49, 83, 185, 215, 249, 269, 273
Fotolia: S. 255 (Sergey Oganesov)
Giulia Siegel: S. 9

Ungekürzte Ausgabe im Ullstein Taschenbuch
1. Auflage Dezember 2010
© Ullstein Buchverlage GmbH, Berlin 2009 / Marion von Schröder Verlag
Umschlaggestaltung: HildenDesign, München
(unter Verwendung einer Vorlage von ZERO Werbeagentur, München)
Titelabbildung: privat
Satz: LVD GmbH, Berlin
Gesetzt aus der Veljovic Book
Druck und Bindearbeiten: CPI – Clausen & Bosse, Leck
Printed in Germany
ISBN 978-3-548-37361-4

Inhalt

Frauen …

Wer hat sie erschaffen, diese herrlichen Wesen? Gott muss ein verdammtes Genie sein.

Ihre Haare … die Haare sind das Wichtigste, weißt du.

Hast du jemals deine Nase in ein Meer von Locken getaucht?

Es ist, als würdest du ewig darin schlafen wollen.

Oder ihre Lippen, ja … wenn du sie zum ersten Mal auf deinen fühlst, ist das so wie der erste Schluck Wein nach einem langen Gang durch die Wüste.

Titten, whooa – manche sind groß, andere klein; Brustwarzen, die dich unentwegt anstarren, als wären sie kleine Scheinwerfer.

Hmm, und die Beine … Mir ist es egal, ob sie so schön sind wie bei einer griechischen Statue oder dicke Kartoffelstampfer. Denn dazwischen … liegt der Weg ins Paradies.

Al Pacino in *Duft der Frauen*

Hallo,
ich bin
Giulia…

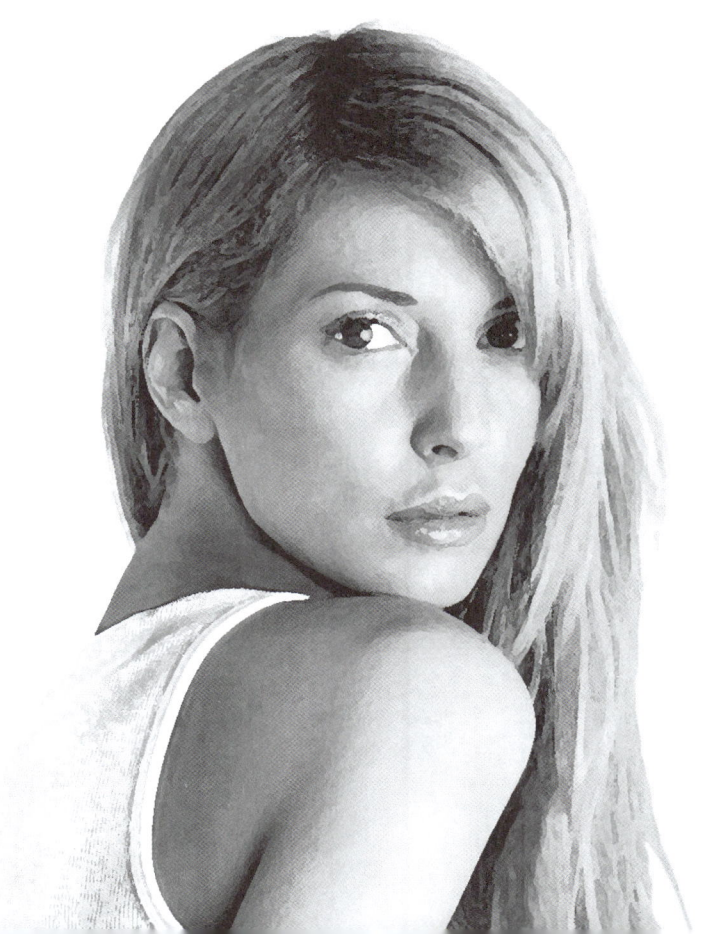

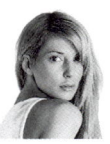

Und ich kenne Männer.

Ich liebe und ich hasse sie.

Bemitleide und bewundere sie.

Vögle und durchschaue sie.

Ja, ich kenne Männer.

Promis und Normalos. Prolls und Dichter. Romantiker und Pragmatiker. Kluge und Dumme. Gebildete und Ungebildete. Große Schwänze und kleine Schwänze. In der Summe stellen meine Männer wohl einen ganz repräsentativen Querschnitt dessen dar, was der liebe Gott so an männlichen Wesen auf der Erde ausgewildert hat.

Trotz der verschiedenen Charaktere und Persönlichkeiten glaube ich allerdings, dass wir Frauen Männer im Endeffekt doch nur in zwei Kategorien einordnen: Es scheint sie lediglich in den Ausstattungsvarianten »netter Langweiler« oder »extremer Macho« zu geben – und beide taugen definitiv nicht dazu, Frauen auf Dauer happy zu machen.

Aber ist das unsere Schuld? Nein, Jungs, es ist eure!

Nehmen wir doch einmal Muttis Liebling. Ein Schatzi-Häschen-Bärchen. Ein Wackeldackel, der zu allem ja und amen nickt; der selbst dann noch ehrlich gemeintes Interesse für Großpapas Osteoporose aufbringt, wenn eine Frau vor ihm mit gespreizten Beinen um vaginale Erlösung bettelt; der zwar psychologisch aufdröseln kann, warum Frauen Vanilleeis lieben, ihnen aber – verdammt noch mal! – nicht zu einem vernünftigen Orgasmus verhelfen kann. Solche Männer sind wie ein Mittelscheitel: nett, adrett – und zum Kotzen langweilig!

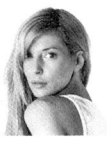

Neben diesen testosteronbefreiten Dünnbrettbohrern habe ich auch immer wieder das andere Extrem kennengelernt: den (meist) gutaussehenden animalischen Dummbeutel. Typen mit dem emotionalen Tiefgang einer Pfütze, sensibel wie eine Abrissbirne – aber eben fantastisch im Bett. Solche Kerle taugen vielleicht für eine Nacht, manchmal auch für zwei oder drei Nächte. Doch spätestens dann ist auch aus McDreamy ein x-beliebiger Dingsbums-Dödel mit morgendlichem Mundgeruch geworden, den man getrost ins Taxi nach Hause setzen kann.

Gutherzige Langeweiler oder tumbe Ultra-Machos – zwei Extreme, sicher. Aber für diese zwei Hauptarten der Gattung Mann haben wir Frauen nun mal unsere größten Schubladen. Und glaubt mir, Jungs, dort zu liegen ist für euch nicht erstrebenswert. Vor allem, weil wir nämlich noch eine andere, ganz kleine und leider meist leere Schublade haben: die Traummann-Schublade. Die ist für diejenigen, denen wir unsere ganze Welt zu Füßen legen, die alles von uns kriegen, ja, alles: Liebe, Vertrauen, Treue, all unsere Kraft – und natürlich den Fick des Jahrhunderts.

Genau in diese Schublade wollt ihr doch, oder? Aber dafür müsst ihr einer Frau das geben, was sie wirklich will. In diesem Buch werde ich euch zeigen, worauf es dabei ankommt.

Wie, eine Gebrauchsanweisung?! Ist es das, was ich hier gerade in den Händen halte? So oder so ähnlich schießt es euch jetzt durch den Kopf. Klar, eigentlich hasst ihr diese Dinger. Scheiß drauf, dass das Ikea-Regal nach fünf Minuten wieder zusammenkracht oder der DVD-Recorder statt des vierten Teils von *Stirb langsam* eine Stützstrumpf-Verkaufsorgie auf dem Homeshopping-Kanal aufgezeichnet hat. Handbücher zu lesen, das kommt für euch grundsätzlich nicht in Frage!

Noch schlimmer könnte es für manche von euch natürlich sein,

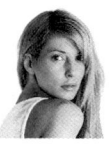

dass es eine Frau ist, die euch hier Ratschläge erteilen will. Ausgerechnet eine Frau! Madame Schlauhans – das kann ja heiter werden! O ja, das wird es, versprochen. Und höchst informativ.

Gut, wir können mit einer Büroklammer keine Atombombe entschärfen. Und ja, auch beim Einparken sind wir keine Weltmeister. Aber es gibt durchaus Dinge, die wir Frauen draufhaben. Wir können zum Beispiel forschen und erfinden. Frauen haben den Kaffeefilter ausgeklügelt, den BH und die Wegwerf-Windel. Typischer Weiberkram, meint ihr? Okay, wie wär's damit: Die Amerikanerin Mary Anderson erfand 1905 – täräh, Spot an! – den Scheibenwischer; und ohne den wärt ihr Männer ganz schön aufgeschmissen. Dann war da noch Martine Kempf und ihr sprechender Computer und Stephanie Louise Kwolek, die das Kevlar ausbaldowert hat, also das Material, aus dem kugelsichere Westen hergestellt werden. Na, ein bisschen beeindruckt?

Um eines klarzustellen: Ich bin nicht die heimliche Ehefrau von MacGyver. Ich habe bislang nichts erfunden und werde es auch wahrscheinlich niemals tun. Aber eins weiß ich: Es gibt Gebiete, da sind wir Frauen verdammt gut – und ich bin gut im Was-Frauen-wollen-Wissen, fast so gut wie Mel Gibson im gleichnamigen Film.

Ihr wollt doch auch etwas – nämlich eure Traumfrau finden, erobern und, wenn's geht, behalten. Dabei habt ihr Männer natürlich gewisse Ansprüche, und die sind nicht von Pappe: Treu soll sie sein, zuverlässig, zärtlich und einfühlsam wie Mama Walton. Natürlichkeit wäre auch nicht schlecht, dazu ein gepflegtes Äußeres. Nicht zu vergessen der Körper, der ist ja immer ganz besonders wichtig für euch. Ihr träumt von einem Hot Body wie Elle Mcphersons, von Brüsten wie Scarlett Johanssons und dem Schmollmund von Angelina Jolie.

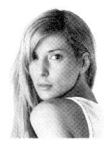

Wie angelt man sich denn nun seine Traumfrau? Gar nicht so einfach – vor allem, wenn man nicht aussieht wie Brad Pitt, so reich ist wie Bill Gates oder noch nie ein Flugzeug auf dem Hudson River gelandet hat. Trotzdem gibt es Wege in ihr Herz und ihr Bett. Leider wissen viel zu wenige Männer, wie sie diese Wege finden. *Hier Fleisch, du dich bücken, jetzt!* – o Gott, vergesst es! Das hat wahrscheinlich nicht mal vor Millionen von Jahren geklappt und scheitert heute ebenso wie der Versuch, eine Frau verständnisvoll und eloquent zum Orgasmus zu diskutieren. Glaubt mir, eine Frau wirklich zu beeindrucken ist längst nicht so einfach, wie ihr es euch meistens macht. Allerdings ist es auch einfacher, als ihr vielleicht denkt.

Damit mich hier keiner der Herren der Schöpfung falsch versteht: Selbstverständlich macht ihr (und nur, nur, nur ihr), dass die Welt sich dreht. Das ist ein unauslöschliches Gesetz, das es zu geben scheint, seit irgendwann einmal eine dusselige Amöbe mit XY-Chromosom ihren Arsch aus dem Urschlamm auf festen Boden hievte. Also lassen wir's dabei. Aber wie wäre es denn, wenn ihr Männer auch dafür sorgen würdet, dass sich bei uns Frauen alles dreht? Und zwar vor Glück und Erregung, vor Bewunderung für euch. Dann kriegt ihr uns nämlich auch dorthin, wo ihr uns haben wollt: in einen Horrorfilm, in den Baumarkt, ins Fußballstadion, wenn's sein muss vor den Altar, ganz sicher jedoch in die Kiste. Pimpern, bumsen, ficken, miteinander schlafen – tausend Bezeichnungen gibt's dafür. Sex ist die Folge durchknallender Hormone, ist Gefühl, Geschäft, Beziehungskitt, Familienplanung und manchmal auch Sport. Er ist die Basis allen Lebens und hat deswegen natürlich einen großen Platz in diesem Buch.

Einer, der sich auskannte in Sachen Matratzen-Tango – oder zumindest viel versautes Zeug darüber geschrieben hat –, war der

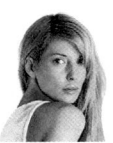

amerikanische Schriftsteller Henry Miller. »Frauen sind wie ein Kreuzworträtsel«, sagte er, »senkrecht und waagrecht zusammen ergeben erst die Lösung.« Dieses Bild gefällt mir, ich habe oft darüber nachgedacht. Frauen sind komplexe, mehrdimensionale Geschöpfe. Trotzdem sind sie ziemlich leicht zu steuern – wenn Mann weiß, wie sie funktionieren, wenn er die Senkrechte und Waagrechte im richtigen Verhältnis zusammenbringt. Also, lasst uns Kreuzworträtsel lösen! Und die Dinge, ganz im Millerschen Sinn, offen beim Namen nennen!

Jungs, ihr liebt uns. Also nehmt uns. Aber bitte richtig! Und wenn ihr partout meint, eurem Stolz bricht ein Zacken aus der Krone, wenn ihr euch von einer Frau zeigen lasst, was »richtig« bedeutet, könnt ihr diese Gebrauchsanweisung ja heimlich lesen. Eins jedenfalls ist klar: Die Zeit, die ihr für die folgenden Seiten aufwenden müsst, ist nichts im Vergleich dazu, um wie viel schneller euch dieses Buch ans Ziel eurer Träume bringt.

Wow, ist *die* heiß!

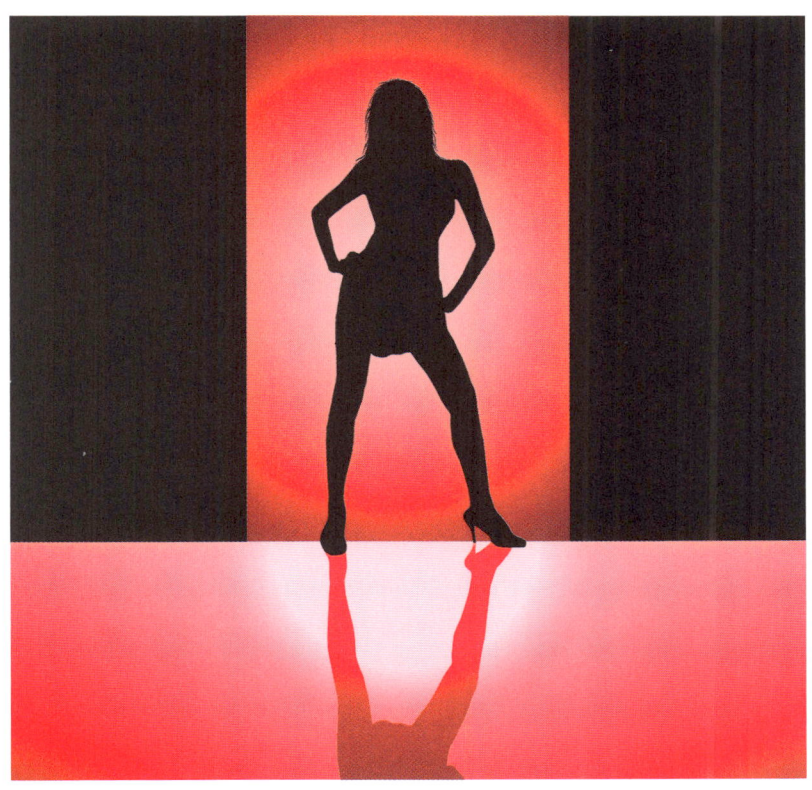

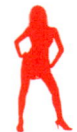

Romantische Schwärmerei oder unkontrollierte Leidenschaft – das sind zwei der Eigenschaften, die man uns Frauen gern nachsagt. Weil wir emotionaler sind, bauchgetriebener. Da wäre es doch irgendwie nur logisch, wenn auch die berühmte »Liebe auf den ersten Blick« etwas typisch Weibliches wäre. Aber denkste, das stimmt ebenso wenig wie das Märchen einiger Gehirnakrobaten, Elvis Presley lebe als Hundefriseur in Cleveland. In Wahrheit kennen Männer das Phänomen dieser Blitz-Liebe nämlich um einiges besser als Frauen. Der Grund dafür ist ganz simpel: Ihr Jungs seid viel anfälliger für optische Reize, für Äußerlichkeiten, für vermeintliche Schönheit. Das belegen unzählige Studien (übrigens auch meine eigenen). Und so ergeben sich in den Köpfen von Kerlen teils recht merkwürdige Zusammenhänge:

- ❤ *Ein sensationeller Hintern – o Gott, noch nie habe ich eine Frau so geliebt!*
- ❤ *Diese tief smaragdgrünen Augen – diese Frau versteht mich wirklich!*
- ❤ *Was für Kurven – das wird die Mutter meiner Kinder!*

Wie oft habe ich solche Dinge schon gehört, die Männer vollkommen aus dem Häuschen von sich gegeben haben; das war oft weit mehr als pures Stammtisch-Gesabbel oder postpubertäre Gockelei.

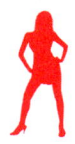

Es ist schlicht und ergreifend die Wahrheit, die ich hier auch gar nicht durch den Kakao ziehen will: Ihr Männer könnt eine Frau irgendwo auf der Straße sehen und euch vom Fleck weg unsterblich in sie verlieben, ohne auch nur ein Wort mit ihr gewechselt zu haben. *Oh, wie armselig! Wow, wie bewundernswert!*

Es mag Frauen geben, die diese männliche Eigenschaft furchtbar oberflächlich finden. Andere wiederum haben es einfach frech adaptiert und eifern dem nach. Ich selbst denke da ganz pragmatisch: Ihr Kerle seid eben so! Das muss Frau wissen und damit umgehen können. Jetzt ist es allerdings nicht so, dass diese Blitz-Liebe für euch von Anfang an ein wolkenloser Himmel auf Erden wäre. Denn kurz nachdem sie euch in die Glieder geschossen ist, fangen die Probleme an: Ihr habt eure Traumfrau erspäht, dieses wundervolle, einzigartige Geschöpf, das jetzt um Gottes willen nicht wieder verschwinden darf, sondern mit euch zusammenkommen soll – und sei's nur für diese eine Nacht. Aber wie kommt ihr an sie ran? Was sagt ihr zu ihr? Wie begeistert ihr sie? Das alles hängt natürlich ein bisschen davon ab, wo und unter welchen Umständen euch dieses Zauberwesen über den Weg geflattert ist. Ich werde später noch auf die verschiedenen Flirtreviere eingehen, möchte aber jetzt einmal diejenigen Orte beleuchten, an denen die Voraussetzungen am besten sind: Bars, Restaurants ohne feste Tischordnung bzw. mit mehrfach belegten Tischen und natürlich Partys. Hier sind die Menschen entspannt und kommunikativ, es wird getrunken und manchmal richtig gefeiert – alles 1A-Voraussetzungen, um einer plötzlich auftretenden Blitz-Liebe erfolgreich nachzugehen.

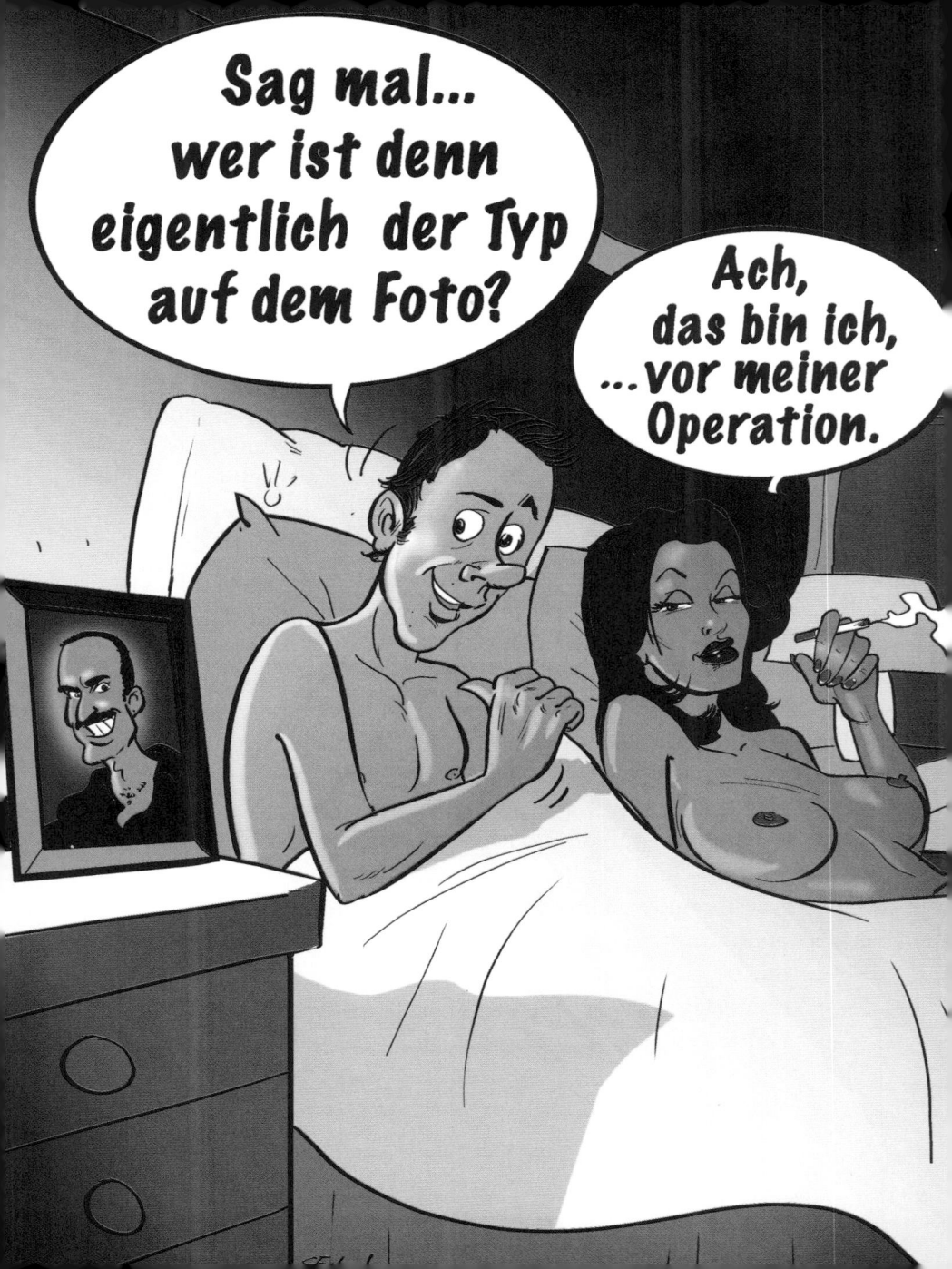

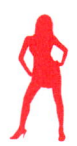

Fernstudium:
Ein Opfer-Schnellcheck

Ich weiß, viele Männer haben große Probleme damit, Frauen anzusprechen. Dabei frage ich mich: Warum eigentlich? Ist es wirklich so schwer, ein Gespräch zu beginnen? Ihr stottert euch doch bei McDonald's auch keinen Knoten in die Zunge, weil ihr bei einer Wildfremden einen Burger bestellen müsst; oder schleicht gar hungrig nach Hause, weil euch kurz vor der Kasse endgültig der Arsch auf Grundeis gesackt ist. Wenn man einmal genauer darüber nachdenkt und sich dann auf einige wenige Basics konzentriert, ist der berühmt-berüchtigte erste Schritt eigentlich nur halb so schwer ... Nehmen wir einmal an, du bist in einer Bar. Lümmelst vor deinem Drink, quatschst mit einem Kumpel. Während des Gesprächs schaust du dir immer wieder die Menschengrüppchen um dich herum an. Revierkontrolle. Aufspüren möglicher Beute. Mit der Muttermilch aufgesogenes Pirsch-Verhalten – eben typisch Mann. Dein Blick bleibt bei einer Miss Hungerhaken hängen, die sich an der Bar festkrallt und einen bröseligen Reiscracker bespeichelt. Mehr Kalorien fände sie wohl zum Kotzen. Nichts für dich, dir schießt kurz das Bild in den Kopf, wie sie deinen Dödel auf diese Weise vollsabbern würde – eine Horrorvorstellung, bloß weg damit! Dein Blick wandert weiter und trifft dann plötzlich auf – SIE! Es macht wumm, peng, die ersten Sicherungen sagen leise Servus. Was für eine ungeheuerliche, fantastische, atemberaubende Frau!

Ein optischer Blitzschlag und seine Folgen: In deinem Inneren beginnt ein biochemisches Kraftwerk zu arbeiten. Es ist Spät-

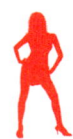

schicht, da flutscht es bei den Neuronen und ihren Signalen besonders gut. Dreh jetzt bloß nicht durch, Mann! Dies ist weder der Moment, offensichtlich bis zur Kinnlade oversexed und underfucked auf die Arme loszugaloppieren, noch dafür, den Zettel mit deinen drei Lieblingsanmachsprüchen aus der Jackentasche zu fischen. Vielmehr beobachtest du deine Beute – und zwar vorsichtig, ohne sie kuhäugig anzustarren. Du bist jetzt erst mal ein Sammler, hörst du? Jagen kannst du später! Und zwar sammelst du Eindrücke, die bei dem hoffentlich folgenden Gespräch nützlich sein können. Ist sie alleine da? Mit einer Freundin? Oder sogar mit ihrem Freund? Sollte Letzteres der Fall sein, kannst du dir alle weiteren Schritte sparen und noch einmal darüber nachdenken, ob Miss Hungerhaken nicht doch interessant sein könnte …

Falls deine Traumfrau jedoch mit einer Freundin oder sogar allein da sein sollte, hältst du die Augen weiter offen. Lacht sie laut und herzlich, ist sie also ein offener Mensch? Oder wirkt sie traurig und in sich gekehrt, hat vielleicht Beziehungskummer? Wie bewegt sie sich? Was trinkt sie? Alles kann wichtig für dich und deinen späteren Erfolg sein, jedes noch so kleine Detail. Besonders gilt das natürlich für die Reaktion auf deine Blicke. Schaut auch sie ab und an zu dir herüber? Lächelt sie vielleicht sogar dabei und neigt ihren Kopf leicht in Richtung ihrer Schultern? Großartig, sie hat dich wahrgenommen! Ein erster Erfolg!

Etwas anderes solltest du hingegen beim Sammeln erster Eindrücke nicht überbewerten (obwohl das viele Männer tun): das Outfit deiner Eroberung in spe. Dieses verrät nämlich nichts Grundsätzliches über ihre Absichten. Ein ultrakurzer Minirock heißt keinesfalls, dass sie mit dir innerhalb der nächsten Stunde über die Kühlerhaube deines Autos rocken wird, genauso wenig, wie ein hochgeschlossenes Kostümchen in Sack-und-Asche-Grau

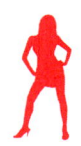

bedeutet, dass sie dir als angehende Klostervorsteherin einen Exorzisten auf den Hals hetzen wird, wenn du sie nur ansprichst. Jungs, vergesst mal die alten Klischees in euren Oberstübchen. Ob Jeans, Wickelrock oder ein Hauch von Nichts: Eine Frau zieht schlicht und einfach das an, worin sie sich sicher und hübsch fühlt. Was ihr da hineininterpretiert, ist oft eine ganz andere Sache.

In welche Schale deine Auserwählte sich auch immer geschmissen hat: Langsam ist es an der Zeit, aus dem Quark zu kommen und zu ihr rüberzugehen. Denn dass sie ein ziemlich heißer Feger ist, könnte inzwischen auch anderen Männern aufgefallen sein ...

Anmache: Bagger-Einsatz oder Filigran-Flirting?

Jetzt nähert sich also der Moment, in dem du etwas sagen musst. Nur: Was genau ist das? Im Gegensatz zu unzähligen Flirtratgebern habe ich da so meine eigene Meinung. Und die wird dich verwirren, vielleicht sogar enttäuschen. Du musst jetzt ganz stark sein, denn die Wahrheit ist knüppelhart:

ES GIBT KEINEN PERFEKTEN ANMACHSPRUCH!

Nein, den gibt es nicht (ich wiederhole das vorsichtshalber noch mal). Dafür gibt es jede Menge Sprechdurchfall, der viel kaputtmacht, bevor ihr überhaupt zeigen konntet, was wirklich in euch steckt. In der Hoffnung, ein verbales Feuerwerk vom Feinsten zu zünden, bringt ihr nämlich gerne immer wieder derart auswendig gelernte Rohrkrepierer an den Start, dass ich jedes Mal

21

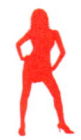

aufs Neue vom Glauben abfalle. »Kennen wir uns nicht aus Saint-Tropez? Nein? Vielleicht war es ja Sankt Moritz?«

O bitte, nur Nutella auf Weißwürsten dürfte ähnlichen Brechreiz auslösen! Mann, ich weiß selbst, dass ich viel unterwegs bin. Mal abgesehen davon, kann ich diese Schickimicki-Urlaubsorte ohnehin nicht wirklich ausstehen – damit macht man bei mir keine Punkte. Glaubt ihr nicht? Könnt ihr ruhig!

Noch bescheuerter ist es, wenn mich ein Typ anspricht, während ich als DJ in einem Club auflege:

»Bist du hier der DJ?«

Nein, ich steh hier nur so rum, um auf den Sonnenaufgang zu warten … Jungs, bitte, bitte, spart euch solche peinlichen Auftritte – im eigenen Interesse, selbst wenn einige Autoren von Männermagazinen diesem *Extreme Blödquatsching* noch immer so etwas wie eine Beischlafgarantie ausstellen. Es geht in 99 Prozent aller Fälle in die Hose, das wiederum garantiere ICH euch!

Noch weitere Beispiele dieser Art gefällig, die mir im Laufe der Jahre an den Kopf gerotzt wurden? Bitte schön.

Die 16 schlimmsten Anmachsprüche

1. »Wollen wir uns nicht mal unverbindlich nackt aufeinanderlegen?«
2. »Cooles Outfit hast du da an. Kann ich dich da rausreden?«
3. »Hab ich Zucker in den Augen, oder warum bist du so süß?«
4. »Ein Wort von dir, und ich ziehe sofort bei Mami aus!«
5. »Wenn ich dich sehe, muss ich sofort an Aldi denken – all die schönen Sachen, die ich mit dir machen könnte!«
6. »Sag mir, falls ich mich irre, aber du willst mich küssen, oder?«

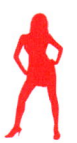

7. »Hey, ich bin heute gut drauf – bist du gut drunter?«
8. »Hallo, mir ist aufgefallen, dass ich dir aufgefallen bin, und ich wollte dir nur sagen, dass du mir auch aufgefallen bist. Also wie wäre es, wenn wir zwei zusammen auffallen?«
9. »Das Leben ist ein großes Puzzle, und du bist das Stück, das mir noch fehlt!«
10. »Als du geboren wurdest, kamen alle Engel zusammen und streuten Mondstaub in dein Haar und das Licht der Sterne in deine wunderschönen Augen!«
11. »Die Farbe deiner Augen passt super zu meiner Bettwäsche!«
12. »Kennst du mich nicht von irgendwoher?«
13. »Hey, ich würde gerne wissen, wie du im Liegen aussiehst!«
14. »Ich bin so unglaublich schlecht im Bett, das musst du erlebt haben!«
15. »Willst du ein Kind von mir? Nein? Dann müssen wir später aufpassen!«
16. »Hi, ist zwischen deinen Beinen noch ein Plätzchen frei?«

Famous first words – mit welcher Anmache du ihren Puls hochpowerst

Jetzt wisst ihr schon mal, was NICHT geht beim Ansprechen. Aber was geht denn dann? Die Antwort ist so lapidar wie überraschend: Du musst dich einfach nur trauen! *Wie bitte, und das soll's gewesen sein?* Ja, das war's! Du traust dich, mit ihr zu sprechen, so simpel ist das. Und du traust dich, dabei du selbst zu bleiben.

Frauen scannen ihr Umfeld sehr genau ab, und wahrscheinlich hat sie dich längst registriert und in Sekundenschnelle bewertet.

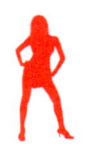

Wow, ist die heiß!

Wenn sie dich als sympathisch wahrgenommen hat und du dann plötzlich als Sprücheklopfer vor ihr stehst, der womöglich noch den Autoschlüssel seines Nobelhobels sichtbar auf dem Tresen platziert, hast du verloren! Und wenn du eigentlich schüchtern bist und man dir das auch ansieht, vor ihr jedoch den großen Macho-Macker markierst, hast du ebenfalls verloren! Wir Frauen sind doch nicht bescheuert. Wir lassen uns nichts vormachen, jedenfalls nicht in dieser Hinsicht. Also bleib einfach du selbst und sag, was dir in den Sinn kommt – ganz spontan und aus der Hüfte geschossen. Die Erfahrung zeigt: Irgendetwas ergibt sich immer. Außerdem hast du sie ja vorher gut beobachtet (du erinnerst dich?). Deine ersten Worte müssen dabei nicht mal virtuose Volltreffer sein. Findet sie dich sympathisch, wird sich aus den nächsten Sätzen garantiert ein Gespräch ergeben. Und findet sie dich unsympathisch, nützt dir auch das tollste Wortspiel nichts. Den »Besten Spruch« gibt es nicht, wie gesagt – das könnt ihr drehen und wenden, wie ihr wollt. Jungs, ihr punktet im Endeffekt mit euch, mit dem, was ihr seid, nicht mit eurer mehr oder weniger ausgefeilten Verbalartistik. Ich erinnere mich noch gut, wie ein Mann mich einmal in einem Restaurant angesprochen und mir gesagt hat, er hätte sich in meine Beine verliebt, besonders in das linke. Er war urplötzlich neben mir und meinen Freundinnen an der Garderobe aufgetaucht. Ein nervöses Kerlchen, das von einem Bein aufs andere tippelte und dabei schief lächelte. Genau deswegen hat mir gefallen, dass er mich angesprochen hat – weil er trotz seiner verschrobenen Schüchternheit so überraschend rüberkam, so natürlich. Ich fand's toll, dass dieser Typ den Mut aufgebracht hat, mir dieses Kompliment zu machen – ganz spontan und vor den Augen meiner kichernden Freundinnen!

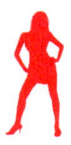

Männer sollten um die vermeintliche »Kunst des Ansprechens« ohnehin nicht zu viel Theorie-Tamtam veranstalten. Aber zwei weitere Aspekte machen es vielleicht doch noch ein bisschen leichter: Erstens gehen Menschen abends aus, um Spaß zu haben und sich zu unterhalten – vielleicht auch mit dir. Die Chancen auf eine Eroberung stehen also grundsätzlich nicht schlecht. Zweitens, und das ist vielleicht noch hilfreicher: Versetz dich einfach mal in die Position derjenigen, die angesprochen wird. Du stehst an der Bar, schlürfst deinen Drink, und eine Frau, die schon eine gewisse Zeit Blickkontakt gesucht hat (vielleicht Miss Bulimie), kommt zu dir und spricht dich an. Du hast kein Interesse und vermittelst ihr das höflich. Sag ihr zum Beispiel, du hättest eine Freundin, da geben die meisten schnell auf. Findest du, dass sie sich mit ihrem Verhalten lächerlich gemacht hat? Bestimmt nicht! Niemand hat sein Gesicht verloren. Genauso ist es umgekehrt, wenn du derjenige bist, der bei einer Frau nicht landen kann. Sollte es so kommen, machst du einfach einen lockeren Abgang – wo ist da das Drama? Du hast es wenigstens versucht, und auch andere Mütter haben schließlich hübsche Töchter. Die nächste Blitz-Liebe kommt bestimmt …

Meistens jedoch entsteht aus dem Ansprechen eine kleine Unterhaltung. Die gestaltet sich etwas komplizierter, wenn deine Traumfrau an diesem Abend mit ihrer Freundin unterwegs ist, denn dann musst du dich auf zwei weibliche Wesen konzentrieren – ohne auch nur einen klitzekleinen Zweifel daran zu lassen, welche der beiden deine Favoritin ist. Vorteile dieser Konstellation: Zu dritt ist es oft lockerer als zu zweit. Und: Wird es ein netter Abend, hast du Traumfraus Freundin im selben Aufwasch schon mal von dir überzeugt und fortan auf deiner Seite – ein nicht zu unterschätzender Vorteil.

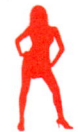

Small Talk

Die ersten Sätze sind also raus. Doch was kommt nun? Wie soll das folgende Gespräch laufen? Was sage ich? Und wie sage ich es? Richtig, jetzt geht's um Small Talk!

Belangloses Plaudern über vermeintliche Nichtigkeiten – damit tun sich viele Kerle schwer. Viel zu sprechen ist ja grundsätzlich nicht euer Ding, wenn ich mich da recht erinnere. Wenn ihr doch nur einmal im Bett so ausdauernd wärt wie sonst beim Schweigen ... Na ja, lassen wir das.

Gerade beim Small Talk können die Folgen eures Kommunikationsminimalismus katastrophal sein:

DU: »Hm, voll hier heute ...«
SIE: »Ja, stimmt ...«
(Pause)
SIE: »Bist du eigentlich öfter hier?«
DU: »Ja, manchmal, aber nicht so oft ...«
(Längere Pause)

Jetzt wird's gefährlich. Du bist auf dem besten Weg, alles zu vermasseln. Die beiden gegelten ziegenbärtigen Latinos am anderen Ende der Bar wittern bereits ihre Chance – die feindliche Übernahme deiner Auserwählten durch die Konkurrenz steht unmittelbar bevor. Was ist los mit dir? Lachst du dir etwa Frauen an, die dich schon nach zwei Minuten langweilen? Oder fällt dir einfach nicht die kleinste Kleinigkeit ein, die du sagen könntest? Beides ist suboptimal und muss dringend korrigiert werden. Also: Entweder verabschiedest du dich jetzt von ihr und verbuchst den Talk-Quickie als Fehlgriff, oder du schaltest dein Kommunika-

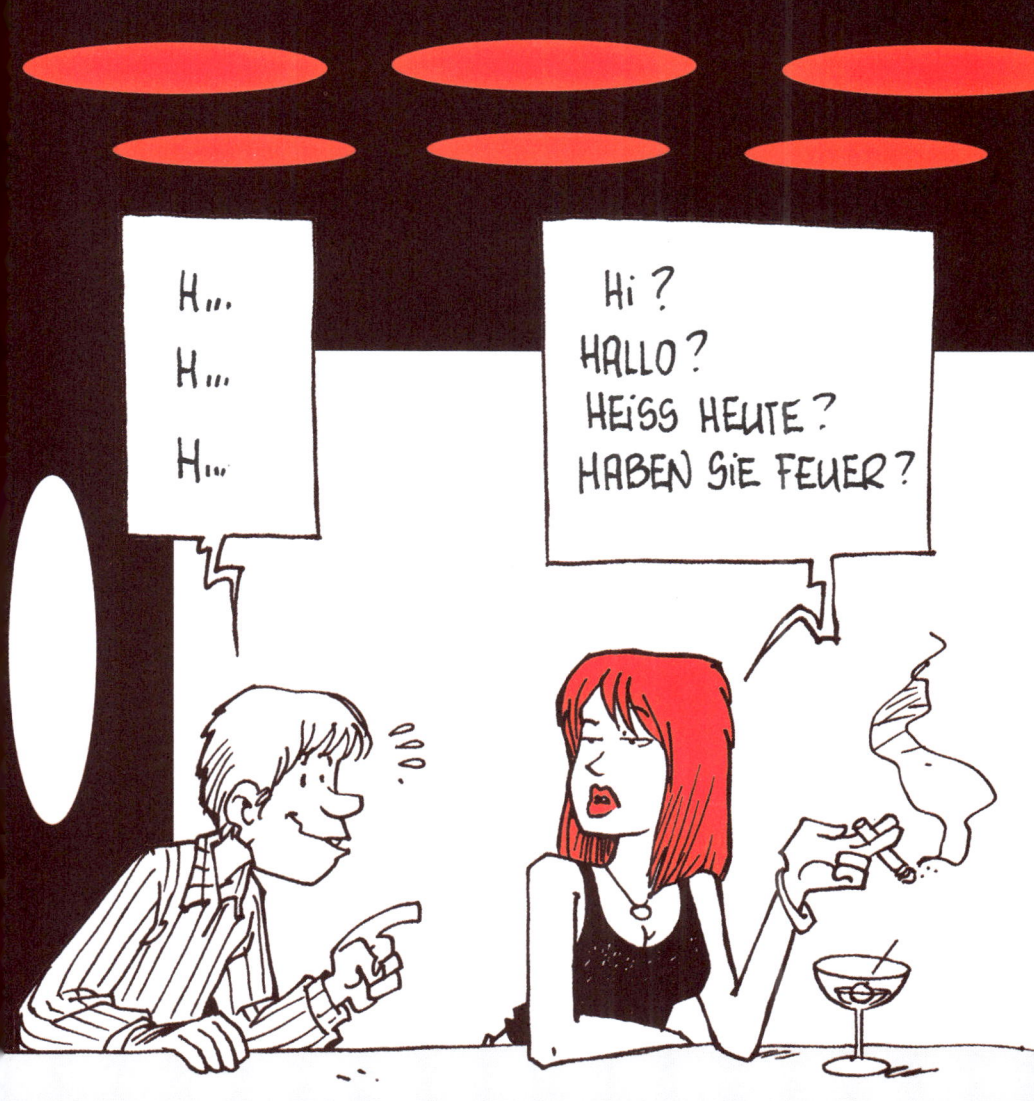

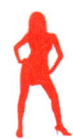

tionszentrum endlich auf Sendebereitschaft! Small Talk soll keine Zeitverschwendung sein. Er gehört zu den Soft Skills, die du beherrschen musst, um dein Ziel zu erreichen.

Ich vergleiche den Weibcheneroberungs-Small Talk ganz gerne mit dem Auspacken eines Geschenks. Anfangs ist alles eingepackt in Papier und drum herum ist eine Schleife. Jetzt tastest du dich vorsichtig vor, zuppelst hier, löst einen Knoten dort. Je weiter das Gespräch sich entwickelt, je tiefer es wird, desto näher kommst du dem eigentlichen Geschenk. Bescherung ist dann, wenn du es in den Händen hältst – am besten nackt in deinem Bett!

Zu abstrakt? Schwirrt's im Hirn? Na gut, versuchen wir es pragmatischer: Fast jeder Mensch hat irgendwo eine interessante Geschichte versteckt. Also mach dir die Mühe, sie zu finden! Frag die Frau, was dich an ihr interessiert, oder erzähl von dir. Ich meine damit weder, dass du jetzt ohne Punkt und Komma nur über dich selbst labern sollst, noch geht es darum, dein durchaus noch erwartungsfrohes Gegenüber in ein straffes Stasiverhör zu verwickeln. Veranstalte ganz einfach ein lockeres Frage-Antwort-Spiel mit ihr.

Sie kommt aus derselben Stadt wie du? Super – frag sie nach ihren Lieblingsplätzen. Wenn sie neu in der Stadt ist, erzählst du ihr einfach von deinen Lieblingscafés und bietest dich charmant als Fremdenführer an. Oder ihr sprecht über den letzten Urlaub, über Traumreiseziele oder über alptraumhafte Pannen – wie den Tag, als dir beim Badehosenwechsel am Strand ein Windstoß das um deine Hüften gewickelte Handtuch weggerissen hat und du ihm mit wehender Banane nachgejagt bist. Ganz ehrlich, fast alles eignet sich als Small-Talk-Thema. In erster Linie geht es um eine angenehme, lockere Atmosphäre. Dazu gehört auch, keine Angst vor Banalitäten zu haben – jedenfalls solange du dich mit dem jewei-

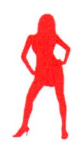

ligen Thema halbwegs auskennst und deine Allgemeinbildung nicht schon mit dem Erreichen der 5. Klasse abgeschlossen war.

Du hältst Ed Hardy für einen irischen Pub an der Autobahnausfahrt? Sie schwärmt von einem *Sex on the Beach* – und du schlägst vor, sofort Richtung Strand aufzubrechen? Ich fürchte, dann hilft dir auch dieses Buch nicht weiter …

Merke dir: Leicht, aber nicht dümmlich; witzig, aber nicht platt – so muss der Small Talk ablaufen.

Wenn sich die Plauderei zwischenzeitlich trotzdem etwas mühsam gestaltet, kannst du ihr auch schon mal ein Kompliment machen – das lieben wir Frauen nämlich. Aber schleim sie bloß nicht voll – das hassen wir total! Wie wär's mit einem Kompliment, mit dem sie nicht rechnet? Etwa über die Form ihrer Hände? Über das kleine Muttermal an ihrem Hals? Über die hübsche Form ihrer Augenbrauen? Hier zählt absolute Individualität – bring bloß keine Sprüche, die auf 90 Prozent aller anwesenden Frauen passen würden.

Was ebenfalls nicht angesagt ist: deiner Gesprächspartnerin zu sehr auf die Pelle zu rücken. Eine gewisse Distanz sollte anfangs eingehalten werden; ich persönlich finde eine Armlänge ganz angenehm. Rummst jemand zu früh und mit Karacho in unser Hoheitsgebiet, werden wir zum Eisberg – und du zur Titanic. Also, du atmest ganz entspannt durch die Hose und lässt deine Griffel erst mal bei dir! Wie wär's stattdessen mit Augenkontakt? Bei mir persönlich zieht gerne die Variante Dackelblick – da krieg ich ganz schnell Gummiknie. Sich gegenseitig anzusehen kann eine unglaubliche Nähe erzeugen. Da reicht uns oft schon der Bruchteil einer Sekunde, um zu entscheiden, *Ja, der Typ ist wirklich interessant* oder aber *Gütiger Gott, öffne ein Höllenloch, das diesen Doofkopp sofort auf Nimmerwiedersehen verschluckt.*

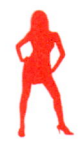

Möglichkeit zwei wird die Frau übrigens immer dann anvisieren, wenn du ihr, statt im sanften Grün ihrer Iris zu versinken, permanent in den Ausschnitt gaffst. Zum Mitschreiben, Jungs: Die Augen, das sind die zwei Dinger rechts und links oberhalb der Nase, nicht das Glockenspiel eine Etage tiefer!

Vielleicht ist es jetzt auch langsam an der Zeit, die Konversation zu verflüssigen. Alkohol lockert. Aber bitte: Du musst deine Eroberung schon fragen, was sie trinken möchte. Einfach mal das Härteste auffahren zu lassen, das die Bar zu bieten hat, und zu hoffen, der promillelastige Dosenöffner möge seine Wirkung zeigen, wird selten gutgehen. Was viele Frauen mögen und ich liebe, ist ein Caipirinha mit frischen, zerdrückten Erdbeeren. Ein wunderbares Ding, das gute Laune macht. Für mich ist es ohnehin ein schönes Kennenlern-Ritual, mit einem Mann einen Cocktail zu trinken. Das ist entspannend, und man hat gleich ein Thema, über das man reden kann. Falls ich mit einer Freundin unterwegs bin und mich ein Mann anspricht, erwarte ich übrigens, dass er auch sie auf einen Drink einlädt. Das gehört sich einfach so.

Und wenn wir Mädels nichts trinken wollen? Dann ist das eben so! Versucht bitte nicht, uns irgendeinen Alk aufzudrängen, selbst wenn wir schon zweimal »Nein, danke« gesagt haben. Ihr möchtet bestimmt nicht, dass wir nur mit euch trinken, weil wir uns unter Druck gesetzt fühlen oder Mitleid mit euch haben nach dem Motto *Na gut, du armes Geschöpf, trink ich halt dir zuliebe einen mit dir …*

Die richtige Dosis Alkohol, Augenkontakt und kein totaler Sprech-Spasti zu sein – das sind schon drei sehr hilfreiche Faktoren, wenn sich zwei Menschen gerade kennenlernen und näherkommen. Das wirkungsvollste Zaubermittel ist jedoch ein anderes: lächeln, immer wieder lächeln! Also weck den Asiaten in dir!

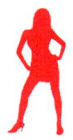

Ganz ehrlich, selbst wenn du so knackige Arschbacken hast, dass sie aus einem Stück Kohle einen Diamanten pressen können – nichts geht über ein offenes und ehrliches Lächeln. Nutze all deine 31 Muskeln, die dein Gesicht zur Verfügung hat, dann bist du bei mir fast schon auf der Ziellinie, besonders dann, wenn auch die Augen mitlächeln. Nichts ist entspannender, schöner und verbindender.

So langsam dürfte sich der Abend dem Ende zuneigen. Gehen wir mal davon aus, dass er nicht mit einem One-Night-Stand endet (zu diesem Thema kommen wir später noch). Jetzt geht es darum, die Telefonnummer von Miss Wonderful einzusacken. Wenn die letzte Stunde gut gelaufen ist, dürfte dieser administrative Abschluss leicht von der Hand gehen. Eigentlich wollen Frauen nämlich nach ihrer Nummer gefragt werden – also frag sie danach! Einige wenige von uns sind vielleicht etwas zurückhaltender. Lass dich davon nicht abschrecken, sondern schreib in solchen Fällen deine Nummer auf.

Wenn ihr so weit gekommen seid, Jungs, könnt ihr euch mal ein bisschen auf die Schulter klopfen. Der Erstkontakt, an dem bereits viele eurer Geschlechtsgenossen kläglich scheitern, ist vollbracht, und die Chance auf mehr schimmert am Horizont. Jetzt heißt's dranbleiben!

Waidmanns Heil!
Die besten Jagdreviere

In Bars und auf Partys geht so ein Flirt relativ einfach über die Bühne. Trotzdem gibt's immer wieder verklemmte Sozialautisten, die es selbst im lustigsten Treiben nicht packen und Abend für Abend mit getrübtem Blick als Solisten nach Hause schleichen; verzweifelte Extrem-Desperados kurz vor der Selbstaufgabe, die bei der Wahl ihrer Flirtversuche irgendwann zu den erbärmlichsten Mitteln greifen und anonym Gedichte verschicken, die sie für 1,99 bei eBay ersteigert haben. Schlimm sind auch die peinlichen Figuren, die auf einem Konzert von Justin Timberlake damit prahlen, Justin sei ein ziemlich guter Kumpel von ihnen und sie wüssten, in welchem Hotel er wohnt – nur damit irgendein brünettes Landei aus Block A sie endlich interessant findet.

Mal ehrlich: Bist du einer von denen? Dafür müsstest du dich eigentlich im Spiegel anspucken. Für dich gibt es nur eine Chance: Du musst deine Strategie ändern – und zwar sofort! So kannst du unter keinen Umständen weitermachen – es sei denn, du willst den Rest deines Lebens ein Mönchsdasein fristen.

Okay, vergiss mal Bars und Partys – kann ja sein, dass dich dort der Gruppenzwang hemmt: Irgendwie MUSS man ja hier fast erfolgreich sein, denn selbst die blödesten Hirnis sahnen schließlich irgendein Schnittchen ab. Möglich, dass dieser Leistungsdruck dein Ego auf Stecknadelkopfgröße quetscht. Das ist trotzdem kein Grund, als einsamster Handarbeiter aller Zeiten in die Geschichte einzugehen. Mach die Augen auf, es gibt genügend interessante Jagdreviere, wo dir niemand permanent über die Schul-

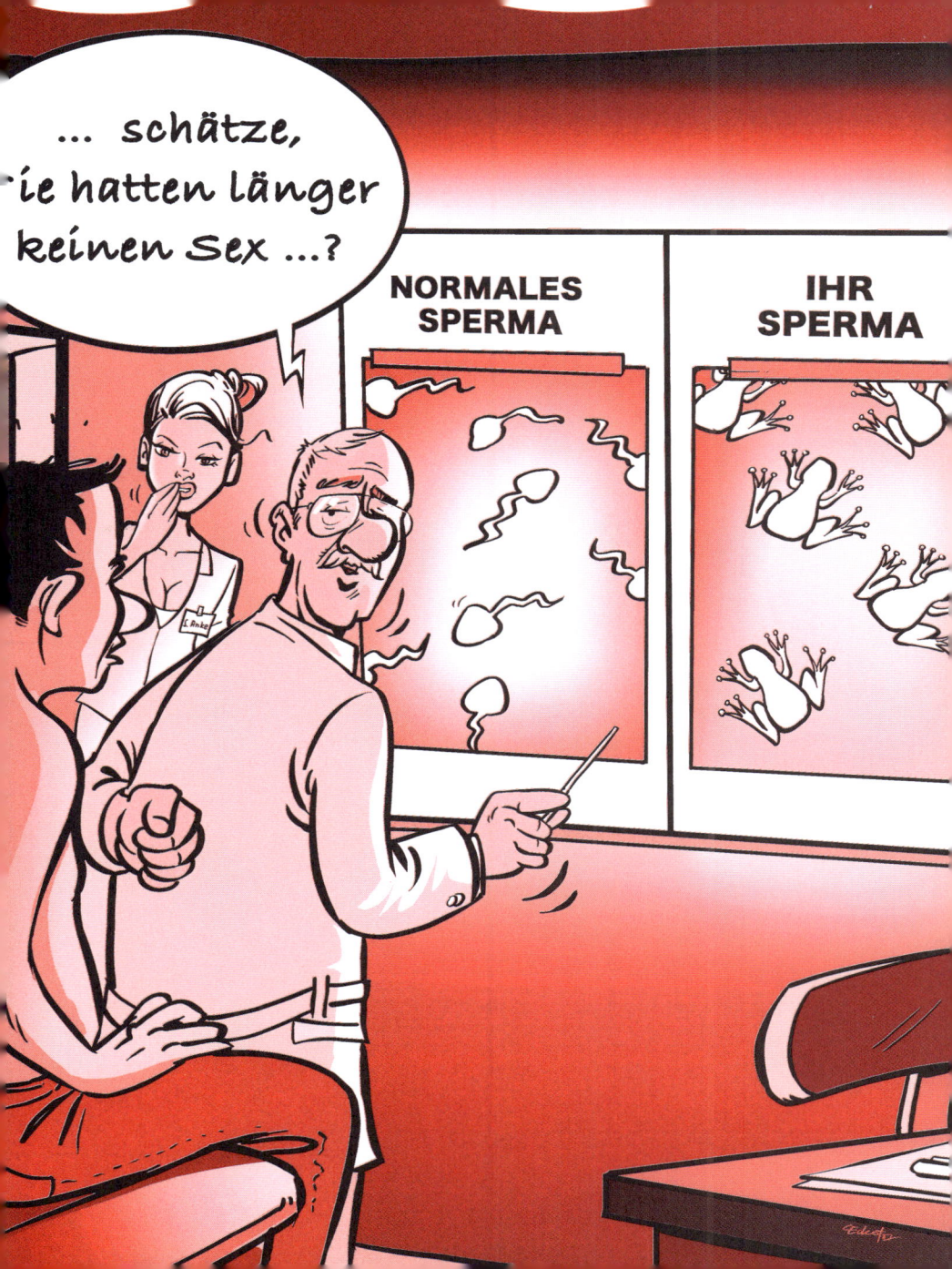

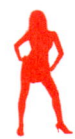

ter schaut; wo du Frauen auf ganz neutralem Terrain ansprechen kannst.

Fangen wir doch einmal mit der Gemüseabteilung im Supermarkt an. Halt, stopp, nicht gleich das Gesicht verziehen! Jetzt kommt keine Ernährungsberatung, und ob ihr genug Grünzeug zu euch nehmt, ist gerade nicht das Thema, sondern flirten – und das kann man hier ausgezeichnet. So paradox das auch klingen mag, es ist wirklich so. Ich wurde zwischen Radieschen und Staudensellerie schon einige Male sehr süß und charmant angesprochen. Da gab's mal einen, der mich mit Dackelblick nach den Zutaten für eine toskanische Gemüsepfanne fragte – superniedlich! Und ein anderer wollte wissen, welche Tomatensorte sich am besten für eine selbst gemachte Pizza eignet. Mit dem war ich später dann sogar ein paarmal aus. Außerdem hat er ein paar Spaghetti von meinem nackten Po gegessen, aber das ist eine andere Geschichte …

Jungs, probiert den Supermarkt-Flirt ruhig mal aus: Setzt euren Ratlos-Blick auf, fragt nach Vitamingehalt, erkundigt euch nach Rezepten. Denn den ein bisschen hilflos erscheinenden Brutzelfans gehen wir Frauen besonders gerne zur Hand: *Wow, ein Mann, der kochen kann – toll! Und dazu noch einer, der sich traut, uns um Rat zu fragen – noch viel toller!* Gut möglich, dass ihr schon bald zu zweit in der Küche steht. Und kochen müsst ihr dort ja vielleicht gar nicht. Jedenfalls ist das in meiner Küche so – denn Männer haben dort nichts verloren! Bei mir funktioniert der Supermarkt-Trick, wenn du mir gefällst. Wenn du allerdings auch darauf bestehst, für mich zu kochen oder mir dabei zur Hand zu gehen, ist das Candlelight-Dinner schon vorbei, bevor es angefangen hat. Kann ja sein, dass Männer am Herd tatsächlich besser sind als Frauen, immerhin gibt es mehr Sterneköche als -köchin-

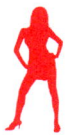

nen. Aber zu Hause möchte ich das Weibchen sein – und zwar eins, das in der Küche steht. Ist natürlich meine persönliche Einstellung. Ich weiß, viele Frauen sehen das ganz anders.

Ein Buchladen ist ebenfalls bestens zum Flirten geeignet. Allerdings gilt das nicht für jede Abteilung dort. Im großen Erotik-Bildband zu blättern und dabei das potentielle Flirtopfer mit lüsternem Blick zu scannen – *Verdammt, hätte ich doch damals diese Yps-Röntgenbrille nicht weggeworfen!* – reduziert deine Erfolgsquote ganz erheblich. Wesentlich besser geeignet sind zum Beispiel die Ecken, wo die Reise- oder Hotelführer stehen. Dort kann man Frauen ganz zwanglos auf verschiedene Länder oder Regionen ansprechen, nach spannenden Reisezielen fragen oder von eigenen Erlebnissen erzählen. Sehenswürdigkeiten, Gastronomie, Kultur – gemeinsame Nenner finden sich schnell. Die geographischen Grundkenntnisse für solche Gespräche sind minimal, da kann nichts schiefgehen – solange du nicht ankündigst, deinen nächsten Städtetrip nach »Mailand oder Madrid, Hauptsache Italien« zu unternehmen.* Du kannst natürlich auch wieder deinen Dackelblick aus der Trickkiste kramen – merkt ihr was, den liebe ich! – und auf unwissend machen. Welcher Reiseführer ist der beste? In welchem stehen die heißesten Tipps für Nightlife oder Restaurants? Wichtig: Du solltest dir auf jeden Fall merken (oder später zumindest aufschreiben), über welche Länder oder Städte ihr gesprochen habt. Der entsprechende Reiseführer ist nämlich ein wunderbares Mitbringsel für ein späteres Date.

Etwas vorsichtiger musst du in der Abteilung Dichter und Denker sein. Hier reicht rudimentäres Buchdeckelwissen aller Wahr-

---

* *Auf ewig unvergessen: Andreas Möller, the unsexiest Ex-Fußballprofi alive.*

scheinlichkeit nach nicht aus. Denn hier tummeln sich sensible, einfühlsame und meist auch gebildete Frauen. Um bei diesen Exemplaren Eindruck zu schinden, musst du zwar nicht unbedingt Shakespeares *Romeo und Julia* fehlerfrei rezitieren können, aber dir muss schon klar sein, dass Antoine de Saint-Exupéry kein französischer Dribbelkönig ist und *Faust* kein Action-Thriller mit Sylvester Stallone. Wenn du dann noch die eine oder andere Zeile aus einem Roman oder einem Gedicht parat hast, sieht es gar nicht so schlecht aus mit einer neuen Eroberung. Etwa so: »Entschuldigen Sie, ich kenne mich mit Poesie nicht gut aus. Ich habe von meiner Exfreundin« – damit ist auch gleich klar, dass du Single bist – »ein Buch von Ringelnatz geschenkt bekommen. Seine Gedichte haben mir so gefallen, dass ich mich jetzt gerne ein bisschen mehr mit Poesie beschäftigen möchte. Könnten Sie mir da etwas empfehlen? Spaß soll es machen und nicht zu schwer sein ...«

Na, wenn das keine gute Vorlage ist! So etwas löst zumeist relativ schnell ein kleines intellektuelles Helfersyndrom aus, nach dem Motto *Wow, dem kann ich noch etwas beibringen.* Einem lockeren Informationsflirt dürfte dann nichts mehr im Weg stehen.

Ringelnatz ist wirklich großartig. Seine Gedichte sind bestens als poetische Einstiegsliteratur geeignet. Sie bringen einen zum Schmunzeln, zum Nachdenken – und in eine gute Anmachposition! Es gibt zwei Gedichte von Ringelnatz, die mir viel bedeuten und die ich hier vollständig zitiere – erstens, weil sie wunderschön und aussagekräftig sind, zweitens, damit du sie auswendig lernen kannst und in der richtigen Situation griffbereit hast.

Und auf einmal
steht es neben dir

Und auf einmal merkst du äußerlich:
Wieviel Kummer zu dir kam,
Wieviel Freundschaft leise von dir wich,
Alles Lachen von dir nahm.

Fragst verwundert in die Tage.
Doch die Tage hallen leer.
Dann verkümmert deine Klage …
Du fragst niemanden mehr.

Lernst es endlich, dich zu fügen,
Von den Sorgen gezähmt.
Willst dich selber nicht belügen
Und erstickst, was dich grämt.

Sinnlos, arm erscheint das Leben dir,
Längst zu lang ausgedehnt. – –
Und auf einmal – –: Steht es neben dir,
An dich angelehnt – –
Was?
Das, was du so lang ersehnt.

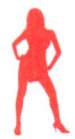

Letztes Wort an
eine Spröde

Wie ich bettle und weine –
Es ist lächerlich.
Schließe deine Beine! –
Ich liebe dich.

Schließe deine Säume
Oben und unten am Rock.
Was ich von dir träume,
Träumt ein Bock.

Sage: Ich sei zu dreist.
Zieh ein beleidigtes Gesicht.
Was »Ich liebe dich« heißt,
Weiß ich nicht.

Zeige von deinen Beinen
Nur die Konturen kokett.
Gehe mit einem gemeinen,
Feschen Heiratsschwindler zu Bett.

Finde ich unten im Hafen
Heute ein hurendes Kind,
Will ich bei dir schlafen;
Bis wir fertig sind.

Dann: – die Türe klinket
Leise auf und leise zu.
Und die Hure winket –
Glücklicher als du.

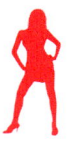

Wie sieht es mit Museen und Galerien aus? O ja, auch dort kann man ziemlich gut Menschen kennenlernen. Und im Vergleich zu Buchhandlungen lässt sich dort noch besser mit emotionalen Momenten arbeiten. Viele kennen solche Situationen: Sosehr du auch in deinem Kleinhirn stocherst, du hast noch nie etwas gehört vom diesem verflixten zeitgenössischen Künstler, vor dessen Gemälde deine Auserwählte gerade steht? Macht nichts. Bevor du über diese Bildungslücke stolperst, kannst du wunderbar auf die Gefühlsebene ausweichen. Frag sie, was dieses Bild in ihr auslöst, was sie bei den Licht- und Schattenspielen empfindet. Sie wird das mögen (*Schmacht, was für ein gefühlvoller Mann, der mich da gerade angesprochen hat!*). Solchen Feingeistern gibt man seine Nummer gerne.

Du musst dich allerdings davor hüten, zu allem ja und amen zu sagen, was sie von sich gibt, denn das wirkt schnell dumm. Frag sie lieber, warum sie bei dem einen Bild genau diese Empfindungen hat, diskutiere mit ihr über konträre Meinungen – schon bist du mittendrin im schönsten Small Talk.

Jetzt kann es natürlich sein, dass einigen von euch dieses ganze Kennenlern-Pipapo zu lange dauert: Ansprechen, verabreden, sprechen, knutschen, weitersprechen – nur um dann irgendwann mit Madame den Beischlaf ausüben zu können (wenn überhaupt). Anhängern dieser schnellen Eingreiftruppe empfehle ich daher den Besuch in einem Swingerclub. Ich hab mir sagen lassen, dass es dort für durchschnittlich 80 bis 110 Euro unter der Woche wirklich das komplette Programm gibt: ein meistens sehr gutes Buffet, Alkohol ohne Limit und Frauen, mit denen Mann offenbar relativ schnell zur Sache kommen kann. Allerdings gilt auch für Freunde der Poly-Paarung: Nicht mit dem Schwanz … äh … mit der Tür ins Haus fallen nach dem Motto

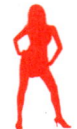

»Hallo, ich bin Uwe ...«, und schon hat sie deinen Stöpsel drin. Das wird wohl auch in diesen Etablissements nicht gerne gesehen, genau genommen ist es sogar verboten. Selbst hier stehen die Frauen auf freundlichen Small Talk an der Bar, und auch kleine Komplimente werden nicht schaden. Wer vögeln will, muss nett sein, so einfach ist das.

Last but not least noch ein paar Worte zu Online-Portalen. Auch die sind eine tolle Möglichkeit, um Frauen klarzumachen. In der Regel geht das zwar nicht so schnell wie im Swingerclub, ist aber anfangs anonymer als auf freier Wildbahn und damit für Kontaktphobiker besser geeignet. Dazu ist Online-Baggern extrem flexibel. Wann, wo und wie – alles up to you! Es funktioniert in der Mittagspause oder abends während der Fußballübertragung; beim Notfallchirurgen mit 18-Stunden-Tag oder bei der drögen Couch Potato, die ihren Teigarsch schon tagelang nicht mehr vom Sofa bekommen hat.

Die besten Flirtportale im Internet

1. neu.de
2. friendscout24.de
3. (stadtnamen)singles.de (Beispiel munichsingles.de)
4. joyclub.de (Hier geht es nur um Sex.)
5. elitepartner.de
6. knuddels.de

Alles fängt beim Onlineflirten damit an, dass man sein eigenes Profil erstellt, und zwar am besten mit einem möglichst neutra-

len Usernamen, der nicht nach *lustiges-hänschen* oder *analgladiator78* klingen sollte.

Dann kommt das Foto rein – DEIN Foto, nicht das eines Calvin-Klein-Models, das du dir aus dem Netz runtergeladen hast. So eine Gesichtsbaracke kannst du gar nicht sein, dass zu solch armseligen Tricksereien gegriffen werden müsste. Außerdem willst du die Frauen ja irgendwann auch real treffen, oder? Ein guter Trick bei eher zweitklassigen Fotos ist übrigens, sie in schwarzweiß einzustellen und ein bisschen heller zu machen.

Weiter im Text: Jetzt musst du dich kurz selbst beschreiben, auch das bitte wahrheitsgetreu: Aus einem Hobbit wird also kein Hüne, aus einem Valium in Baumwolle kein Speed in Leder. Bei den Feldern »Charakter« oder »Fähigkeiten« würde ich unbedingt auf Plattitüden verzichten. Selbst wenn du humorvoll, spontan und treu wie Lassie sein solltest: Häng daran nicht alles auf – diese Eigenschaften haben nämlich schon ein paar tausend andere Lonely Hearts angegeben. Denk besser darüber nach, was dich von denen unterscheidet. Du kannst die geilsten Papierflieger basteln? Madonnas *Like A Virgin* rückwärts singen? Alle Sternbilder am Himmel erkennen? Deinen Namen auch dann noch fehlerfrei in Kyrillisch in den Schnee pinkeln, wenn du voll wie zehn Russen bist? Respekt, dann nichts wie rein damit in dein Profil!

Wenn das abgespeichert ist, geht's auch schon los. Du kannst dir die Profile von Frauen ansehen, die dich interessieren, sie anschreiben oder auf ihre Anfragen antworten. Sei dabei nett, ehrlich und möglichst unterhaltsam, ohne gezwungen spaßig sein zu wollen. Wenn's geht, schreib mehr als drei Worte, niemals jedoch Romane von biblischen Ausmaßen – deine komplette Familiengeschichte, beginnend bei den Urururgroßeltern, die mit nichts

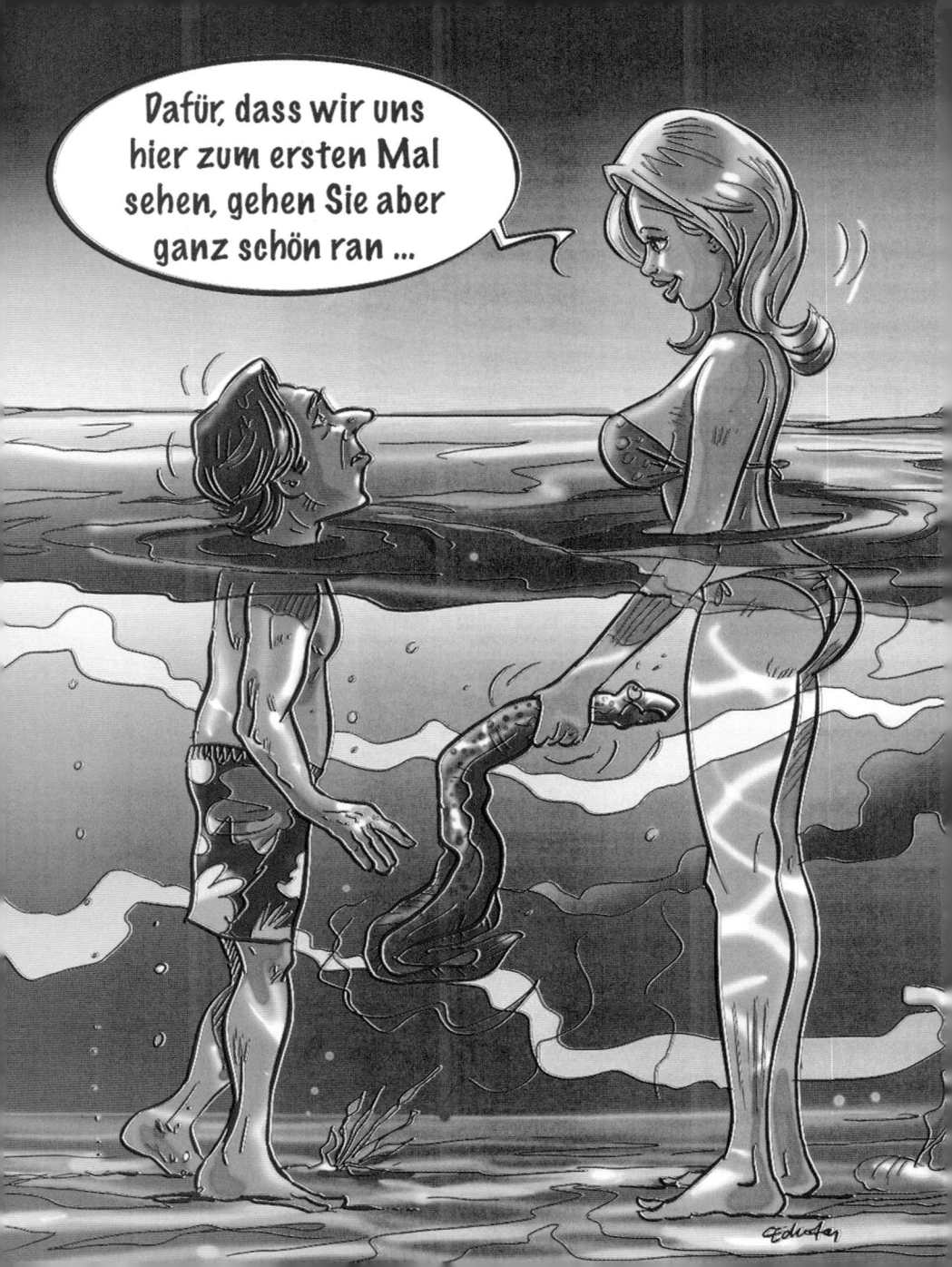

als einer Sackkarre über die Karpaten kamen, kannst du ein andermal zum Besten geben.

Eins noch: Wass fält euch an diesm Saz auf? Richtig! Die Rechtschreibung! Jungs, achtet bitte auf Tippfehler, die kommen einfach nicht gut an. Wem nach deiner Legastheniker-Mail das Frühstück aus der Visage fällt, belässt es meist beim (zugegeben unhöflichen) Schweigen im Walde. Da kannst du noch so viele »Hallo, lebst du noch«-Terror-Mails nachschieben: Es wird nichts nützen. Kleiner Tipp noch: Wenn du mit der Groß- und Kleinschreibung Schwierigkeiten hast, dann schreib einfach alles klein. Das wundert heutzutage niemanden mehr, man kennt es ja schon vom simsen.

Sollte dein Web-Girl an dir interessiert sein, hast du ziemlich schnell eine Nachricht in deinem Postfach. Achtung: Ziemlich schnell heißt bei einer Frau meistens innerhalb von drei Tagen. Dieser Zeitraum gehört bei uns gewissermaßen zum guten Ton. Frauen machen sich damit interessanter, da sie auf diese Weise vorgeben können, fürchterlich beschäftigt zu sein …

Die wichtigsten Flirt-Accessoires

Du hast bereits ein paar Jagdreviere abgegrast und bist noch immer keinen Schritt weiter? Mittlerweile kennst du schon sämtliche Namen der Leder-Luder aus dem TV-Nachtprogramm?

Na gut, ein paar Pfeile habe ich noch im Köcher. Hier sind einige Accessoires, die dir das Anbaggern etwas erleichtern können.

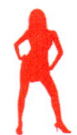

Ein Hund kommt – solange es sich nicht um einen hyperaktiven Kampfhasso handelt, der alles im Umkreis von zwei Metern zu Kleinholz zerlegt – bei Frauen meist super an. *Och, wie süß, jetzt bringt er das Stöckchen; wow, ist der schön, was ist das denn für eine Rasse …?* Da pumpert das Tierfreundinnenherz, und eine Unterhaltung im Park flutscht wie von selbst.

Je jünger und besser erzogen dein Hund übrigens ist, desto mehr Eindruck macht ihr beide. Verzogene Tölen, die am Bein deiner Angebeteten rammeln und erst nach dem zehnten gebrüllten »Aus jetzt!« Ruhe geben, könnten das potentielle Frauchen eventuell verschrecken.

Wenn du keinen Hund besitzen solltest, leih dir einen bei Freunden aus. Oder biete dich im Tierheim als freiwilliger Gassigeher an – dann tust du nebenbei noch was Gutes und erweist dich vor den Augen der Frau erst recht als warmherziger Tierfreund.

Ein Kind ist ebenfalls ein toller und geradezu klassischer Schlüsselreiz für den Erstkontakt. So ein kleines Hosenscheißerchen, mit dem du tobst und lachst und dem du die Welt zeigst, weckt das Muttertier in uns Frauen und beweist, dass du ein wunderbarer und verantwortungsvoller Vater bist.

Beim Small Talk solltest du allerdings die passende Story zum Kind parat haben. Ganz wichtig: Alle deine Geschichten müssen absolut der Wahrheit entsprechen! Wenn irgendwann rauskommt, dass du gelogen hast, kannst du deine Wunschkandidatin abschreiben – und dich im schlimmsten Fall auf eine Anzeige gefasst machen, weil man dich für einen Kindesentführer hält …

1. Das Kind ist wirklich deins, aber zu Hause wartet keine Ehefrau mit Fischstäbchen und Kartoffelbrei – schließlich ist Besuchswochenende!

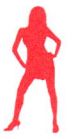

2. Es ist dein Patenkind, um das du dich immer intensiv kümmerst. (Du musst natürlich dafür sorgen, dass der kleine Wonneproppen nicht plötzlich etwas anderes behauptet …)

3. Du machst den Babysitter für deine beste Freundin.

4. Du bist alleinerziehender Vater – *Schlaflos in Seattle* lässt grüßen!

Eine Ausgabe der *Glamour*, *Cosmopolitan* oder *Jolie* unter deinem Arm ist ebenfalls ein gutes Flirt-Accessoire. Allerdings könnte das, ich geb's zu, ein paar beschränkte Sackgesichter mit hyperaktivem Macho-Gen auf dich aufmerksam machen, die behaupten, so eine Zeitschrift zu lesen sei so männlich, wie auf dem Oktoberfest einen Kuschelbären beim Dosenwerfen zu gewinnen. Meine Meinung: Drauf geschissen! Ich finde solche Blätter super, sogar für Männer. Tolle Fashionstorys, heiße Styles und 'ne Menge Beauty – es schadet gar nichts, wenn du dadurch ein bisschen Ahnung davon hast, was uns Frauen einen nicht unerheblichen Teil des Tages durch den Kopf surrt. Das macht dich nämlich kompatibel, auch für das vielleicht folgende Gespräch, wenn du ihr das Heft ganz spontan überlässt; und natürlich für alle vielleicht folgenden Überraschungspäckchen, Geburtstagswünsche, Versöhnungspräsente und Shopping-Einladungen.

Für den Fall, dass du die Ansichten der oben genannten Sackgesichter dennoch ernst nimmst: Viele Frauen haben überhaupt kein Problem damit, wenn ein Mann erst mal ein bisschen gay daherkommt – das lässt ihn zusätzlich vertrauenerweckend erscheinen, und umso freudiger ist die Überraschung, wenn er sich anschließend doch als potentieller Partner outet.

Du musst dir natürlich schon die Mühe machen, das Magazin auch wirklich zu lesen … oder wenigstens intensiv durchzublättern. Sonst fehlen dir eventuell wichtige Informationen für den

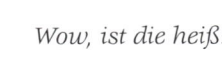

Small Talk. Ein paar Themenvorschläge gefällig? Bitte schön – aber bloß nicht auswendig lernen und runterbeten! Es sind lediglich lose Gedanken, die du aufgreifen kannst …

Stichworte für den Glamour-Small Talk

- ❤ »Kein Scheiß, ich lese die *Glamour* wirklich regelmäßig. Es interessiert mich, was Frauen gefällt, und die Stylingtipps geben mir Anregungen für kleine Aufmerksamkeiten.«
- ❤ *(Bei einem Blick auf ihre Handtasche)* »Ist das nicht die neue …? [hier die gerade angesagteste Handtaschenmarke einsetzen]«
- ❤ »Wunderbar, du riechst nach der neuen Bodylotion von … [hier die gerade beliebteste Lotionmarke nennen]«
- ❤ »Hmmm, ist das nicht der neue Duft von …? [hier das gerade angesagteste Parfum erwähnen]«
- ❤ »Ich finde, die True Religion Jeans macht einfach bei jeder Frau einen Hammer- …« *(Sprich das Wort nicht aus, jede Frau weiß, was gemeint ist.)*

Ein Zeichenblock ist sicher nichts für absolute Anfänger, deren künstlerische Fähigkeiten beim Haus vom Nikolaus enden. Aber wenn du nur ein bisschen mehr zu Papier bringen kannst als ein pinselnder Schimpanse im Testlabor, kann das Frauen durchaus beeindrucken. O. k., ich geb's zu, das klingt jetzt ein bisschen nach verstaubter Montmartre-Romantik. Aber vor einigen Jahren bin ich im Englischen Garten in München einem Mann mit so einem Block begegnet. In der Nähe des Biergartens am Chinesi-

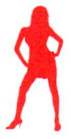

schen Turm gibt es ein kleines Steinrondell, und dort saß er unter einem Baum und zeichnete, rauchend, nachdenkend, während sein Bleistift einen kleinen Ausriss des Baches Wirklichkeit werden ließ, der dort entlangfließt. Was Mike (ich glaube, so hieß er) da zu Papier brachte, war grausam, für meinen Geschmack viel zu kitschig. Trotzdem habe ich ihn ganz spontan angesprochen, und wir haben dann länger nett gequatscht. Ein malender Mensch in der Öffentlichkeit muss immer davon ausgehen, dass ihm zugeschaut wird. Irgendwie steckt doch in jedem von uns ein neugieriges Kind. Auch ich fand es faszinierend, wie er da hockte, so in sich versunken und friedlich. Mike hatte hübsche, schlanke Finger. Und gerade als ich mir vorzustellen begann, was er mit diesen schönen Fingern alles anstellen könnte, erzählte er mir von seinem Freund Peter ...

Zum Schluss noch ein paar ernüchternde, aber wahre Tatsachen: Es gibt kein Patentrezept und keine Erfolgsgarantie beim Versuch, jemanden kennenzulernen. Man kann die Reviere wechseln; man kann es mit Flirt-Accessoires versuchen; man kann diese auch mit unterschiedlichen Revieren kombinieren (dabei dürfte die Variante »Glamour plus Kind« um einiges chancenreicher sein als die Kombination »Hund plus Swingerclub«). Aber 100-prozentige Sicherheit, die gibt's nicht! Die Hauptsache ist immer, dass man es überhaupt versucht. Und je öfter, desto höher die Trefferquote.

So, wer jetzt noch immer hilflos und lethargisch durchs Flirt-Nirwana tappt, sollte die bisherigen Seiten dieses Buches vielleicht noch mal genau lesen oder muss darauf hoffen, dass Deutschlands Superwomanizer Boris Becker irgendwann mal

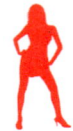

Wow, ist die heiß!

einen Flirt-Guide schreibt. Ich gehe allerdings davon aus, dass du es mittlerweile geschafft hast, irgendwie und irgendwo eine Frau anzusprechen und ihre Telefonnummer abzustauben. Das heißt, sie findet dich interessant und will dich wiedersehen. Das fühlt sich verdammt gut an, oder? Damit das auch so bleibt, solltest du nun auch das nächste Kapitel sehr aufmerksam lesen.

Wie du das *erste Date* auf die Beine stellst

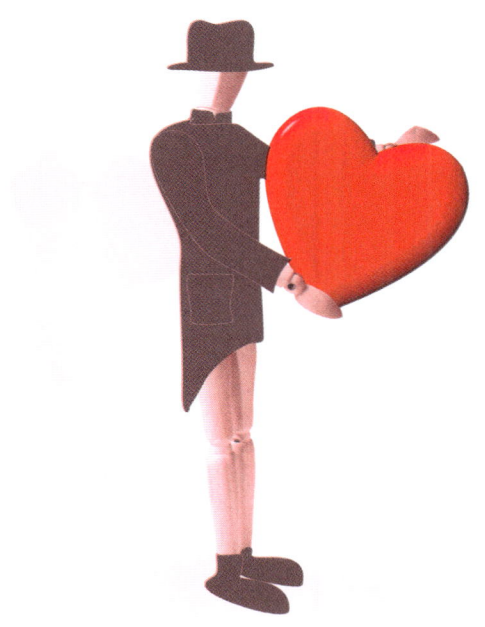

RUF! MICH! AN! Doch wer macht eigentlich den ersten Schritt? Das ist schnell erklärt: Hat dir die Frau ihre Telefonnummer gegeben, meldest du dich – und zwar nicht per unpersönlicher SMS, sondern live am Hörer, und das innerhalb der folgenden 24 Stunden. Denn sonst kriegen wir das Gefühl, nicht richtig begehrt zu werden. Ehrlich, wir Frauen ticken so! Hast allerdings du ihr deine Nummer gegeben, bleib ja geduldig. Sie wird frühestens nach 48 Stunden etwas von sich hören lassen. Denn sie weiß: Erst dann hockt auch ihr Männer sicher neben dem Telefon und wartet auf unseren Anruf. Ja, genau so ticken wir Frauen!

Schön, ihr habt also telefoniert und euch verabredet. Gratulation. Herrchen samt Schwanz dürften jetzt in vorfreudiger Erwartung dem D(ating)-Day entgegensehen. Aber 3, 2, 1 – meins? So einfach wird's nicht werden, meine Herren. Eine Traumfrau auf sich aufmerksam zu machen ist das eine; die Nuss dann auch zu knacken etwas ganz anderes.

Styling

Im Bad

Ein skeptischer Blick in den Spiegel lässt aus einer vagen Vermutung hässliche Gewissheit werden: Was dir da gerade leicht dümmlich entgegengrinst, hat ungefähr den Sex-Appeal eines ab-

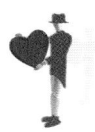

gelaufenen Mozzarella und riecht auch nicht viel besser. Was du jetzt dringend brauchst, ist ein komplettes Reinigungsprogramm. Inklusive Unterbodenwäsche. Also ran an die heimischen Sanitäranlagen!

Du duschst (ob mit Seife oder Duschgel, ist egal), wäschst dir die Haare, putzt dir gründlich die Zähne, verwendest Zahnseide, Mundwasser und Zungenreiniger – basta. Bloß keine Ich-hab-doch-erst-gestern-Diskussion. Körper- und Mundgeruch sind absolute Killer für alle deine Dating-Pläne. Weitere kritische Körperregionen werden ebenfalls mit besonderer Aufmerksamkeit bedacht: Das gelbe Zeug aus den Ohren gehört raus; das schwarze unter den Nägeln ebenfalls; und die kleinen putzigen Wollmäuse in fusseliger Form, die sich regelmäßig im Bauchnabel einnisten, erst recht.*

Nach der Dusche wird eingecremt: der Körper mit einer Lotion, das Gesicht mit einer Feuchtigkeitscreme. Keine Frau hält dich für einen knuffig-tuffigen Hinterlader, bloß weil du ein paar Pflegeprodukte benutzt. Im Gegenteil: Gepflegte Haut ist etwas wundervoll Anturnendes. Bei Pickeln hilft ein Abdeckstift. Und nicht vergessen: Fuß- und Fingernägel werden geschnitten und

---

* *Für alle Hobbyforscher: Die Dinger entstehen, weil Kleidungsfasern, die sich bei Bewegung durch Reibung von der Kleidung lösen, an den Körperhaaren entlang in den Nabel wandern. Dort schließen sie sich zu Fusseln zusammen. Ein Forscher der Universität von Sydney (bei dem ich mich frage, was in seiner Kindheit bloß falsch gelaufen ist) hat sich diesem Thema ausgiebig gewidmet und wurde dafür sogar mit dem satirischen Ig-Nobelpreis (ig für ignoble = unwürdig) ausgezeichnet. Doch was freaky Forscher fickrig macht und den Außerirdischen Alf glücklich (auf seinem Heimatplaneten Melmac wird die Eheschließung durch den Austausch von Bauchfusseln vollzogen), ist für alle anderen männlichen Wesen ein No-Go, also raus mit den Dingern!*

gefeilt – die Freddy-Kruger-Gedächtniskrallen sparst du dir einfach für die nächste Halloweenparty auf. Gerade die Hände sind uns Frauen wichtig, die solltest du also besonders pflegen: Eincremen, bei schwieligen Griffeln auch schon mal peelen: Mach sie einfach streichelzart – keine Frau will bei deinen Berührungen das Gefühl kriegen, mit einem 6er-Schmirgelpapier bearbeitet zu werden.

Ach ja, ein bisschen Bräune schadet auch nie. Allerdings solltest du dich im Münz-Mallorca um die Ecke nicht zum Antikleder-Monster rösten lassen. Gemäßigtes Sonnen oder ein Bräunungsspray (für Gleichmäßigkeit Peeling vorher nicht vergessen!) verleihen der Haut eher eine frische, dynamische Farbe – und die macht wesentlich mehr an, als mit einer Kalkleiste in die Kiste zu klettern, das könnt ihr glauben. Übrigens: Nachdem du das Bräunungsspray benutzt hast, wasch dir unbedingt die Hände, sonst gibt's hässliche Flecken.

Auch die Körperbehaarung ist ein Thema. Man muss sich das mal vorstellen: Da hast du dir als Frau einen Kerl Marke megaknackig an den Start gebracht, Adonis-Body, Charme, alles da – so lange, bis du ihn auspackst und mit Mr Zottel aus Neandertal im Bett liegst ...

Also, Männer, bringt euer Gestrüpp in Form! Dabei könnt ihr euch an folgende Faustregel halten: Kerle mit Wildwuchs holzen ihren Sherwood Forest auf eine ästhetische Länge ab, Männer mit wenig Behaarung entfernen ihn komplett. Das gilt für Achseln und Brust. Eine Ausnahme gilt für Männerbeine; diese werden grundsätzlich NICHT rasiert. Die südliche Hemisphäre dagegen rodest du bitte IMMER: Liebeskrieger und Anhängsel KOMPLETT, den Schambereich darüber ebenso oder auf MAXIMAL schneidige 9 Millimeter.

Also, Jungs, greift zu Rasierer, zu Wachs, zum Epiliergerät oder, wenn's sein muss, zur Heckenschere. Das bringt nur Vorteile – und was für welche: Schließlich ist nicht jeder Mann von Natur aus groß bestückt. Glaubt mir, und ich spreche da aus Erfahrung, eure Dödel sehen bedeutend imposanter aus, wenn um sie herum glatter, glänzender Asphalt liegt und nicht raues Buschland. Ihr würdet mit eurem Silberpfeil doch auch lieber über eine frisch geteerte Autobahn brettern als über eine überwucherte Urwaldpiste, oder?

Übrigens, zur männlichen Ehrenrettung noch dies: In der Dusche vom Fitness-Center habe ich im Laufe der Zeit auch bei Frauen schon üppigste XXL-Büsche gesehen, die bei der Bundesgartenschau zweifelsfrei prämiert werden würden. Die Dinger waren so ästhetisch wie Dornenbüsche in der Kalahari – echt gruselig. Aber das ist eine andere Geschichte – zurück zum Styling fürs Date.

Vor dem Kleiderschrank

Grundsätzlich gilt: keine Überraschungen beim ersten Date! Solange du die Frau nicht bei der Latex-Party »Peitschen & Pimpern« kennengelernt hast, siehst du einfach aus wie an dem Tag, als ihr euch das erste Mal begegnet seid. Frauen brauchen solche Wiedererkennungsmerkmale – die sonst eventuell auftretende Schockstarre könnte für die weitere Abendgestaltung ziemlich hinderlich werden. Vom Gucci-Anzug zur löchrigen Biobaumwolle-forever-Cordhose ist es ein weiter Weg, meist ein zu weiter. Umgekehrt gilt das übrigens auch.

Das Outfit sollte zum Typ passen, das ist die Regel Nummer eins, die man auch ohne Riesen-Unkosten umsetzen kann. Gut ist ein sportlich-eleganter Look: ein Hemd (oder Polohemd), das gar nicht unbedingt aus der Londoner Edelschneider-Gasse Jermyn Street stammen muss, dazu eine Jacke oder ein Sakko. Ein dunkler Ein- oder Zweireiher ist selten daneben und lässt sich schnell ausziehen, falls man – im Vergleich zur Frau – overdressed ist.

Und darunter? Da kann ich nur sagen: Mann, bleib bei den Basics! Und mit Basics meine ich Klassiker, nicht Relikte aus der Zeit des Wirtschaftswunders. Weder weißes Feinripp noch der Seniorenslip »Karl-Heinz« (ultimativer Liebestöter mit Eingriff) machen uns Frauen an. Bitte auch keine Muster, keine Äffchen, Blümchen oder Nikoläuse. Ebenfalls knicken könnt ihr protzige Luxus-Labels, die meist mehr versprechen, als der Inhalt dann hält. Am besten sind eng anliegende Shorts oder Trunks, bevorzugt low rise, die an der Hüfte sitzen, nicht an der Taille. Ganz besonders wenn du ein Bäuchlein hast, sollten die Shorts eng sein – bitte keine weitgeschnittenen Boxershorts, sonst sieht deine Silhouette noch voluminöser aus!*

Also, Jungs, schlüpft in Schwarz oder Weiß, egal, ob von Schiesser, Tommy oder Calvin Klein, die sind sexy. Und hey: Eure Shorts sind selbstverständlich frisch gewaschen! Bremsspuren kommen nur gut, wenn sie Formel-1-Schnuckel Sebastian Vettel auf den Nürburgring bügelt – alles klar? Ich sag das deswegen, weil angeblich jeder Sechste laut der Studie eines Sanitärherstellers ein diesbezügliches Hygieneproblem hat …

---

* *Übrigens muss ein Mann für mich nicht grundsätzlich durchtrainiert sein. Etwas zum Kuscheln kann mein Herz ebenfalls erwärmen, solange der Rest stimmt.*

Der letzte Schliff

Ganz wichtig ist der Duft, denn Liebe geht durch die Nase. Euer Eau de Toilette darf um Gottes willen nicht blumig sein, das wirkt zu verspielt und weiblich. Wenn wir Frauen elanvoll auf euch anspringen, dann bei Duftwässerchen mit männlich-holziger Note, die hat etwas Aphrodisierendes. Ich persönlich mag M7 von Yves Saint Laurent oder Guccis Envy, das ich übrigens auch selbst sehr gerne benutze.

Es kommt ja nicht von ungefähr, wenn wir Frauen sagen: Den Typen kann ich nicht riechen! Gerüche sind ungeheuer wichtig, das hat die Wissenschaft schon vor einiger Zeit festgestellt. Diese fünf Quadratzentimeter in der Nasenhöhle, bestückt mit 30 Millionen Zellen, entscheiden mit darüber, ob ihr bei uns landen könnt oder nicht. Ihr wisst vielleicht, dass der Geruchssinn der Frauen ausgeprägter ist als bei Kerlen. Also, Jungs, verwendet das richtige Eau de Toilette, das wirkt Wunder. Und greift – falls ihr das nicht schon vorhin im Bad getan habt – schnell noch zum Deo, bevor ihr das Hemd zuknöpft. Wenn man nach einem ausgiebigen Rock 'n' Roll d'Amour verschwitzt nebeneinander ausdampft und auch nur ein Hauch eures teuren Duftwässerchens in der Luft hängt, hat das etwas wunderbar Erotisches. Stinkt ihr hingegen nach dem Sex wie ein Gnu nach der Durchquerung des Okavangodeltas, löst das bei Frauen nur eins aus: angeborenes Fluchtverhalten Richtung Dusche!

Ich kannte mal einen Mann, der hatte ein wirklich eklatantes Transpirationsproblem; gut, es war nicht ganz so dramatisch wie bei dem Typen aus der Axe-Werbung, aber ganz so weit hergeholt war es nicht. Der Gute war bei unseren ersten Dates so nervös, dass er im Gesicht glänzte wie die Fettaugen auf einer Hühner-

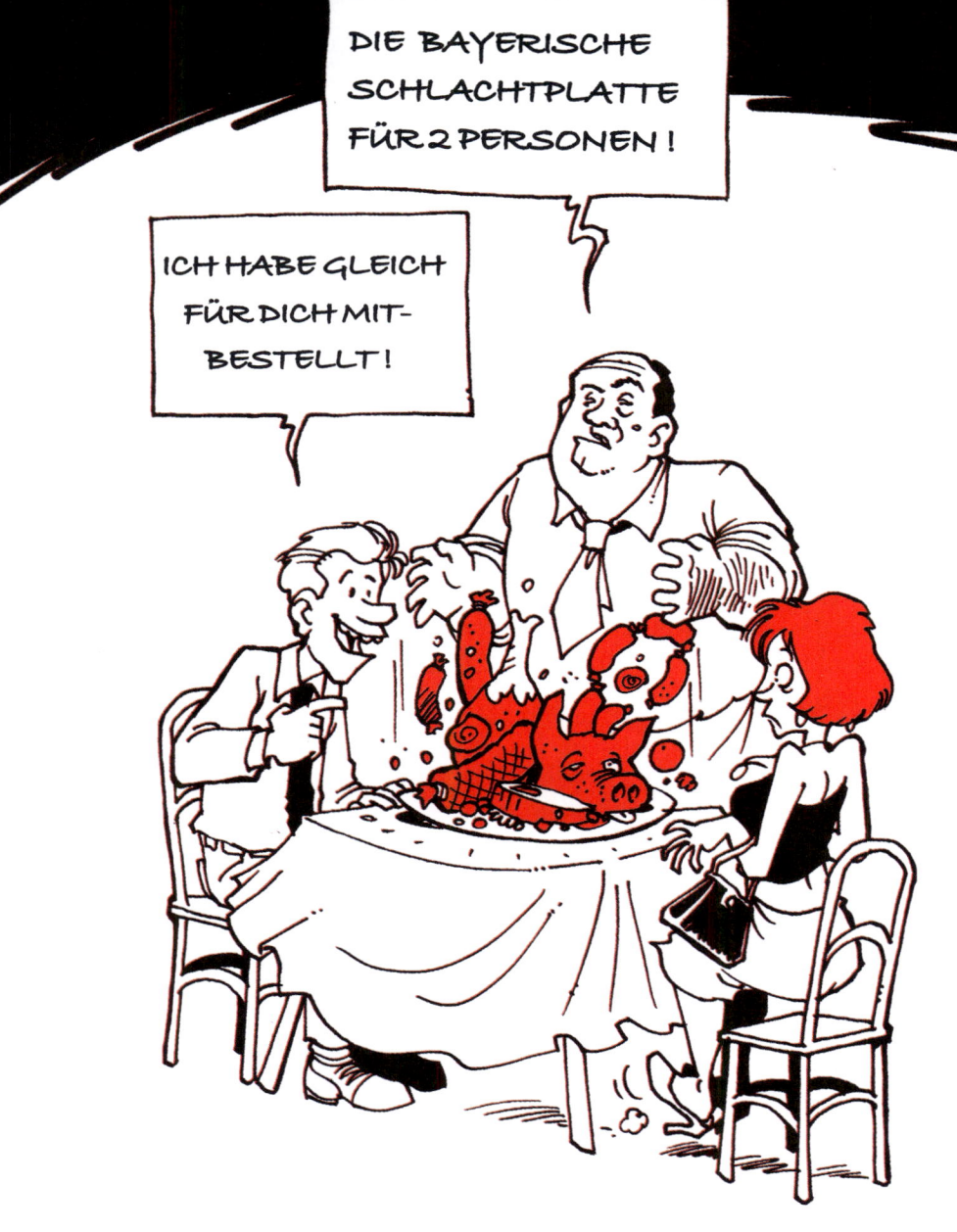

suppe. Ich war damals sehr verliebt und fand das sogar irgendwie süß. Aber das gilt sicher nicht für jede Frau. Also, wenn du dich jetzt angesprochen fühlst, besorg dir kleine, farblose Papierpuderblättchen von Shiseido oder Yves Rocher zum Abtupfen. Mann, eine Frau will dir in die Augen sehen – und nicht davon abgelenkt werden, dass sie sich im Glanz deiner Stirn den Lippenstift nachziehen kann.

So, jetzt wirfst du noch einen letzten Blick in den Spiegel: Visage, Styling, Outfit? Alles bestens? Hoffentlich! Das Auge isst schließlich mit beim ersten Dinner mit der Angebeteten ...

Die Auswahl des Restaurants: Sterne-Tempel oder Döner-Bude?

Liebe geht durch den Magen – mit solchen Weisheiten gewinnt man zwar keinen Originalitäts-Oscar, aber in vielen Fällen stimmen sie einfach, auch in diesem Fall. Umso mehr, als die erste Verabredung, die nun mal enorm wichtig ist, meist in einem Restaurant stattfindet.

Nachdem du dich erkundigt hast, worauf deine Abendbegleitung kulinarisch steht, wählst du das passende Lokal aus. Dabei gilt: Auf dem Boden bleiben! Es muss kein 5-Sterne-Gourmettempel sein, bei dem du nach dem Essen eine derart gesalzene Rechnung bekommst, dass sich ad hoc Magen-Darm-Koliken einstellen, du die nächsten Monate schwarzfahren musst und die Heizung nur noch auf 2 drehen kannst. Außerdem könntest du die Frau mit einer solchen Luxus-Überdosis überfordern; du

weißt schließlich (noch) nicht, in welchen finanziellen Verhältnissen sie lebt, wie sie zu Geld steht – das ist manchmal ein heikles Thema.

Also: Nicht auf dicke Hose machen. Etwas Einfaches, Bodenständiges und Gemütliches ist genau richtig – wobei ich natürlich nicht die fettverschmierte Döner-Kaschemme hinterm Hauptbahnhof meine. Und es gibt bei der Wahl des Lokals noch einige andere Regeln, die du unbedingt beachten solltest.

Du kennst das Lokal – und das Lokal kennt dich!

Ob der urige Italiener um die Ecke, der gemütliche Spanier oder der charmante Franzose: Der Kellner, ob er nun Giuseppe, Javier oder Alexandre heißt, hält dich nicht für einen zufällig in seinen Laden gestolperten 08/15-Gast, setzt dich und deine Angebetete nicht an den miefigen Katzentisch neben der Essensausgabe und lässt euch auch nicht erst mal ein Stündchen warten, bis er mit der Menükarte heranschlurft. Nein, ihr werdet in eine gemütlich-romantische Ecke geführt und bekommt von Giuseppe-Javier-Alexandre einen Aperitif spendiert – Salute! Salud! Santé! Du bist hier regelmäßig und gern gesehen, kennst dich aus und stolperst auf dem Weg zur Toilette nicht in die Besenkammer – jedenfalls nicht unabsichtlich …

Wichtig ist auch, dass ihr ein Restaurant auswählt, in dem die Kellner sich auf ihren Job konzentrieren, statt hausinterne Flirtmeisterschaften austragen. Es gibt nichts Schlimmeres als Typen, die – statt mit Wein- oder Wasserflasche – ständig mit dem großen Baggerspaten um den Tisch scharwenzeln.

Ich erinnere mich da an ein Restaurant in München – der Laden ist mittlerweile zum Glück geschlossen. Früher habe ich dort manchmal meine legendären Mädelsabende veranstaltet. Und ja, ich geb's zu, da war es schon amüsant, wenn alle männlichen Bedienungen nur Augen für unseren Tisch hatten und spätnachts eine Rechnung mit dem Vermerk kam: Zahlt, was wir euch wert waren!

Der Spaß war jedoch abrupt vorbei, als ich am Abend nach so einer Girls-Just-Wanna-Have-Fun-Veranstaltung mit einem neuen Date aufkreuzte. Da wurde ich von den Italo-Machos nämlich alle naselang auf den vergangenen Abend angesprochen; auf die bella Oberweite einer meiner Freundinnen; auf einen schönen Schmollmund; auf lange blonde Haare, die sie so wundervoll bionda noch nie zuvor gesehen hätten. Blabla-Sprüche hier, Tralala-Tätscheln da. Dann haben sie sogar Konstantin (so hieß meine Verabredung) noch mit einbezogen in ihre Macho-Schwärmerei: Ob er meine Mädels denn schon kennengelernt hätte, das müsse er nämlich unbedingt, es wären wirklich Granatenfrauen! Zu allem Überfluss hat sich Konstantin dann plötzlich wirklich für das interessiert, was mein weiblicher Freundeskreis optisch zu bieten hatte. Es war ziemlich mühsam, ihn davon zu überzeugen, dass ein italienisches Doppel-D (die Jungs übertreiben auch bei der Körbchengröße angebeteter Frauen gern ein bisschen) lediglich ein deutsches gutes B ist. Und gerade, als ich das geschafft hatte, kam einer der Kellner mit einer Gitarre an; man könne doch wie gestern, nach etlichen Ramazotti auf Eis, wieder auf dem Tisch tanzen, dazu Albano und Romina Powers »Felicità« singen. Ich wäre am liebsten im Boden versunken. Und die ganze Romantik, die so wichtige Zweisamkeit, war zum Teufel.

Genau darum geht es an diesem ersten Abend: um Zeit und Ruhe dafür, sich beschnuppern zu können. Jungs, denkt an Fußball: Das erste Date muss unter allen Umständen ein souveränes Heimspiel für euch sein, bei dem die Gastmannschaft früh die Abwehrarbeit vernachlässigt und kein übereifriger Schiedsrichter dazwischenfunkt. Das signalisiert Sicherheit und Kontrolle, da stehen wir Frauen drauf. Und wie das so ist mit Heimspielen: Man muss sie gewinnen!

Die Bestellung ist keine Broadway-Show!

Mal angenommen, ihr seid beim Italiener deines Vertrauens – oder bei irgendeinem anderen Italiener. (Die gibt es nämlich auch ohne kellnernde Aufreißer!)

Du sitzt also mit deiner Eroberung am Tisch, vor euch die Speisekarten. Ich finde es toll, wenn der Mann für die Frau nach Absprache mitbestellt. Immer gut: Pasta oder eine Pizza, die man sich teilt – das ist romantisch. Dazu einen trockenen Rotwein, vielleicht einen Barolo oder Montepulciano. Wenn sich eine Frau nicht entscheiden kann, was sie essen möchte, hilf ihr, mach Vorschläge. Und egal, für was sie sich im Endeffekt entscheidet: Ihre Wahl wird niemals negativ kommentiert – niemals! Selbst, wenn sie aus Angst vor einem kleinen Bäuchlein nur einen Salat haben möchte, lass sie – es könnte doch sein, dass sie zwei Stunden später nackt vor dir auf dem Bett liegt. Möchtest du sie dort mit 5-Kilo-Lasagne-Wampe sehen, satt, unbeweglich und müde? Nein, oder?

Also: Frau schnabuliert, was immer ihr gefällt – Mann nicht! Er bestellt grundsätzlich nur etwas, das er auch beherrscht. Mit

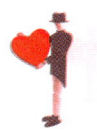

der entsprechenden Zange durchs Lokal geschossene Schnecken wirken wirklich nur bei »Pretty Woman« Julia Roberts charmant. Auch von Sushi würde ich abraten, wenn du dabei Gefahr läufst, einen Mangel an Finger-Feinmotorik zu offenbaren – was für die weitere Abendgestaltung durchaus negativ bewertet werden könnte. Spareribs und Maiskolben fallen sowieso aus, denn da klebt einem die Sauce am Mund, und Fleisch und Maisstücke hängen zwischen den Zähnen. Besser, da einfacher und gefahrloser zu verspeisen: kurze Nudeln, Risotto, Steaks oder auch ein Fondue. Außerdem: Mit Ellenbogen auf dem Tisch irgendetwas Essbares abzunagen ist ein bisschen zu viel Fred-Feuerstein-Feeling für den Anfang – beim Essen stützt man sich nirgendwo auf.

Gute Unterhaltung!

Ein Gespräch so zu führen, dass es dich erfolgreich durch den ersten Abend bringt, ist gar nicht so schwierig – auch wenn du nicht gerade Kommunikationswissenschaft studiert hast. Gewisse Themen bringst du allerdings lieber nicht auf den Tisch. Dazu gehören das Wetter (weil das meist in lapidarem Gebrabbel endet), Geld (darüber spricht man grundsätzlich nicht) und Politik (weil du erst mal ausloten musst, ob sich deine Traumfrau bei diesem Thema keine peinliche Blöße gibt). Unerfreuliche Dinge wie einen Flugzeugabsturz, deine Geschlechtskrankheit aus dem letzten Sommer und den TV-Bericht über eine 24-köpfige Hackfressen-Horde aus Bad Salzrammelshausen, die Supernanny Katia Saalfrank selbst mit Wuthöhle und stiller Treppe nicht gebändigt kriegt, vergisst du bitte ebenfalls. Und Jungs, auch die Zeit des Wischiwaschi-Small Talks ist jetzt vorbei. Schluss mit Bli-bla-blub.

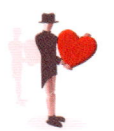

An diesem ersten Abend geht es um menschliche, ein klein wenig tiefergehende Dinge. Frau will herausfinden, wer ihr da wirklich gegenübersitzt. Interessante und aufschlussreiche Themen können die Familie, Hobbys und natürlich die letzte Beziehung sein. Über die Exfreundin wird allerdings nicht gelästert! Kein »Boah, die alte Schlampe«, kein Ausplaudern von Sex-Unfällen, keine Schuldzuweisungen. Das wollen wir Frauen nicht über die Vorgängerin hören – wäre ja immerhin möglich, dass ihr irgendwann über uns auch so herzieht. Die Ex war IMMER eine tolle Frau, aber es hat halt nicht funktioniert. Wenn du dabei einräumst, du hättest dich vielleicht mehr bemühen müssen, ihre Familie zu mögen, oder mehr Rücksicht auf ihren Job nehmen sollen, wird das als Fähigkeit zur Selbstreflexion anerkannt. Denn Selbsterkenntnis ist der erste Schritt zur Besserung – sagt man zumindest …

Männer sollten immer zu ihren Pleiten und Pannen stehen, so schwer das manchmal auch fallen mag. Über die genaue Anzahl deiner bisherigen Eroberungen bewahrst du hingegen bitte Stillschweigen. Bist du ein King of Karnickel, und Rammeln ist dein größtes Hobby, wirst du sie vermutlich mit deiner Strichliste schocken. Und gehörst du eher zur Sex-wird-überbewertet-Fraktion, die das Leben ausschließlich an den ach so viel gerühmten inneren Werten aufhängt, wird sie das ebenfalls irritieren. »Ich kenne alle Namen, obwohl ich eigentlich ein schlechtes Gedächtnis habe« dürfte dagegen eine Formulierung sein, die jede Frau halbwegs zufriedenstellt. Etwas in dieser Art solltest du sagen und dich in dieser Frage auf gar keinen Fall bedeckt halten. »Darüber rede ich nicht gerne …« – das wirkt extrem verdächtig. Da glauben wir Frauen sofort, der Typ verheimlicht uns etwas: eine frühere, noch unverdaute Beziehung; ein Dreikäsehoch, der,

würde er dich mal zu Gesicht bekommen, »Papi, Papi« brabbelt, während er dir um den Hals fällt; Dinge, die wir wissen wollen, BEVOR wir uns auf euch einlassen.

Seid offen und interessiert, wenn ihr mit eurer Traumfrau sprecht. Benutzt immer wieder ihren Namen, darauf reagieren Menschen grundsätzlich sehr positiv. Und seid vor allem ehrlich. Weder ist euer Ferrari gerade in der Werkstatt, noch habt ihr fünf Studiengänge in Harvard absolviert. Und natürlich seid ihr auch keine Al-Qaida-Sonderermittler der CIA. Überhaupt, Männer und ihre Märchen. Da gibt's schon ganz besondere Exemplare. Mit ganz speziellen Geschichten …

In einer Kneipe habe ich vor einigen Jahren mal einen Kerl angesprochen. War ein cooler Typ mit verschmitztem Lächeln, der belanglos plaudernd mit einer Bekannten an der Bar stand. Ich beobachtete ihn ein bisschen, tigerte dann rüber und steckte ihm schnurrend, dass mir sein Lächeln gefallen würde. Wir quatschten und flirteten – bis das viele Mineralwasser, das ich an diesem Tag schon getrunken hatte, seinen Tribut forderte. Als ich von der Toilette zurückkam, war der Typ verschwunden. Nur seine Bekannte war noch da. Hanno, erklärte sie mir, sei müde gewesen und deswegen nach Hause gegangen. Ich bat sie noch, Hanno meine Nummer zu geben, und hab mich dann ebenfalls auf den Heimweg gemacht.

Gleich am nächsten Vormittag rief er an und entschuldigte sich. Er sei so zeitig gegangen, da er den frühen Flieger nach Antwerpen erwischen musste – geschäftlich, denn er handle mit Steinen.

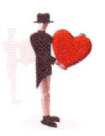

Moment mal, Antwerpen und Steine, da klingelte es bei mir: In dieser Stadt wird mit Diamanten gehandelt! Das klang ja interessant. Umso mehr freute ich mich über seine Einladung zu einem Abendessen – bei dem ich dann feststellen musste, dass Hanno ein kleiner Angeber war: Porsche, Wochenendhaus in Kitzbühel, eine kleine Wohnung in Paris, Segeltörns durch die Karibik – die ganze Posing-Palette wurde da aufgefahren. Trotzdem fand ich ihn irgendwie nett und unterhaltsam; und mit seinem Alter, das angeblich acht Jahre über meinem lag, schien er auch in dieser Hinsicht ganz passabel zu sein.

Gute drei Wochen lang trafen wir uns regelmäßig, bis er mich irgendwann zu sich in die Wohnung einlud. Hier küssten wir uns zum ersten Mal, und nach zwei weiteren Wochen ging ich mit ihm ins Bett.

Eines Morgens war ich allein in der Wohnung, Hanno war bereits ausgeflogen. Nachdem ich mich mit einem Glas Milch an den Küchentisch gesetzt hatte, entdeckte ich dort seinen Personalausweis. Ich war neugierig geworden, weil sein Foto irgendwie doof aussah. Auf Hannos Geburtsdatum war ich dann allerdings nicht gefasst: Er hatte im gleichen Jahr Geburtstag wie mein Vater – o mein Gott! Klar, Hanno hatte sich äußerlich top gehalten. Aber so alt wie mein Daddy??!!! Plötzlich zweifelte ich an allem, was er mir bislang erzählt hatte. Und das mit Recht.

Denn neben dem Personalausweis lag ein Ausweis der Deutschen Bahn – allerdings keine Bahn Card. Was ich da in der Hand hielt, war ein Angestelltenausweis! Langsam dämmerte es mir. Klar, deswegen musste Hanno so viel herumreisen: Er war Bahnangestellter. Mich hätte sein Beruf überhaupt nicht gestört – ich war auch schon mal

unsterblich in einen Automechaniker verliebt. Aber ich hasse es, an-
gelogen zu werden.

Ich hinterließ Hanno einen Brief, der ein Minimum an Unfreundlich-
keit enthielt, und fuhr nach Hause. Er hat sich nie wieder bei mir ge-
meldet, es war ihm wohl zu peinlich. Hätte er nur ein Mal versucht, mir
zu erklären, was ihn da bei seiner Lügerei geritten hatte, hätte er eine
zweite Chance bekommen. So aber hatte er verkackt – endgültig.

Also, Jungs, greift nicht zu tief in Münchhausens Kiste. Wenn euch der Gesprächsstoff ausgeht, haltet lieber den Mund und hört zu. Das lieben wir Frauen. Zuhören zu können ist etwas ganz Besonderes. Wenn du Frauen das Gefühl gibst, dass sie dich zum Nachdenken bringen oder dir gar neue Sichtweisen eröffnen, liegst du ganz weit vorne. Wir Frauen finden es super, wenn wir dieses Gefühl vermitteln können. Und wisst ihr, was wir noch toll finden? Wenn wir an einem Abend viel gesprochen haben. Frauen tun das gerne mal, und schon allein aus diesem Grund werden wir diesen Abend in besonders guter Erinnerung behalten …

Wozu Männer leider auch oft tendieren, ist der Versuch, die Frau übertrumpfen zu wollen:

SIE erzählt stolz wie Bolle von der Maledivenreise, auf die sie seit zwei Jahren spart – ER kontert protzig, dass er da schon zigmal gewesen sei und ihn das mittlerweile langweile. SIE schwärmt von dem Segelkurs, den sie bald machen will – ER sagt, er sei auf Schiffsplanken quasi gezeugt und geboren worden, habe außerdem die Prüfungsunterlagen für den Schein konzipiert – be-

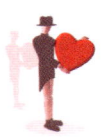

vor er seine dritte Firma in Hongkong kaufte, die er erst kürzlich für das Zehnfache wieder versilbert habe.

Vorsicht, solche vermeintlich kosmopolitischen Mr-Know-It-All-Auftritte können ganz schnell in die Hose gehen. »Baby, ich erklär' dir mal, wie die Welt funktioniert« – Jungs, das wissen wir selbst, auch wenn wir's nicht nonstop raushängen lassen! Außerdem ist ein Date kein Wettkampf. Es geht nicht darum, zu zeigen, wer von beiden besser ist, klüger ist, mehr gesehen oder Tolleres erlebt hat. Achtung: Wenn wir Frauen spitzkriegen, dass uns da einer auf das Niveau eines naiv-doofen Silikon-Dummchens runterkloppen will, können wir verdammt zickig werden.

Alles klar so weit? Wenn du jetzt noch folgende zehn Grundregeln guten Benehmens beherzigst, läuft der erste Teil des Dates bestimmt wie geschmiert.

Die zehn wichtigsten Benimmregeln

1. Bei aller Emanzipation: Es gibt einige zeitlose Knigge-Klassiker, die auf jeden Fall gut ankommen und die du daher auch tunlichst beachtest: einer Frau aus dem Mantel und wieder hineinhelfen; ihr den Stuhl zurechtrücken, wenn sie sich setzt; sowie ihr die Tür aufhalten – und zwar so lange, dass sie ihr nicht von hinten mit Karacho ins Kreuz knallt. Wenn ihr eine Treppe hinuntergeht, gehst du voran. Geht ihr hinauf, bleibst du hinter der Frau – und zwar natürlich nicht, um in aller Ruhe ihren Po beglotzen zu können, sondern um sie aufzufangen, falls sie fällt!

2. Du machst aus dem Probieren des Weins keine minutenlange, wissenschaftlich fundierte Schwenk-Schnupper-Schlürf-Orgie. Und du ziehst dabei auch kein angestrengtes Gesicht wie ein Huhn, das gerade ein Ei

hinten rausdrückt. Solche überkandidelten Mann-von-Welt-Auftritte sind peinlich und nerven so ziemlich jeden, der dabeisitzt und sich das ansehen muss. Gläser haben übrigens einen Stiel, um sie daran anzufassen – der Freundeskreis »Fettfinger-Faszination auf Glas« ist kleiner, als du vielleicht denkst. Und: Bitte bei Wein nicht kerzengerade anstoßen. Die Gläser werden leicht schräg gehalten, das erhöht den Klang.

3. Alkohol in Maßen ist etwas großartig Auflockerndes, ein Schwips manchmal sogar niedlich. Aber du verwandelst das Essen unter keinen Umständen in ein Komasaufen. Schon mal einen lallenden Typen mit fieser Alk-Fahne und Erektionsschwäche gesehen, dem Frau trotzdem strahlend das Prädikat »Traumprinz« verpasst? Wohl kaum!

4. Selbst wenn ein halbes Spinatblatt an ihrem Schneidezahn hängt oder ihr Lippenstift bis zum Ohrläppchen reicht: Du hängst das nicht laut feixend an die große Glocke, sondern machst sie dezent mit einer kleinen Handbewegung und einem netten Lächeln darauf aufmerksam.

5. Du benutzt Messer und Gabel nicht wie Zubehörteile deines neuen Werkzeugkoffers und hältst die Serviette für keine sinnlose Erfindung eines schwulen französischen Modegockels. Und du merkst dir bitte, dass der Kellner erst dann kommt, um die Bestellung aufzunehmen, wenn die Speisekarte geschlossen vor euch liegt. Ausnahme: Du hast deine Eroberung fälschlicherweise in ein Bitte-einmal-die-113-Lokal ausgeführt.

6. Das Handy ist tabu. Du führst während des Dates kein Telefonat, auch nicht mit Mutti, die fragt, wann du endlich die neue Ladung Schmutzwäsche vorbeibringst. Du schreibst natürlich auch keine SMS – schon gar nicht mit dem blonden Plan B, den du unverschämterweise parallel noch am Start hast. Auch tust du bitte nicht so, als erwartest du

noch wichtige geschäftliche Anrufe. Keine Frau wird dich dadurch für einen einflussreichen, hart arbeitenden beruflichen Durchstarter halten.

7. Du sorgst dafür, dass deine Witze an diesem Abend oberhalb der Gürtellinie bleiben. Humor ist wundervoll und wichtig, aber es gibt eindeutig bessere Zeitpunkte für Blasenschwäche-Brüller und Analverkehr-Kalauer. Selbst wenn sie es ist, die mit Fick-Witzen anfängt (was ich selbst sehr gerne mache), ist dein Stammtischhumor sicherlich ein anderer. Da bleibst du lieber bei einem einzigen Witz. Dieser hier funktioniert nach meiner Erfahrung meistens ziemlich gut:

Ein Mann sitzt beim Abendessen zu Hause am Tisch. Seine Frau kommt zu ihm und zieht ihm eine kleine Bratpfanne über den Kopf. Mit brummendem Schädel fragt er: »Was soll das denn?« – »Ich habe gerade einen Zettel in deiner Manteltasche gefunden, mit einer Nummer und dem Namen Zora.« – »Aber Schatz, du weißt doch, dass ich letzte Woche beim Pferderennen war. Zora ist ein Pferd, auf das ich gewettet habe, daneben steht die Meldenummer.« Die Frau entschuldigt sich und hat ein schlechtes Gewissen. Eine Woche später sitzt der Mann wieder beim Abendessen. Diesmal haut ihm seine Frau die größte Bratpfanne, die sie finden konnte, auf die Rübe. Verbeult und verdattert schaut er zu ihr hoch. »Was ist denn jetzt wieder los?« Darauf sie: »Dein Pferd hat angerufen!«

8. Du popelst nicht in der Nase und hältst dir beim Niesen oder Husten wenigstens die Hand, besser noch ein Taschentuch vor den Mund. Solange du am Tisch sitzt, verlässt nichts deinen Körper – nichts, hörst du! Und wenn es dir passieren sollte, dass du einen fahren lässt, mach bitte nicht noch einen auf irrsinnig witzig wie etwa mein verstorbener Onkel Walter: Dreh dich nicht um und frag, ob jemand verletzt ist!

9. Hand aus der Hose – mit der nächsten Partie Taschenbillard wartest du unter allen Umständen, bis du wieder allein bist.

10. Du machst den Kellner nicht zur Sau, um deine Traumfrau als Supermacho zu beeindrucken. Und du gibst dem Mann ein ordentliches Trinkgeld zwischen 10 und 15 Prozent. Ebenso wie übertriebener Protz turnt auch Geiz ab – und genau das willst du jetzt vermeiden …

Es nähert sich die zweite Phase des Abends. Wie geht's nach dem Essen weiter? Nun, es gibt zwei Möglichkeiten:

Möglichkeit 1: Das Date endet, weil es deine Traumfrau langsam angehen möchte. Dann bringst du sie als Gentleman im Taxi nach Hause, selbst wenn die Fahrt nach Hinterhugelharting und zurück noch mal ein 50-Euro-Loch in deine Geldbörse reißen sollte. Du bedankst dich für den wunderbaren Abend, sagst ihr, dass du sie gerne wiedersehen würdest, und gibst ihr, wenn sie es zulässt, einen kleinen Kuss. Was du später allein im Bett in deinem Kopfkino mit ihr machst, bleibt dann dir überlassen …

Möglichkeit 2: Deine Traumfrau hat nach dem Abendessen Lust auf eine zweite Halbzeit – und die findet am besten bei dir zu Hause statt. Nicht vergessen, du hast noch immer Heimspiel …

Noch Lust auf einen Kaffee?

Zu einem erfolgreichen Heimspiel gehört natürlich, dass du dein Stadion vorher halbwegs auf Vordermann gebracht hast. Das heißt im Klartext: Keine angehäufte Leergutsammlung im Wert der Abwrackprämie im Flur, kein in der Küche gestapeltes Schmutzgeschirr und in den Sofaritzen keine Frühstückskrümel-sammlung, die getrost die nächste Berlinblockade überbrücken würde. Denn gerade die Kuschel-Area im Wohnzimmer könnte für die nächsten Stunden »The place to be« sein …

Magic Mucke, die uns Frauen in Stimmung bringt

Manchmal sind die ersten Momente in einer fremden Wohnung für Frauen nicht ganz ohne. Sie sind unsicher und ein bisschen nervös – ein Gefühl, das du ihnen aber nehmen kannst. Biete ihnen etwas zu trinken an, sorge für angenehmes Licht, zünde ein paar Kerzen an. Ganz wichtig, um die Situation zu entspannen, ist natürlich auch die richtige Musik. Die wirkt wahre Wunder!

Meine persönlichen Top Twenty für Verführer

1. *Pavarotti and Friends*
2. The Divas
3. Robbie Williams
4. Prince
5. Chris Rea
6. George Michael

7.	Duffy		**14.**	ATB
8.	*Café del Mar*		**15.**	Tori Amos
9.	*Buddha Bar*		**16.**	Leftfield
10.	*Kuschelrock* (alle Ausgaben!)		**17.**	Frank Sinatra
11.	Joshua Kadison		**18.**	Adeva
12.	Sasha		**19.**	Joe Cocker
13.	2raumwohnung		**20.**	Carla Bruni

Jetzt werdet ihr euch sicher darüber wundern, was für olle Kamellen ich hier aufgeschrieben habe – die kennen wir doch alle schon. Genau: Man kennt sie. Denn dein Ziel muss es sein, Vertrautheit in einer fremden Umgebung zu erzeugen. Wenn du ausgerechnet diese Situation dazu nutzt, um deinen ganz speziellen Musikgeschmack unter Beweis zu stellen, wirkt das auf sie eher befremdlich. Verschreck sie also nicht gleich mit Gothic-Grollen, sondern umschmeichle sie mit vertrauten Melodien. Das bringt sie in Stimmung für weitere Großtaten. Im Idealfall projiziert sie Robbie Williams' Sex-Appeal auf dich …

Bring sie zum Lachen – mit dir, nicht über dich!

Neben dem passenden Sound ist auch gemeinsame Fröhlichkeit etwas wunderbar Entkrampfendes. Das baut Distanz ab und macht locker. Leider gibt's dabei ein Problem: Nicht jeder Mann ist der geborene Entertainer, der seine Humorsalven treffsicher aus der Hüfte schießt – und die Autoren von Harald Schmidt sind

kaum mal eben hopplahopp zu buchen, um dir das Skript für eine perfekte Gag-Performance zu liefern! Mal ehrlich, ich hab schon Typen erlebt, die mit derart militanter Zwangsbespaßung versucht haben, mir ein Lächeln ins Gesicht zu kalauern, dass ich wie eine Schildkröte auf der heißen Herdplatte aufgesprungen und geflüchtet bin.

Es gab einmal einen Typen (ich weiß nicht mal mehr, wie er hieß), der hat während des Abendessens mit mir immer wieder in seiner Hosentasche herumgekramt. Mitten im Gespräch kam er dann ständig mit pseudointellektuellen Sprüchen rüber, gefolgt von schlechten Witzen. ECHT schlechten Witzen. Diese wirklich abartige Mischung hörte sich dann ungefähr so an …

ER: »Freud bekräftigt die Religionskritik der Philosophen durch Einsichten, die er als naturwissenschaftlich geprägter Mediziner bei der Entwicklung der klinischen Psychoanalyse gewonnen hat. Dabei drängte sich ihm die Auffassung auf, dass die Religion einer Kindheitsneurose vergleichbar sei. Wie stehst du dazu?«
ICH: »Bitte … was …??«
ER (nahtlos): »Sitzen zwei Hundehaufen auf der Mauer und rauchen einen Joint. Da kommt ein Dünnschiss vorbei und fragt: ›Darf ich auch mal ziehen?‹ Sagt der eine Hundehaufen: ›Nee, das ist nur was für Harte.‹«

So ging das den ganzen Abend lang. Eine echte Tortur. Sollte ich hämisch lachen oder weinen? Ihn sitzenlassen? Ihn töten?

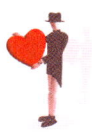

Als ich die zwei Stunden voller Wichtigtuerei und schlechtem Humor endlich hinter mich gebracht hatte, bezahlte ich die Hälfte der Rechnung (!), und wir standen auf. Dabei fielen Mr Entertainment plötzlich jede Menge kleine Zettelchen aus der Hosentasche. Natürlich war ich schneller unten als er – wozu sollen diese ganzen Yoga-Stunden sonst gut sein – und erkannte gleich, wozu der Papierkram gut war: Der Typ hatte sich wirklich jedes Thema, jeden Spruch und jeden Witz penibel aufgeschrieben – einfach alles, was er an diesem Abend anbringen wollte. Politisches, Philosophisches und Humorvolles, in einer streng festgelegten und, wie er meinte, ausgewogenen Reihenfolge. Das war so abgefahren, dass ich in diesem Moment wirklich lachen musste. Über ihn!

Das Ziel ist, GEMEINSAM zu lachen. Wenn die Frau ÜBER DICH lacht, egal, ob über deine albernen Spruchzettel oder die verspoilerte Schrankanbauwand aus Nussbaumimitat, die du nicht mehr rechtzeitig bei eBay verticken konntest, hast du verloren. Dann nimmt sie dich nämlich nicht ernst. Achtung: Das bedeutet nicht, dass Männer nicht über sich selbst lachen dürfen, wenn sie was verbockt oder danebengegriffen haben. Wichtig ist, dass ihr dann aber gemeinsam lacht – und nicht nur sie über dich.

Also, bevor ihr bei uns Langeweile oder massives Fremdschämen auslöst, holt euch Unterstützung! Was ihr zu Hause dazu braucht? Eine schön große Glotze und eine gut sortierte DVD-Sammlung.

Es gibt so etwas wie eine Grundausstattung von Filmen, die ein Mann im Regal stehen haben sollte. *Stirb langsam 1* bis *3* gehört

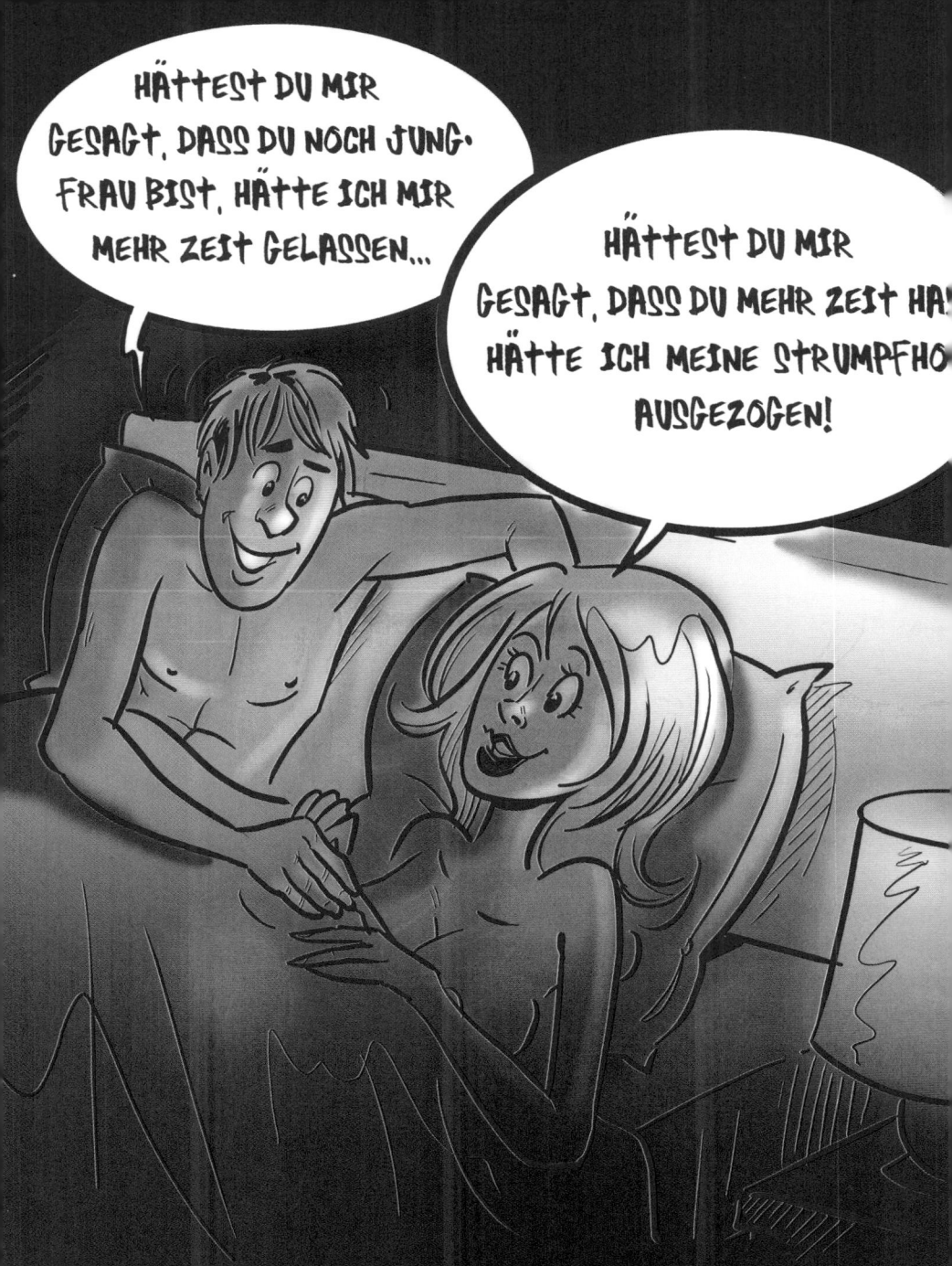

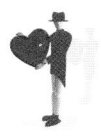

dazu, *Der Pate, Good Fellas, 300* oder auch *Kill Bill.* Doch um mit einer Frau gemeinsam lachen zu können, sind die alle ungeeignet – oder aber du hast dir eine Kandidatin angelacht, über die du lieber noch einmal intensiv nachdenken solltest. Wer sich vor Lachen in die Hose pinkelt, wenn bei einer Samuraischwert schwingenden Uma Thurman Männer reihenweise den Kopf verlieren, bei dem ist in der Kindheit definitiv was falsch gelaufen. Etwas, das auch du nicht mehr korrigieren kannst ...

Unpassend für den ersten Abend sind übrigens auch deine Pornofilme und blutrünstige Psycho-Schocker. Die funktionieren nicht, da verkrampfen wir Frauen – und das ist extrem kontraproduktiv. Sich zusammengekauert in die Sofakissen zu krallen und dabei vielleicht noch einen frisch lackierten Fingernagel einzubüßen ist Mist, da kann der beschützende Arm des Mannes noch so stark sein.

Du greifst also erst mal ins Regal mit den lustigen Filmen, etwa zu amüsanten Liebeskomödien. Damit habt ihr beide Spaß, sowas erzeugt Verbundenheit. Beim Lachen bewegt sich der Körper, es entstehen Berührungen mit dem anderen, zufällige oder ganz bewusst herbeigeführte – ein Streifen ihres Unterarms, ein kurzes Anlehnen an ihre Schulter, was auch immer. Wichtig ist, dass immer der Mann den ersten Schritt macht, da denke ich total altmodisch (Alice Schwarzer möge mir verzeihen). Emanzipation hin oder her, wir Frauen wollen erobert werden. Das ist eine klassische Rolle, in die jeder Kerl einfach schlüpfen können muss.

Film und erste Berührungen zeigen Wirkung; die Situation wird vertrauter und entspannter. Wenn du nicht vollkommen dilettiert hast, knistert und prickelt es bald schon ein bisschen – und du kannst dezent antesten, was an diesem Abend noch möglich ist ...

Meine Top Twenty an filmischen Geschmeidigmachern für den ersten Abend

Zum Teil sind auch das hier wieder Klassiker allererster Güte. Diese haben den großen Vorteil, dass du dich mit deiner Flamme auch zwischendurch immer wieder mal unterhalten kannst, ohne dass ihr gleich einen kompletten Filmriss habt.

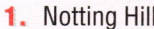

1. Notting Hill
2. Tatsächlich Liebe
3. My Sassy Girl – unverschämt liebenswert
4. Meine Frau, ihre Schwiegereltern und ich
5. Shoppen
6. Verrückt nach Mary
7. Was das Herz begehrt
8. Alles auf Zucker
9. Vicky Christina Barcelona
10. Keinohrhasen
11. French Kiss
12. Harry & Sally
13. Schlaflos in Seattle
14. E-Mail für dich
15. Bridget Jones
16. Vier Hochzeiten und ein Todesfall
17. 50 erste Dates
18. Love Vegas
19. Fleisch ist mein Gemüse
20. Hangover

Reden ist Silber – aber ist One-Night-Poppen Gold?

Sie lässt mehr und mehr zufällige und auch längere Berührungen zu, erwidert sie gar? Großartig! Lässt sie sich in den Arm nehmen? Na also! Vielleicht sogar küssen? Wunderbar! Jetzt heißt's, bloß nicht zu überdrehen: Ihre Mundhöhle ist keine Waschmaschinentrommel, in der du deine Zunge den Schleudergang abspulen lässt. Auch die tiefschürfende Mandelpolitur und das Halsvollsabbern sind tabu. Du startest nichts, was dich als ausgehungerten Knutsch-Primaten daherkommen lässt. Glaub mir, fühlen wir Frauen uns derart von notgeilen Typen bedrängt, geben wir schnurstracks Fersengeld!

Frauen wünschen sich gerade am Anfang Einfühlungsvermögen, Zärtlichkeit, Sanftheit. Leg ihr die Hand auf Hinterkopf oder Nacken, wenn du sie küsst. Das ist eine tolle und vielversprechende Geste, die signalisiert: *Der beschützt mich!* Oder – kein Scherz! – du küsst sie auf die Stirn. So richtig schön Don-Corleone-mäßig – ein herrlich altmodisches Signal für *Die gehört mir!* Dieser Schuss Machismo ist hier gerne erlaubt, ja, sogar erwünscht.

Normalerweise wird Frau irgendwann im Laufe des Sofa-Clinchs die Notbremse ziehen. Das ist vollkommen in Ordnung. Du akzeptierst das, ohne enttäuscht zu sein, und verfährst wie vorhin beim Abendessen bereits beschrieben: Taxi rufen – die Frau nach Hause bringen – dem netten Taxifahrer 50 Euro in die Hand drücken – die Frau nochmals küssen – zufrieden und glücklich sein. Hey, immerhin hast du schon eine ganze Menge erreicht!

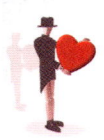

Jetzt mag es jedoch auch den Fall geben, dass Frau auf dem Sofa den Hebel für die Notbremse nicht findet, dafür aber einen ganz anderen ...; dass sie doch mehr will, mehr Berührungen, mehr Küsse, mehr nackte Haut. Vielleicht gefällt es ihr sogar, wie du deinen mittlerweile zu Einsatzgröße gepumpten Junior an ihr Becken drückst. Okay, spielen wir das mal durch:

Wer One-Night-Stands mag – bitte schön! Obwohl ich selbst noch keinen hatte, will ich solche Hauruck-Nummern nicht grundsätzlich in die Tonne treten. Denn auch wenn die *Bild*-Zeitung das mal behauptet hat: Nein, wir sind NICHT alle Papst! Und wer meint, eine Frau am ersten Abend in die Kiste kriegen zu müssen, um dann mit einer weiteren Kerbe im Colt zu protzen, der soll das tun. So was scheint ja für einige eine Art erstrebenswerte Wildwest-Romantik zu sein – die manchmal allerdings auch eine Schattenseite hat: The day after ...

Coyote Ugly

Kein Beziehungsgequatsche, keine großen Erwartungshaltungen, ja, ja, ich weiß, einige von euch brauchen das hin und wieder. Aber ist es dir nicht auch schon passiert, dass die Frau, die du nächtens ins Bett gelotst hast, eine ganz andere war als die, neben der du morgens aufgewacht bist? Aus der Tantra-Göttin, mit der man emsig sämtliche Stellungen nachturnen konnte, ist plötzlich Lieschen Müller geworden. Und die signalisiert augenberingt und mit Krächzstimme, dass sie solche Nächte künftig nur noch mit dir verbringen möchte.

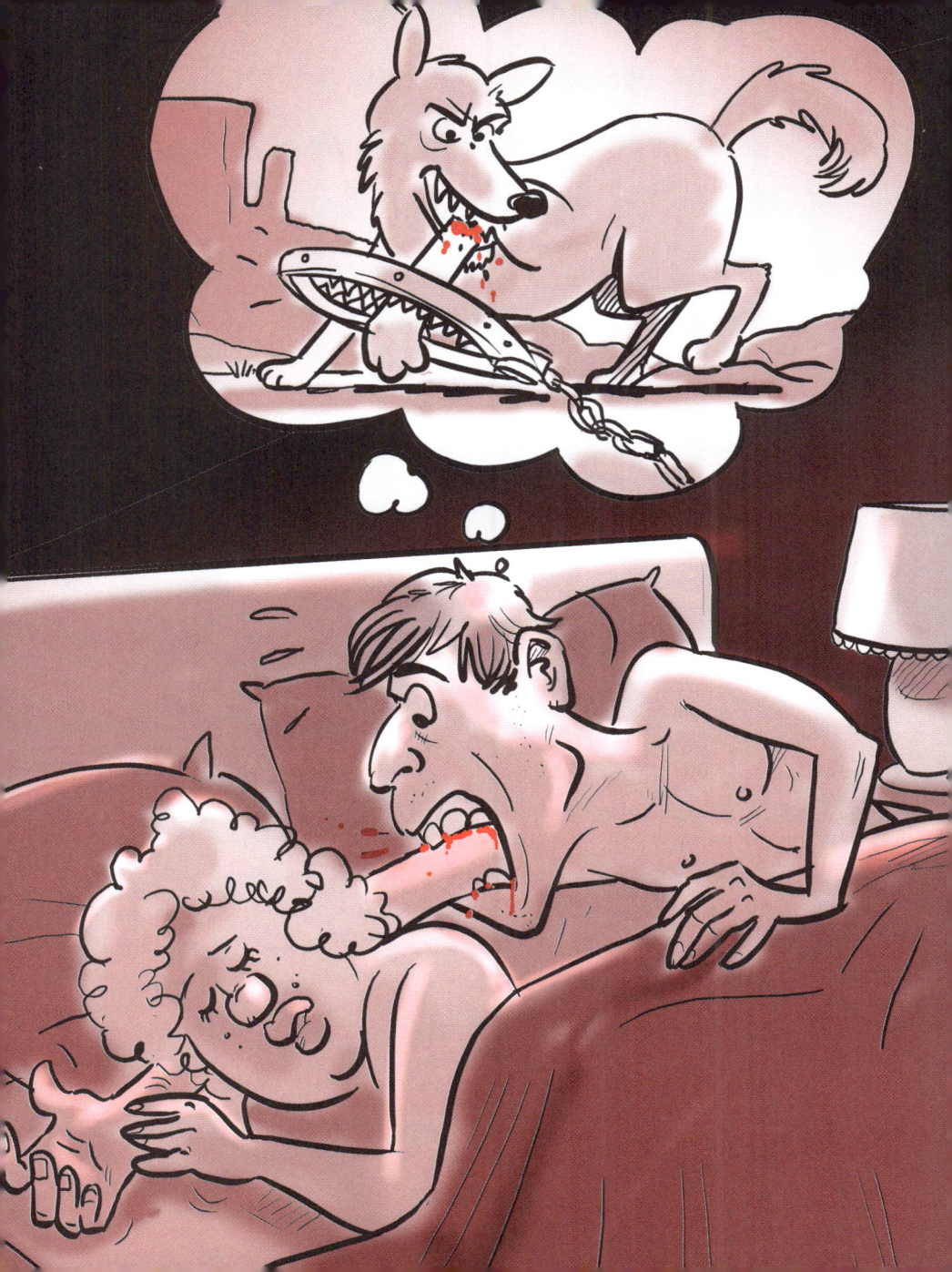

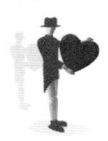

Schock! Gefolgt von Fluchtreflex. Das klassische Coyote-Ugly-Syndrom am Tag danach.* Eine verzwickte Sache ist das. Du sitzt in der Falle, so wie ein Kojote, der sich im Eisen eines Trappers verfangen hat und nur noch eine Chance sieht, wieder freizukommen: indem er sich das eigene Bein abbeißt. Und ganz genau so geht es auch dir in solchen Momenten: Du würdest dir lieber den Arm abkauen, als auf ihre Verbundenheitserklärung zu antworten: »Lieschen, auch ich könnte mir nichts Schöneres vorstellen, als mit dir zusammenzubleiben.«

Was ist jetzt zu tun? Etwas von einer Weltreise fabulieren, die dich mindestens die nächsten 80 Tage unabkömmlich macht? Bei der Polizei darum betteln, ins Zeugenschutzprogramm aufgenommen zu werden, um eine neue Identität zu bekommen? Beides suboptimal, Jungs! So schwer es fällt und sosehr ihr die Frau vielleicht auch kränkt: Sagt ihr die Wahrheit und legt anschließend einen würdevollen Abschied hin. Damit kann sie im Endeffekt besser leben als mit irgendwelchen Lügen oder Ich-ruf-dich-an-Versprechen, die niemals eingehalten werden.

Das Beste ist allerdings, ihr schlittert erst gar nicht in solche Situationen, die das Schlafzimmer nach dem Aufwachen in ein gefühltes Alcatraz verwandeln.

Jungs, bei allem Verständnis dafür, manchmal einfach Druck ablassen zu müssen, eins muss ich euch jetzt schon noch sagen: Eine Frau, die ratzfatz für euch die Beine breitmacht, passt nicht in das langfristige Beuteschema des Mannes. Mann will und muss lange jagen, nur dann fühlt er sich wirklich bestätigt. Er muss

---

* *Nein, damit meine ich nicht den Film. »Coyote Ugly« bedeutet, nach einem One-Night-Stand aufzuwachen und zu denken: »Verdammt, was hab ich mir denn da angelacht? Bloß weg hier!«*

Vier Regeln für den ONS

1. Du klärst vorher ab, wie die Frau tickt, wovon sie träumt. Sie will's einfach nur wissen …? Super, zeig's ihr! Hat sie dich jedoch nach 30 Minuten Small Talk bereits als künftigen Vater ihrer Kinder identifiziert, lass die Finger von ihr – es könnte ja sein, dass sie schon in der ersten Nacht anfängt, ihre Familienplanung umzusetzen …

2. Du gaukelst ihr keine Gefühle vor, um sie ins Bett zu kriegen. Das ist nicht fair – jeder soll von Anfang an wissen, woran er ist. Dann singt sie dir am nächsten Morgen auch keine rührselige »Aber ich lieb dich doch«-Arie. Jedenfalls mit relativer Wahrscheinlichkeit nicht …

3. Never fuck the company! Wenn sich das schnurrende Sexkätzchen und der Cunnilingus-King auf Bürofluren umschleichen, zerreißen sich Kollegen schnell das Maul. Und du kriegst nach dem einmaligen nächtlichen Ausritt keine Distanz zu ihr, spürst ihre strafenden Blicke im Rücken, findest vielleicht schmachtende Post-its auf dem Schreibtisch – so gelingt dein harter Schnitt niemals!

4. Ein One-Night-Stand findet möglichst nicht in deiner Wohnung statt – da kriegst du sie nämlich eventuell nicht schnell genug raus, jedenfalls nicht, ohne unhöflich zu werden. Wenn sie damit einverstanden ist, geht lieber zu ihr.

wissen, wofür er die Trophäe oder den Pokal bekommt. Frauen, die es ihm zu leicht machen, wird er im Endeffekt als Schlampen abstempeln – ausnahmslos. Weil sie weit entfernt sind von einem Mutterbild, das er in sich trägt – und Mütter sind und bleiben irgendwie das Ideal von Männern!

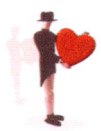

Ein One-Night-Stand wird sich so gut wie nie in eine tolle, dauerhafte Beziehung mit einer Traumfrau verwandeln – und die sucht ihr doch! Also, überlegt euch gut, wie weit ihr am ersten Abend gehen wollt. Eine Frau schnell ins Bett zu kriegen ist keine Kunst. Eine tolle Frau lange zu halten – das kann nicht jeder. Oder, um noch einmal beim Fußball zu bleiben: Der Gewinn der deutschen Meisterschaft nach 34 Spielen ist wertvoller und beeindruckender als ein 5 : 0 im Testspiel gegen einen Kreisligaverein.

Sex
her up!

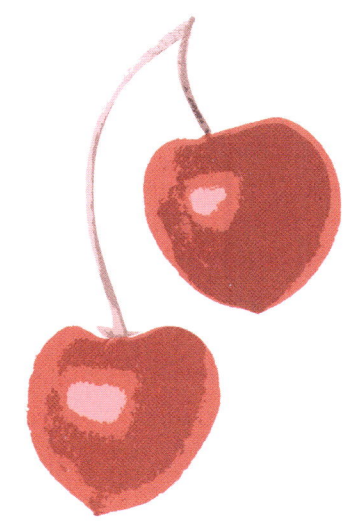

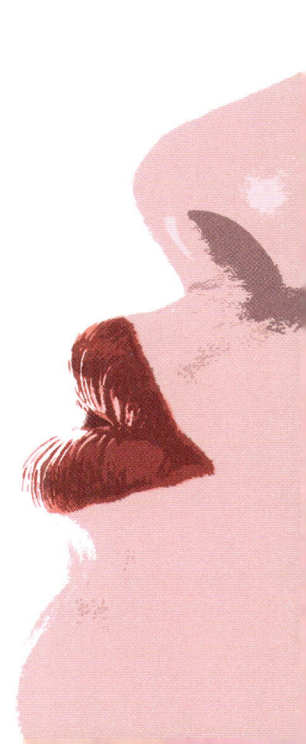

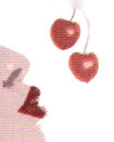

Ich möchte den Mann, mit dem ich das Kapitel rund ums Thema Sex beginne einfach mal Rudi nennen. Ziemlich hässlicher Name, was? Ist aber eh nicht sein richtiger Name.*

Rudi war Profisportler. In einer Sportart, die ziemlich populär ist und bei der es um Bälle geht – ich glaube, so viel kann ich verraten. Ich hatte ihn in der Münchner Disco P1 an einem eher langweiligen Abend kennengelernt, über einen gemeinsamen Bekannten, der aussieht wie ein italienischer Schauspieler und die besten Randgruppenwitze der Welt erzählt.

Rudi hingegen schien keineswegs Marke Randgruppe zu sein, sondern der Premium-Klasse anzugehören. Er war offenbar ein Typ der Superlative: Charmebolzen. Modellathlet. Aufwendig gepimptes Dr.-Best-Lächeln, das ihm ein befreundeter Zahnarzt in etlichen Sitzungen verpasst hatte. Rudi wusste, wie man Frauen hibbelig macht. Er konnte flirten, fehlerfrei drei Sätze am Stück sprechen und dabei unverschämt gut aussehen. Gerade das Paket, das ich zu diesem Zeitpunkt dringend brauchte. Denn irgendwie lief mein Leben damals nur so halbwegs rund. Ich war freiwilliger Single und zufrieden mit meinem

---

*   ... und nebenbei nicht der einzige in diesem Buch, den ich geändert habe. Einige meiner Ex-Lover, Freunde und Freundinnen haben mich darum gebeten, mit Outings gnädig zu sein. Seid beruhigt, ihr Lieben, ich habe mich daran gehalten. Meistens jedenfalls ...

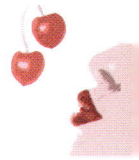

Job – aber in Sachen Sex auf dem besten Weg, mich wieder zur Jung-
frau zu transformieren. Glaubt man Frauenmagazinen oder dem, was
im Bekanntenkreis so geplaudert wird, hat eigentlich jeder ständig
aufregenden Sex – nur man selbst nicht. Totaler Bullshit, ich weiß,
aber es gibt Zeiten, da meint man wirklich, man sei die einzig ungevö-
gelte Frau auf diesem Planeten.

Manchmal versucht man dann kurzzeitig, sich in bröselige Glücks-
keksweisheiten aus dem Land des Lächelns zu retten: »Wer sich über
des andern Glück freut, dem blüht sein eigenes.« O ja, klar, bei so viel
Lebenshilfe geht's mir gleich viel besser!

Oder man wühlt hoffnungsvoll in der Kiste mit der Hausfrauenpsy-
chologie … So, so, Sex wird also überbewertet … Dazu kann ich nur
sagen: Nach einer gewissen Zeit der Unterbewertung will es Frau ein-
fach mal wieder ordentlich besorgt bekommen, peng, so einfach ist
das. Sex ist gut für Körper und Selbstbewusstsein, das ist sogar wis-
senschaftlich erwiesen. Dass nur Männer an das Eine denken, stimmt
einfach nicht – Frauen tun das auch manchmal. Und ich schlich da-
mals schon seit einiger Zeit als Granate durch die Gegend, die dar-
auf wartete, gezündet zu werden …

Jetzt sollte Rudi endlich zünden. Showtime, Herr Sprengmeister!

Nachdem wir uns ein paarmal heimlich zum Essen verabredet ha-
ben und die Presse – ätsch! – wirklich null, nada, niente davon erfah-
ren hat, habe ich Rudi klargemacht, was ich wollte – offensiv und
selbstbewusst. Ich zog mein Dekolleté tiefer, umflatterte Smartie-
Boy und erzählte ihm nach der ersten Flasche Rotwein kleine schmut-
zige Fantasien.

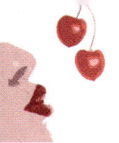

> *Doch was macht der Kerl? Ist plötzlich kühl, dann sogar arktisch. Erst als ich mich – zugegeben etwas beleidigt – zurückzog und ihm das Steuer überließ, war er mit einem Mal wieder da: der Held, der Granatenzünder in spe.*

Was Rudi da geritten hatte, ist ein typisch männliches Phänomen: Männer sind es gewohnt, den ersten Schritt zu machen – nicht zuletzt, weil genau das ja meistens von ihnen erwartet wird. Sie wollen kontrollieren und steuern. Sind Frauen zu aktiv (gerade was die Paarungsbereitschaft betrifft), geht den Herren der Schöpfung schnell die Düse und ihr Liebeskrieger auf Halbmast. Der Grund dafür ist simpel: Sexuell zu aktive Weibchen kommen als künftige Muttertiere einfach nicht in Frage; da werden genetisch weitergegebene Urängste schneller wach, als uns Frauen lieb ist.

Ich hatte bei Rudi den Fehler gemacht, diese genetische Suppe mal ein bisschen aufrühren zu wollen; ich hatte mich, wenn man so will, auf Grzimeks Terrain begeben und einen auf Berggorillaweibchen gemacht. Die fordern ihre Männchen nämlich durch Gesten wie das Schnalzen mit der Zunge auf, dass es jetzt eigentlich mal losgehen könnte mit dem Austausch von Körperflüssigkeiten. Rudi hat mein Schnalzen nicht gefallen, ganz und gar nicht. Was hätte der gute Mann gemacht, wenn ich es wie eine Schimpansendame versucht hätte – die strecken ihren Männchen gleich ihr komplettes Hinterteil ins Gesicht …

Gorilla hin, Schimpanse her, Rudi wollte jedenfalls derjenige sein, der das Tempo bestimmte. Gut, bitte schön, wenn er das in

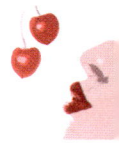

seinem Verein schon nicht durfte, wo ihm sein Trainer ständig auf die Schlappen trat, dann wenigstens bei mir. Wir landeten also bei ihm, als ER die Zeit für gekommen hielt; als ER derjenige war, der die Einladung zum Schäferstündchen aussprechen konnte; als ER seinen Schwanz für beschwingt genug befand, als Freudenspender für das arme, arme Giulchen zu fungieren.

Wir schliefen also miteinander. Danach schlief er ein. Und zwei, drei Wochen später unsere Affäre. Meine kopflose Begattungsfreudigkeit war Geschichte – und der altbekannte Frust wieder da.

Warum ich von diesem durchschnittlich aufregenden Abenteuer mit Rudi erzähle, noch dazu gleich zu Beginn des wichtigsten Kapitels in diesem Buch? Genau deshalb! Weil er – unabhängig von seinem Beruf, seinem Bankkonto und seinem Aussehen – im Bett absolut durchschnittlich war. Was er sagte und tat, wie er auf bestimmte Dinge reagierte – in wirklich jeder Hinsicht war Rudi ein absoluter Durchschnittstyp.

Rudi war verhaftet in alten Ich-Tarzan-du-Jane-Mustern.

Rudi war kussfaul.

Rudi war fantasielos.

Rudi konnte sich nicht fallen lassen.

Rudi brachte knapp 15 Zentimeter an den Start.

Rudi kannte nur zwei Geschwindigkeiten: schneller und noch schneller.

Rudi dachte wirklich, ich würde kommen, nur weil mein Körper ein bisschen zuckte.

Rudi ist überall. Es gibt Millionen von Rudis. Er steht für so viele Männer, die ich kennengelernt habe. Selten totale Versager – aber eben auch niemals Traumprinzen. Kaum ein Mann weiß, was Frauen im Bett wirklich wollen, wovon sie träumen, was sie bereit wären zu geben – wenn Mann in den entscheiden-

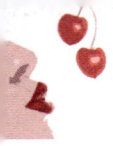

den Momenten nur einmal das Richtige tun würde. Ihr habt Fernbedienungen mit mehr Knöpfen als auf der Brücke der Enterprise souverän im Griff. Aber in der Horizontalen stoßen Captain Rudi und seine Crew in den unendlichen Weiten des weiblichen Körpers schnell an ihre Grenzen. Mit WARP-Geschwindigkeit in die Bedeutungslosigkeit.

Natürlich, es gibt eine Menge Ratgeber zu diesem Thema. Aber die sind nicht selten von Männern geschrieben – also von Betroffenen, von Verunsicherten, teils auch von Unwissenden. Da werden Verführungstipps beschrieben, die nicht mal Gummi-Uschi unterm Bett hervorlocken würden; Stellungsvorschläge, die garantiert einen Besuch in der Notfallchirurgie nach sich ziehen – von den psychologischen Deutungen, wann Frauen was und warum tun, mal ganz zu schweigen. Das alles ist oftmals so sinnvoll wie eine Herz-OP mit dem Samuraischwert. Wenig Wissen plus schlechte Ratgeber plus fehlender Mut, die eigenen Probleme offen anzusprechen: Da ist es wirklich kein Wunder, dass so viele von euch im Bett munter weiterdilettieren und selbst noch mit Mitte dreißig kübelweise Unsinn von sich geben:

»Ich kriege einen gefährlichen Samenstau, wenn ich lange nicht abspritze!« Vollkommen ernst gemeint.

»Ihr Frauen wollt doch eigentlich gar keinen Orgasmus haben, für euch ist der überhaupt nicht wichtig!« Auch schon oft genug gehört.

»Je größer der Schwanz, desto geiler ist der Sex für die Frau!« Mittlerweile ein Klassiker – was seinen Wahrheitsgehalt nicht erhöht.

Die Aufzählung solcher Aussagen – übrigens das Ergebnis einer kleinen Umfrage unter meinen Freundinnen – könnte ich locker um ein Vielfaches aufstocken. Männer hauen in Zeiten des

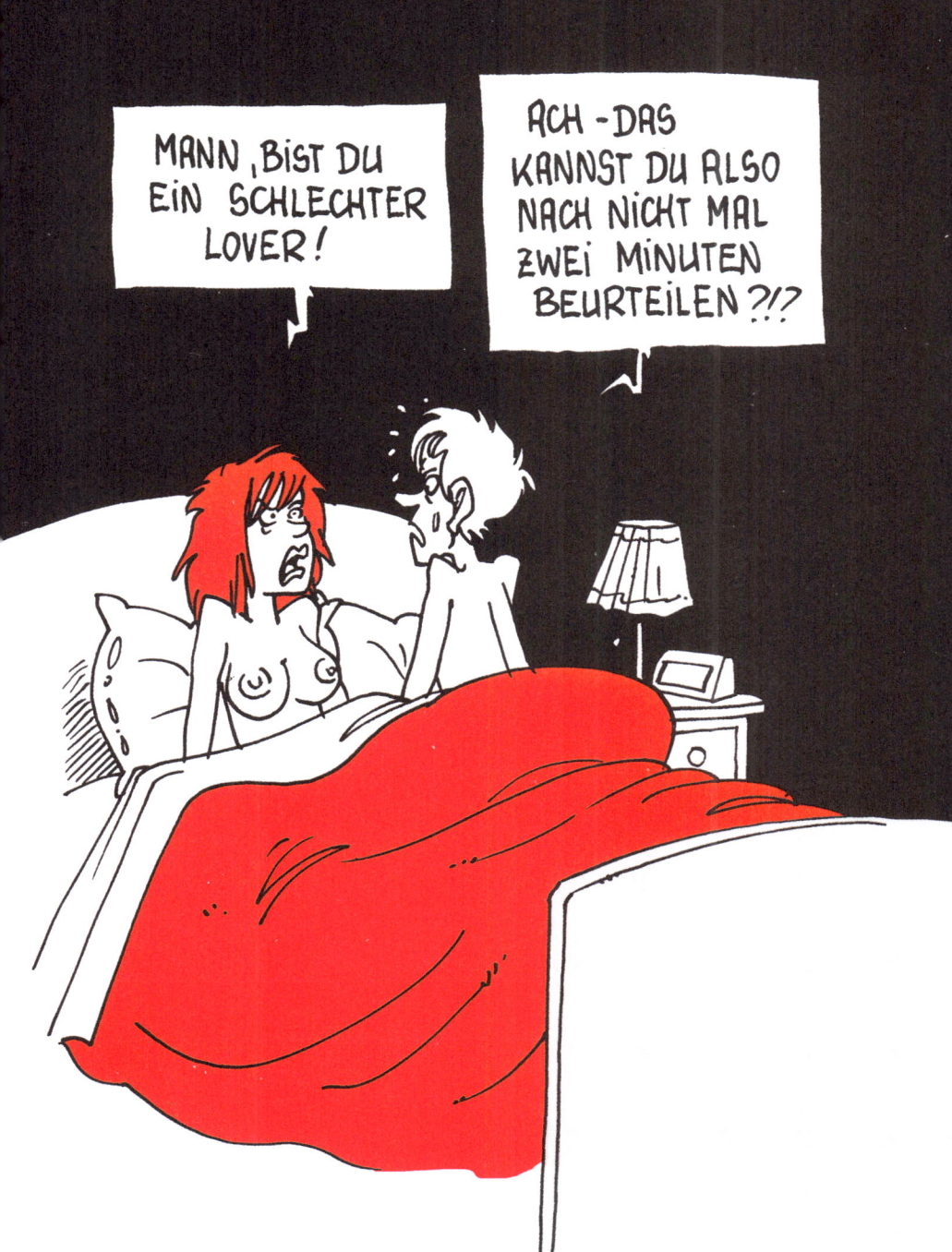

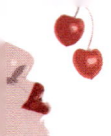

geistigen Stromausfalls wirklich einen Hammer nach dem anderen raus, und das scheinbar vollkommen unabhängig vom jeweiligen Bildungs-Background. Die obigen »Weisheiten« stammen zum Beispiel je von einem Studenten, einem Rechtsanwalt und einem Verkäufer – wer davon was gesagt hat, kann man höchstens erraten. Jungs, habt ihr denn wirklich nichts dazugelernt seit der Zeit, als ihr von Dr. Sommer wissen wolltet, ob Onanieren Rückenmarkschwund verursacht? Fast scheint es so. Auch die Selbstzweifel sind noch immer dieselben, wenn ihr eine neue Frau kennenlernt. *Bin ich gut genug im Bett? Konnte ihr Exfreund häufiger? War er ausdauernder? Technisch versierter?* Da gibt es so viele Dinge, die euch Männer beschäftigen, die ihr aber niemals vor Frauen (und ganz selten vor Kumpels) aussprechen würdet. Die Alternative? Großkotziges Auftreten, das die eigene Unsicherheit übertüncht; oder Verdrängung, unsicher weggelächelt in bester Klinsmannmanier.

Dementsprechend fällt dann auch oft der Sex mit euch aus – ihr ..., ihr ... Rudis! Dabei ist guter Sex viel mehr als das gute alte Rein-und-Raus-Spiel. Er besteht aus Hunderten von Spielarten, aus Psychologie und Technik, aus Tricks und Geheimnissen und aus Fallen, die man möglichst elegant umschiffen muss.

Aber wisst ihr, was gut ist und euch Männer – und damit auch uns Frauen – rettet? Man kann alles lernen. Englisch; Fahrradfahren; Vögeln. Darum wird es auf den folgenden Seiten gehen.

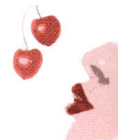

Das weibliche Wonderland –
und wie du dich darin zurechtfindest

Vorspiel? Ist doch was für Foliengriller, Schattenparker & Konsorten. Zärtliches Streicheln und langes Küssen? Braucht doch kein Mensch, diesen Schnulli-Style. Druff uff die Muddi – und ab geht die Luzie!

Wenn ich die Herren beim zustimmenden Nicken mal kurz unterbrechen darf: Sosehr euch diese aus der Hüfte geschossenen Speedy-Gonzales-Nummern auch anfixen (und so geil Quickies manchmal sein können), sie machen uns Frauen nicht glücklich. Jedenfalls nicht immer. Sex besteht nicht ausschließlich aus Kleider-vom-Leib-Reißen und Schwanz-reinstecken. Nein, Frauen wollen erobert, verführt und in Stimmung gebracht werden. Und zwar immer wieder aufs Neue und immer wieder anders.

Dass das nicht allein durch Andocken von Piephahn an Pussy zu bewerkstelligen ist, scheint in vielen Männerköpfen noch immer nicht angekommen zu sein – leider! Also noch mal an alle Klitoris-Junkies da draußen: Unsere Astralkörper haben jede Menge sexuelle Hotspots, nicht nur den einen zwischen unseren Beinen! Zu diesen erogenen Zonen gehören zum Beispiel die Lippen, Hals und Ohrläppchen, unsere Brüste, die Achseln, der Bauchnabel, der Po, die Innenseiten der Schenkel und bei manchen Frauen sogar die Füße.

So weit zur Theorie des weiblichen Wonderlands, in dem es natürlich weder eine vorgeschriebene Tour gibt noch fahrplanmäßige Haltestellen. In der (gestreichelten, geleckten, geknete-

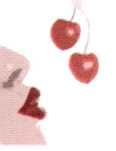

ten) Praxis empfindet jede Frau verschieden, hat ihre speziellen Regionen, die sie erforscht haben möchte. Trotzdem schadet es nicht, wenn du dich in den folgenden, höchst sensiblen Ecken ein bisschen besser auskennst …

Lippen

Küssen ist göttlich. Küssen ist DER Schlüssel, um Frauen in die Kiste zu kriegen. Ist so, war so, wird immer so bleiben. Moment, eine kleine Einschränkung muss ich machen: Das gilt natürlich nur dann, wenn du nicht aus dem Mund müffelst wie eine Kuh aus dem Allerwertesten, deine Lippen labellogepflegt sind und du ein Mindestmaß an Knutschtechnik zu bieten hast.

Küssen – eigentlich klingt es so einfach: Man schürzt die Lippen, berührt den Mund des anderen, öffnet die Lippen und befördert die Zunge rein. So weit, so gut. Wenn ich allerdings darüber nachdenke, was da schon an und in meinem Mund abgegangen ist, scheint die Sache doch nicht ganz so simpel zu sein: Brettlharte Zungen, die wie eine Stanze im Stahlwerk meine Mundschleimhäute abtackerten; gnadenlose Tiefenbohrer, die nur eins erzeugten, nämlich Würgereiz; schleimig-genoppte Waschlappen, die mir einmal vom Kinn zu den Augenbrauen schlabberten. O Jungs, ich weiß ja, dass Küssen bei den meisten von euch nicht zum Portfolio der Kernkompetenzen gehört. Aber ein bisschen mehr solltet ihr dann doch draufhaben.

Küssen gehört zu den Soft Skills, ist etwas Zärtliches, Leidenschaftliches. Und genauso musst du dabei auch vorgehen: Du berührst ihre Lippen sanft mit deinen und öffnest leicht deinen Mund. Deine Zunge streicht über ihre Lippen, ihre Zähne, ihr

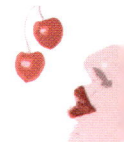

Zahnfleisch. Du knabberst an ihrer Unterlippe und leckst herausfordernd darüber. Vielleicht nimmst du währenddessen ihr Gesicht in beide Hände, fährst mit den Fingern sanft ihre Züge ab; die Wangen, die Schläfen. Eure Zungen berühren sich, tasten sich ab, spielen miteinander – erst langsam, dann fordernder. Es geht darum, ihre Lust zu wecken, langsam ihren Verstand auszuschalten, sich Schritt für Schritt auf Wolke sieben hochzuschaukeln …

Zu besonderen Anlässen kannst du die Zungenspiele auch mal mit Geschmacksverstärkern probieren: Du nimmst einen Schluck Champagner in den Mund und lässt ihr beim Küssen etwas davon in den Mund laufen: s(chl)uckzessives Anhotten, bei dem Kleckern übrigens nichts macht, im Gegenteil – das ist ein wunderbarer Grund, ihren Körper mit der Zunge weiter zu erkunden …

Hals

Von ihren Lippen arbeitest du dich jetzt am Hals entlang. Hier kannst du die zarte Haut kurz zwischen den Zähnen ansaugen – aber wirklich nur kurz! Knutschflecken waren in der Pubertät ein super Statussymbol, heute sind sie einfach nur albern. Wie wär's dann anschließend mit den Ohrläppchen? Auch die gehören bei vielen Frauen zu den erogenen Zonen. Knabbere sie vorsichtig an, und wenn du merkst, dass es ihr gefällt, kannst du auch ein kleines bisschen fester zubeißen. Allerdings solltest du in dieser Region dein Stöhnen im Griff haben – wenn du ihr nämlich wie eine historische Dampflok in die Ohrmuschel röchelst, wird sie vermutlich die Notbremse ziehen.

Für mich ist es übrigens am schönsten, wenn mich der Mann am Nacken berührt; die kleinen Härchen dort feuchtleckt und

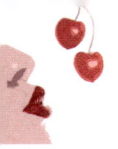

dann sanft pustet. Dieses kühle, prickelnde Gefühl – einfach wundervoll, da komme ich richtig in Fahrt.

Brustwarzen und Achselhöhlen

Fast alle Frauen lieben es, wenn du dich mit ihren Brüsten beschäftigst – sie streichelst oder knetest; die Brustwarzen leckst, bis sie sich erwartungsfroh aufrichten.

Aber wisst ihr, was ich am geilsten finde? Wenn ein Mann erst seine Finger um meine Boobs kreisen lässt, bevor er sich die Brustwarzen dann einzeln vornimmt. Was auf diese Weise nämlich geschieht, ist ein bisschen wie die Wellen, die sich ausbreiten, wenn man einen Stein ins Wasser wirft: Um alle Geschlechtsorgane liegen kreisförmige Erregungszonen, die ringförmig ausstrahlen, sobald sie stimuliert werden – das gilt auch für die Brüste.

Die Technik dazu ist ganz einfach: Du beginnst am Übergang von Brust und Brustkorb und gleitest spiralförmig nach innen, immer langsam und ohne zu viel Druck. Wenn du die Brustwarze erreicht hast, umkreise sie – und fang dann wieder von vorne an. Beim zweiten oder dritten Durchlauf kannst du die Nippel dann zärtlich saugen oder lecken, vielleicht (vorsichtig!) zwischen Daumen und Zeigefinger drehen. Wenn du es richtig machst, steigert sich die Geilheit der Frau schnell, was du daran merkst, dass ihr Körper zu zittern beginnt. Einige Frauen kommen auf diese Art sogar zum Orgasmus.

Die Brüste sind übrigens auch Ausgangspunkt für lohnende Ausflüge: etwa entlang der Arme, dann weiter zu den Händen und Fingern. Auch dort kannst du überall lecken, knabbern und saugen. Oder du machst schon vorher halt: in den Achselhöhlen –

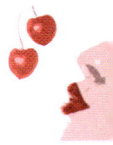

denn hier machen sanfte Berührungen viele Frauen richtig heiß! Aber Vorsicht, nicht kitzeln ...

Sowohl die Achseln als auch die Brüste eignen sich natürlich auch für etwas härtere Gangarten. Frag deine Frau doch mal, ob sie Lust hat, es italienisch zu machen: Bei dieser Stellung darfst du dein Gerät in ihrer Achselhöhle reiben und – falls sie darauf steht – die komplette Ladung auf den Oberkörper spritzen. Du kannst ihr natürlich auch mit deinem Schwanz über die Brüste streichen. Oder ihn dazwischenstecken. So ein Tittenfick, bei dem die Frau ihre Brüste über deinem besten Stück zusammendrückt, funktioniert allerdings nur bei größerer Oberweite wirklich gut. ☺

Bauchnabel

Küsse und Berührungen rund um die Körpermitte machen viele Frauen wild und willig. Andererseits sitzen hier manchmal auch kleine Speckröllchen, bei denen wir uns nicht ganz wohl fühlen, wenn ihr sie berührt. Also bitte Vorsicht: Das ist ein delikates Terrain.

Gib dich hin, sei zärtlich. Zeichne mit der Zungenspitze eine imaginäre Acht über ihren Bauchnabel. Wem die Anleihen aus *9 ¹/₂ Wochen* nicht zu platt sind, kann ihn auch mit einem Eiswürfel umstreichen, Zentimeter für Zentimeter, mmmh ... – bis sich die Bauchmuskeln anspannen und lustvoll zu vibrieren beginnen. Es müssen übrigens nicht unbedingt Eiswürfel sein. Kleine Dinge aus dem Haushalt – ein kalter Löffel, ein Kettchen oder eine Feder (auf die ich gleich noch genauer zu sprechen komme) eignen sich ebenfalls sehr gut.

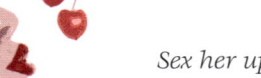

Es ist wie immer die Kreativität, die zählt; die Sensibilität und die Fähigkeit, sich fallenzulassen. Erogene Zonen sind keine Lustschalter, die man einfach anknipsen kann. Wobei ich zugeben muss, dass es bei mir schon eine Region gibt, wo das nicht allzu schwer ist.

Der Venushügel

Dieses kleine Fettpölsterchen über dem Schambein ist ein empfindlicher Punkt. Mir selbst wurde das allerdings erst bei einem Londonbesuch vor ein paar Jahren klar.

Kevin und ich hatten uns in München kennengelernt, beim Einkaufen im Supermarkt. Er war Engländer, lebte in London und arbeitete als Geschäftsführer zweier Lokale im Szeneviertel Camden. Wir liefen uns zwischen Tomaten und Basilikum über den Weg, und es funkte sofort.

Nun, wie das leider oft so ist mit Fernbeziehungen: Es ging nicht allzu lange gut. Aber unsere gemeinsame Zeit war unheimlich intensiv. Und es war Kevin, dem ich die Entdeckung meines Venushügels als absoluten Hotspot verdanke: Als wir eines Tages auf seinem riesigen Messingbett zugange waren – es stand in der Mitte seines fabrikartigen Lofts, direkt unter einer kleinen Glaskuppel, aus der man in den Himmel gucken konnte –, hatte er plötzlich eine Feder in der Hand. Mein erster Gedanke: Was will er denn damit!? Die Antwort kam prompt und überwältigend.

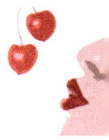

Kevin strich mir mit der Feder supersanft über den Körper – fast ohne Hautkontakt, es fühlte sich an wie ein Hauch. Dieser Kerl hatte echt Fingerspitzengefühl (und die zwei Jungs, die so ein Federspiel früher schon einmal mit mir versucht hatten, hatten definitiv etwas falsch gemacht …). Ich fing an zu stöhnen, wurde feucht, räkelte mich vom Kopf- zum Fußteil des Betts und wieder zurück.

Gerade als ich nach Kevins Schwanz greifen wollte, legte er die Feder weg und zündete eine dicke weiße Kerze an, die neben dem Bett auf dem Boden stand. Kevin lächelte, seine Augen lächelten – und dann fing er an, mir das heiße Wachs auf den Körper zu träufeln. Erst direkt unterhalb meiner Brüste, dann rund um den Bauchnabel und schließlich auf meinen Venushügel.*

Ich merkte, wie es unten, durch die Feder schon ziemlich sensibilisiert, mehr und mehr kribbelte. Ich hatte das vorher noch nie so gespürt. Das heiße Wachs, der kleine Schmerz, dieses hungrige Begehren in Kevins Augen – ich wäre fast durchgedreht in diesem Moment. Als er dann meinen Venushügel noch mit der hohlen Hand leicht drückte, konnte ich es nicht mehr aushalten: Ich habe Kevin auf mich gezogen, und dann spürte ich – orgasmustechnisch schon fast auf der Zielgeraden – endlich seinen Zauberstab in mir …

---

* *Das mit dem Wachs sollte zu eurem Standard-Repertoire werden. Am liebsten verwende ich Kerzen von Jimmy Jane, die sich zu einem wohlriechenden Öl verflüssigen. Dieses lässt man auf die Haut tropfen – perfekt für eine erotische Massage mit aphrodisierendem Duft.*

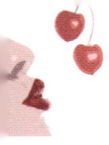

Po und Beine

Auch auf der Rückseite des Körpers liegen erogene Zonen. Diejenige, die dich vermutlich am meisten anmachen dürfte, ist der Po. Also lass dir ausreichend Zeit damit. Knete ihn, streichle ihn – oder du liebkost ihn mit der Zunge. Dann kannst du deine Finger gleich auf die Innenseiten ihrer Schenkel wandern lassen, bis kurz vor die Himmelspforte. Hier ist kurzes Anklopfen erlaubt – mehr nicht! Du streichst von dort weiter nach unten, über die Kniekehlen, die Waden, die Füße. Hier sitzt nämlich wieder ein Hotspot: genau über Ferse und Achillessehne. Oder du widmest dich ihren Fußsohlen und massierst sie mit sanftem Druck. Auch das lieben viele Frauen – und die meisten von ihnen dürften jetzt bereit sein für mehr …

Echte Handarbeit – mit Orgasmusgarantie!

Fingertraining vor dem Spiegel

An der Nase eines Mannes erkennt man seinen Johannes. So weit, so gut, wurde ja alles schon zigmal wiedergekäut. Aber wie ist es eigentlich mit der Nase einer Frau? Was erkennt man daran?

Nun, ich liebe den Vergleich zwischen einer Nase und der Klitoris (auch Kitzler genannt). Ist euch noch nie aufgefallen, dass beide fast die gleiche Form haben? Vor allem dann, wenn die Klitoris erregt und durchblutet ist, angeschwollen wie dein bestes Stück, wenn es sich aufrichtet.

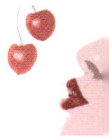

Diese Ähnlichkeit von Klitoris und Nase ist etwas Tolles. Dadurch kannst du deinen Zinken nämlich wunderbar zum Stimulationstraining verwenden. Du denkst jetzt vielleicht, das ist totaler Blödsinn. Ist es nicht, vertrau mir – deine künftigen Bettgefährtinnen werden es dir danken. Also ab ins Bad und vor den Spiegel, das bringt mehr als die Pseudo-Weisheiten, die du dir von deinen Stammtischkumpels verklickern lässt.

Sieh dir deine Nase an und stell dir vor, sie wäre der Lustpunkt einer Frau, also quasi die Kitzlerkappe, die den Kitzler noch verdeckt. Ihre Größe kann variieren, durchschnittlich ist sie so groß wie einer dieser Radiergummis am oberen Ende eines Bleistiftes.

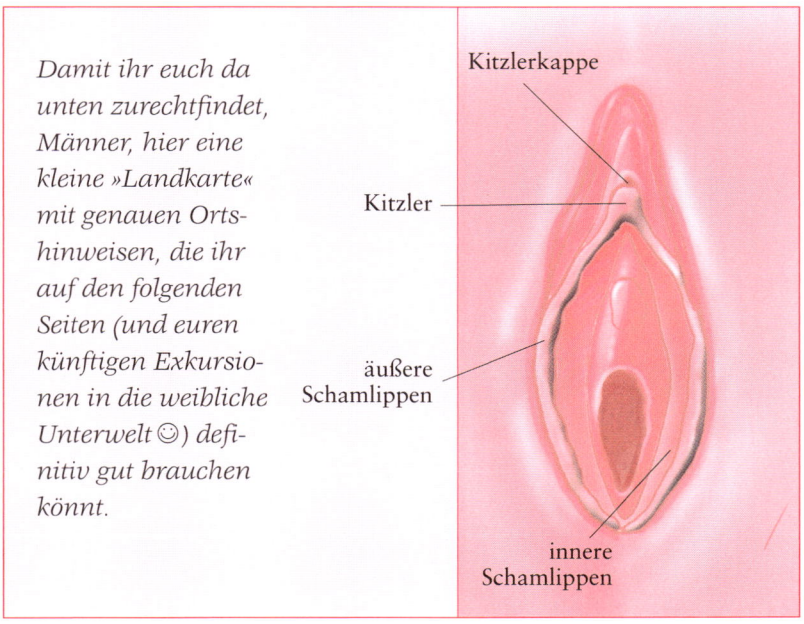

Damit ihr euch da unten zurechtfindet, Männer, hier eine kleine »Landkarte« mit genauen Ortshinweisen, die ihr auf den folgenden Seiten (und euren künftigen Exkursionen in die weibliche Unterwelt ☺) definitiv gut brauchen könnt.

Kitzlerkappe

Kitzler

äußere Schamlippen

innere Schamlippen

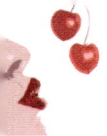

Fass jetzt mit deinem Zeigefinger an deine Nasenspitze. Dort fühlst du eine minikleine Einkerbung zwischen den darunter liegenden Nasenflügeln. Jetzt stellst du dir vor, in dieser Einkerbung läge der verdeckte Kitzler. In der Kappe befinden sich Nervenenden, die durch sanftes Streicheln Erregung hervorrufen. Noch mehr dieser Nervenzellen befinden sich jedoch am unter der Kappe liegenden Kitzler.

Bei manchen Frauen ist der Kitzler so empfindlich, dass eine direkte Berührung unangenehm, sogar schmerzhaft sein kann. Deswegen solltest du hier genau wissen, was du tust. Das passende Handwerkszeug hast du, und wie du es benutzt, verrate ich dir jetzt. Es ist alles eine Frage der Geschwindigkeit, des Drucks, der Bewegungen – also der Technik …

Die besten Orgasmus-Techniken

Bei allen Variationsmöglichkeiten, die ich hier erkläre, ist es wichtig, dass deine Eroberung entspannt auf dem Bett liegt, am besten neben dir und ohne ihre Beine kreuz und quer über deinen Körper drapiert zu haben. Auch ihre Arme sollten frei bleiben. Idealerweise liegt die Frau gerade wie ein Brett auf dem Bett – ein Zustand, vor dem wir Frauen eigentlich eine Heidenangst haben, weil ihr Jungs ja dann meist glaubt, wir wären verklemmte Blindgänger. Dieses Gefühl der Unsicherheit musst du ihr nehmen, denn es ist a) hinderlich und b) vollkommen falsch. Für die Frau geht es jetzt nicht um wilde Akrobatik, sondern ums Fallenlassen, ums Genießen. Du machst es ihr leichter, wenn du sie bittest, sich ganz entspannt hinzulegen und verwöhnen zu lassen. Im Idealfall wird sie dich – unter deinen Fingern extrem in

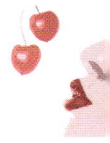

Fahrt gekommen – anschließend bitten, sie endlich richtig zu nehmen. Das ist für das männliche Ego ja wohl eine ziemliche Bestätigung, oder?

❤ Der Kreisel-Orgasmus

Du kreist mit dem Zeigefinger auf der Spitze der Kitzlerkappe – und zwar nur auf der Spitze! Gerade so stark, dass die Nerven stimuliert werden. Dann befeuchtest du die Kappe mit etwas Spucke oder, wenn ihre Muschi schon leise hallo gesagt hat, vorsichtig mit ihrer eigenen Feuchtigkeit.

Jetzt kreist du so lange weiter, bis dein Finger und ihre Spitze fast trocken sind, dann wiederholst du das Ganze. Halte den Rhythmus und achte darauf, nicht abzuweichen. Beobachte sie: Verändern sich Körperspannung oder Atmung? Alles Zeichen, die du deuten können musst. Wenn du merkst, dass sie dir ihr Becken leicht entgegenschiebt, versuchst du vorsichtig, den Druck zu verstärken. Du wirst schnell merken, ob ihr das gefällt oder nicht. Falls sich ihr Körper jedoch versteift, solltest du weder Geschwindigkeit noch Druck deiner Bewegungen erhöhen. Mach weiter wie bisher – und hör unter keinen Umständen auf! Denn wenn du kurz vor ihrem Orgasmus ein kleines Verschnaufpäuschen einlegst, kann es sein, dass du komplett von vorne anfangen musst. Bei uns Frauen ist es nämlich nicht so einfach wie bei euch Männern. Kurzer Break, dann ein paar Stöße, und schon seid ihr wieder voll bei der Stange – so läuft das bei uns nicht!

Manche Frauen atmen schneller, wenn sie sich dem Höhepunkt nähern. Andere, zum Beispiel ich selbst, halten ihren Atem an. Das kann bis zu einer Minute dauern. Kurz wieder Luft geholt, dann wieder Stille. Das verstärkt bei mir alle Reize.

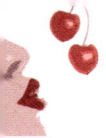

Als Hilfestellung finde ich es persönlich immer toll, wenn Mann bei dieser Form des Liebesspiels die Hand der Frau hält, mit der sie ihm Zeichen geben kann. Ein leichter, gleichmäßiger Druck bedeutet, dass er es richtig macht; ein langer, kräftiger werdender Druck könnte darauf hinweisen, dass Frau sich dem Orgasmus nähert. Lässt der Druck komplett nach, hast du eventuell etwas falsch gemacht oder befindest dich mit dem Finger nicht mehr direkt auf dem Kitzler.

Dieses System, mit beiden Händen zu arbeiten und sich dabei trotzdem auf die Frau zu konzentrieren, erfordert ein bisschen Übung und Konzentration. Du bleibst deswegen anfangs bei den Basics: dein Finger und ihre Muschi – nichts anderes! Später, wenn du dich zum filigranen Feinmotoriker gefummelt hast, kannst du weitere Kleinigkeiten einbauen. Vergiss nicht: Es ist ja auch für die Frau einfacher, wenn sie sich erst einmal nur auf einen Stimulationspunkt konzentrieren muss.

★ *Training vor dem Spiegel: Nasenspitze mit dem Finger treffen (ihr kennt das von der Alkoholkontrolle) und langsam kreisende Bewegungen beginnen.*

❤ Der Cash-Orgasmus

Diese Technik kann extrem schnell zum Orgasmus führen. Sie bedarf allerdings einer relativ ausgefeilten Fingerfertigkeit.

Schau mal auf deinen Daumen und deinen Zeigefinger. Reibe sie zum Cash-Zeichen gegeneinander, wie bei einem Kumpel, der dir noch Geld schuldet. Das ist auch ungefähr die Bewegung, mit der du diese beiden Finger später einsetzt. Bei dieser Technik, eine Frau im Turbotempo zum Jubilieren zu bringen, dient der

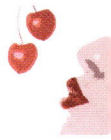

Daumen gewissermaßen als Stütze, während du mit der Innenseite des Zeigefingers anfängst, von vorne zu reiben. Deine Fingernägel müssen auf jeden Fall geschnitten sein, du drückst nicht zu sehr und zwickst nicht – schließlich ist es die empfindlichste Stelle der Frau, an die sie dich gerade ranlässt. Wichtig ist, dass du mit dem Zeigefinger auf der Kitzlerkappe bleibst und nicht abrutschst. Deswegen hast du deine Finger diesmal auch nicht befeuchtet. Sobald du das Gefühl hast, dass die Frau sich dem Orgasmus nähert, kannst du versuchen, schneller zu reiben – aber bitte nie fester, sonst wirds schnell unangenehm.

Ach, übrigens: Falls du diese Technik noch nie in einem Pornofilm gesehen hast (oder bei einer Frau, die es sich selber macht) – entspann dich! Das liegt wahrscheinlich daran, dass die Cash-Technik einfach nicht besonders erotisch aussieht und daher nicht allzu telegen ist. Außerdem kann sie zu Krämpfen in den Fingern führen. Aber hast du sie erst mal drauf, macht sie dich zum Orgasmus-Helden – garantiert. Ganz besonders dann, wenn die von dir Beglückte diese Technik davor noch nicht kannte und du sie damit überraschst.

★ *Training vor dem Spiegel: Daumen und Zeigefinger an der Nase ansetzen und reiben. Dabei den Druck variieren, um verschiedene Stimulationsstufen auszuloten.*

❤ Der Touchpad- oder Lackkratzertest-Orgasmus

Du hast bestimmt schon mal auf einem Laptop mit Touchpad gearbeitet, weißt also, wie der Cursor damit bewegt wird. Oder du kennst das Problem, wenn dir irgendein Schweinepriester einen fetten Kratzer ins Auto gezogen hat und du schweren Herzens die

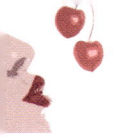

Tiefe des Desasters nachprüfen musst. Für beide Dinge verwendest du den Zeigefinger – die beste Vorraussetzung für das, was bei dieser Übung gefragt ist!

Du streichst langsam und vorsichtig mit deinem angefeuchteten Finger die Kitzlerkappe von oben nach unten. Pass auf, dass deine Finger dabei nicht unter die Kappe rutschen – der Kitzler soll ja nur indirekt stimuliert werden. Diese Technik ist die bekannteste und sieht nebenbei auch am erotischsten aus, denn dabei bleibt möglichst viel Muschi sichtbar.

★ *Training vor dem Spiegel: Zeigefinger an die Nase setzen und von oben nach unten streichen, immer entlang des Nasenbeins. Kurz vor der Nasenspitze abstoppen.*

❤ ## Orgasmus auf den Punkt gebracht

Der weibliche Kitzler ist wirklich extrem empfindlich. Er ist etwa drei mal drei Millimeter groß und liegt genau unter der Kitzlerkappe, die als Schutz vor Überreizung dient. Bei genauer Betrachtung (uff, was für eine Turneinlage mit dem Handspiegel!) erinnert die Klitoris an eine leicht roséfarbene Orchidee, glänzend und zart, so wie die Hautschleier auf frischem Hühnerfilet.

Im Gegensatz zum Kreisel-Orgasmus wird die Stimulation hier direkt auf dem Kitzler ausgeführt und nicht über der Kitzlerkappe. Bei Berührungen dieser Körperstelle musst du wirklich ausgesprochen vorsichtig sein; immer für genügend Feuchtigkeit auf den Fingern sorgen und bitte keine langen oder eingerissenen Nägel – sonst geht die Erregung der Frau schneller k. o. als George Foreman gegen Muhammad Ali.

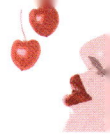

Du fängst jetzt an, diesen neuralgischen Punkt mit mini-kleinen, kreisenden Bewegungen und leichtem Druck zu stimulieren. Wichtig ist, die Frau dabei zu beobachten. Gefällt es ihr? Leuchtet ihr Gesicht wie Sirius am Nachthimmel? Himmlisch, dann bist du schon auf dem besten Weg, ein guter Liebhaber zu werden.

★ *Training vor dem Spiegel: Druckpunkt auf der Nase suchen und mit dem befeuchteten Finger unterhalb der Nasenspitze kreisende Bewegungen mit minimalem Druck beginnen. Dann den Druck leicht steigern.*

Ach, leck mich doch!

Eins vorweg: Ich stehe auf Oralverkehr. Wer eigentlich nicht? Leider hatte ich diesbezüglich bislang wenig Glück – und jede Menge windige Oral-Orgler am Start, die keinen Ton getroffen haben, weder das hohe »Ahhh« noch das tiefe »Mmmhhh«.

Deswegen liegt mir dieses Kapitel ganz besonders am Herzen. Ach Jungs, alles könnte so schön sein – wenn ihr nur wüsstet, wie diese wundervolle erotische Spielart funktioniert! Denn beim Oralverkehr kann Mann viel gewinnen – aber auch alles verlieren …

Felix hat alles verloren, jedenfalls bei mir. Und zwar so nachhaltig, dass ich hier unbedingt davon erzählen möchte. Sorry, Felix, aber das mit dir war die größte Horizontal-Apokalypse, die ich jemals erlebt habe, ein echtes Desaster!

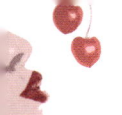
Dieser Abend im Sommer mit Felix hatte eigentlich vielversprechend begonnen. Es war unser zehntes Treffen. Nach einem leckeren Abendessen mit einem wirklich ausgezeichneten Barolo – einem 1999er Pio Cesare, wenn ich mich recht erinnere – habe ich zugestimmt, mit Felix dem Glücklichen nach Hause zu fahren. Ich war, wenn ich das mal so unverblümt sagen darf, ziemlich geil auf diesen Kerl. Er war aber auch wirklich ein süßer Typ: gut angezogen, 1,90 groß, nicht zu durchtrainiert, dunkle Haare und immer einen lockeren Spruch parat. Darüber hinaus war Felix – nun, ich hoffe, er ist es immer noch – ein selbstbewusster Mann, der seine eigenen Fähigkeiten immer gerne in den Vordergrund spielte. Dazu gehörten natürlich auch die sexuellen ...

Wir hatten schon im Taxi wild rumgezüngelt, und als er mit seiner Hand unter meinen Rock tastete und sanft über meinen Slip streichelte, wäre ich fast durchgedreht. Dass er meine Schamlippen nicht direkt berührte, machte mich nur noch heißer.

Endlich in seiner Schwabinger Wohnung angekommen, führte Felix mich schnurstracks Richtung Schlafzimmer – vorbei an einem Wohnzimmer mit puristischen Designermöbeln und an einer coolen Dachterrasse, von der man einen eindrucksvollen Blick auf den Englischen Garten hatte. Felix nahm mich an der Hand und zog mich auf sein frisch bezogenes Bett. Die weißen Laken rochen ein bisschen nach Zimt.

»Ich möchte jetzt gleich von dir genommen werden«, flüsterte ich Felix in meiner Geilheit ins Ohr, zog seine Hüften fest zu mir und öffnete seinen Gürtel.

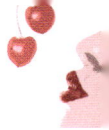

»Nein, Süße«, entgegnete er erregt, »ich möchte dich erst lecken.«

Ups – diese Form der Zärtlichkeit hatte ich jetzt eigentlich nicht auf dem Plan. Und seine »Süße« war ich noch lange nicht, trotz nackter Tatsachen. Ich war so vorgeglüht, dass ich lieber auf ein langes Vorspiel verzichten und nur Objekt der Begierde sein wollte. Also bat ich ihn ganz direkt: »Bitte fick mich!«

Ob ihn das interessierte? Nicht die Bohne! Nun gut – ich finde sexuelle Ich-AGs zwar nicht wirklich erotisch, ließ ihn aber gewähren. Monsieur Züngel-Zampano würde schon wissen, was er da vorhatte, vorhin beim Abendessen hatte er sich ja als erfahrener Super-Lover verkauft.

Er schob mein T-Shirt nach oben und fing zaghaft an, meine Brüste zu küssen. So zaghaft, dass ich kaum etwas spürte. Dann wurde es unvermittelt richtig feucht. Wie ein Lawinenhund auf Ecstasy, der endlich einen Verschütteten ausgebuddelt hatte, sabberte Felix über meine Knospen. In Sekundenschnelle wurden aus stolzen Sprossen Schlupfwarzen – die ich normalerweise ganz und gar nicht habe!

Doch Felix war noch lange nicht fertig mit seinem Befeuchtungsprogramm und nässte nun meinen ganzen Oberkörper bis zum Bauchnabel ein. Dabei hatte ich vor ein paar Stunden ausgiebig geduscht.

Wie sollte ich ihn bloß von diesem nervigen Vorspiel abbringen – ohne ihn dabei zu beleidigen? Ich versuchte es, indem ich auf seine sanfte Romantiknummer einstieg.

»Ich möchte dich so gerne in mir spüren«, hauchte ich in der Hoffnung, das Komplettwaschprogramm dadurch irgendwie überspringen zu können.

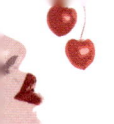

»Gleich, mein Schatz. Vorher will ich dich noch mit meiner flatternden Zunge kommen lassen.«

Mit seiner ... bitte, was? FLATTERNDE ZUNGE? Himmel, wie kommt man bloß auf so einen Ausdruck? Erst heute wird mir bewusst, was für eine Hirnkotze der gute Felix da in diesem Augenblick von sich gegeben hat.

Mr Flatterzunge zog mir also meinen Rock herunter und versuchte, mit den Zähnen meinen Slip abzustreifen. Meine Güte, hatte dem Kerl eigentlich schon mal jemand erklärt, dass das rein physikalisch verdammt schwierig ist, wenn eine Frau mit gespreizten Beinen auf dem Bett liegt? Nach einigen erfolglosen Beißattacken zog ich mir meinen schwarzen Spitzenstring, ich glaube, er war von La Perla, selber aus. Meine Erregung zeigte erste leichte Auflösungserscheinungen.

Felix blieb unverdrossen, tauchte mit seinem Kopf jetzt noch weiter ab und schob seine Arme unter meine angewinkelten Beine. Dann versuchte er, sie mit den Oberarmen auf seine Schultern zu bugsieren. Ich hielt leicht dagegen, und er gab sich damit zufrieden, vorerst in dieser etwas angespannten Position weiterzumachen. Mag sein, dass ihm die Stellung das Gefühl vermittelte, mit seiner Zunge tiefer in mich eindringen zu können. Doch erstens war das keineswegs der Fall, zweitens ist es ohnehin fast unmöglich, eine derart unentspannt daliegende Frau zum Orgasmus zu bringen.

Über dieses und anderes dachte ich nach und hatte Felix schon fast vergessen, als mich ein eigenartiges Stöhnen aus meinen Gedanken riss. Es war Felix, der mit seinen Lippen endlich zu meiner Klitoris vorgedrungen war.

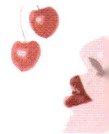

Nun finden wir Frauen es grundsätzlich wunderbar, wenn wir merken, es erregt euch, was ihr seht, spürt und schmeckt. Doch derart stöhnen sollte ein Mann erst, wenn sein bestes Stück in welcher Form auch immer bearbeitet wird. Felix muss da also etwas falsch verstanden haben – oder dachte er wirklich, dass es mich anmacht, wenn jemand Orang-Utan-Brunftlaute in meine Muschi röhrt?

Ich lag stocksteif auf dem Rücken und verkniff mir ein Lachen. Das Kopfkino lief an, kurzzeitig hatte ich eine meiner Lieblings-Telefonverarschungen im Kopf: »Feuchtraumbeseitigung Muschi« von Paul Panzer. Ja, genauso fühlte ich mich. Alle Feuchtigkeit an den entscheidenden Stellen zu beseitigen – darin erwies sich Felix wirklich als großer Meister. Von wegen flatternde Zunge … Nicht mal ein Hundebaby würde so dilettantisch und tapsig seinen Fressnapf auslecken, wie Felix es nun bei mir tat.

Ich spürte seine Babyhundezunge an meiner Leiste, wo sie fröhlich Schneckenspuren zog. Dann setzten sich seine Lippen in Richtung meiner äußeren Schamlippen in Bewegung, lauter kleine Küsschen hauchte er mir währenddessen auf die Haut. Auf und nieder, immer wieder. Verdammt, ich bin doch hier nicht auf dem Oktoberfest, dachte ich. Langsam war ich genervt.

Ich entschloss mich, ihm meine Blume so offen zu präsentieren, wie es mir anatomisch möglich war. Jetzt leckte Häuptling Flatternde Zunge meine Schamlippen hoch und runter, stark darum bemüht, meinen Kitzler ja nicht zu berühren. Dort, wo ich eigentlich feucht werden sollte, herrschte mittlerweile trockenstes Wüstenklima.

Vielleicht braucht er ja noch einmal verbale Anleitung, dachte ich.

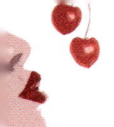

»Leck mich bitte an meiner Muschi! Steck mir den Finger rein oder die Zunge! Besorgs mir endlich – biiiitte!«

Endlich, endlich, endlich – HAL-LE-LU-JA! – spreizte er meine Schamlippen auseinander. Jetzt geht's los, jubilierte ich innerlich – ein Hoffnungsschimmer, der jedoch ganz schnell verpuffte. Felix ließ den Kitzler nämlich ein weiteres Mal links liegen und stülpte mir statt-dessen seinen Mund wie eine Saugglocke über den Unterleib. Es folg-ten schmatzende Nuckelgeräusche, außerdem spürte ich jetzt auch seine Zähne an meiner Kitzlerkappe knabbern.

»Steck mir doch bitte endlich irgendetwas rein.« Ich klang, glaube ich, mittlerweile etwas verzweifelt.

Felix erfüllte mir den Wunsch mit seinem Finger – vergaß allerdings, ihn zu bewegen. Diese Form von Multitasking überforderte ihn anschei-nend. Ich schob ihm verzweifelt mein Becken entgegen, um wenigstens in den Genuss irgendeiner stimulierenden Penetration zu kommen. Doch der Rotwein und Felix' verzweifeltes Oralgestümper entfalteten nun mehr und mehr Nebenwirkungen – ich wurde müde und lief wirklich Ge-fahr, das erste Mal in meinem Leben beim Sex, ach was, beim Vorspiel einzuschlafen. Gott sei Dank meldete sich von Zeit zu Zeit der Orang-Utan zwischen meinen Beinen, das rüttelte mich immer wieder wach.

Ich bäumte mich ein letztes Mal zu ihm auf und schlug vor: »Lass uns miteinander schlafen, ich will mit deinem Schwanz in mir kom-men.« Ein kleiner Ritt in die Morgendämmerung würde die Nacht viel-leicht noch retten. Die Hündchenstellung müsste doch eigentlich zu Mr Hundebaby passen. Doch er schlug stattdessen die Löffelchen-stellung vor, damit wir besser kuscheln könnten … Auf allen vieren vor

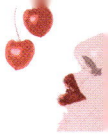

ihm kniend kräftig an den Hüften gepackt werden und durch kräftige Stöße den Mann in mir zu spüren – mit diesem Traum bin ich kurz darauf eingeschlafen – Sekunden nachdem sich Felix irgendwie zum Orgasmus gekuschelt hatte.

Aufgewacht bin ich Gott sei Dank vor ihm. Schneller als die Feuerwehr war ich in meine Klamotten geschlüpft und raus aus der Wohnung.

Später habe ich Felix anstandshalber noch zweimal angerufen, aber er ist nicht rangegangen. Vielleicht fand er es nicht so toll, dass ich mich einfach aus dem Staub gemacht hatte; oder er fühlte sich in seinem männlichen Stolz gekränkt, weil er irgendwie gespürt hatte, dass die Nacht mit ihm, nun ja, nicht wirklich ein Trip nach Paradise Island für mich gewesen war. Ich werd's wohl niemals herausfinden. Und wenn ich ehrlich bin, ist es mir auch egal.

Damit hier keine Missverständnisse entstehen: Ich mochte Felix, aber mich hat in erster Linie fasziniert, wie er sprach, wie er Dinge durch Worte zum Leben erwecken konnte. Und natürlich hat er mich körperlich gereizt. Eine feste Beziehung bis an mein Lebensende konnte ich mir mit diesem Mann aber von vornherein nicht vorstellen. Sonst hätte ich ihm eine zweite Chance gegeben, eine dritte oder sogar vierte, ja wie viele auch immer. Manchmal ist man am Anfang nervös und verkrampft und braucht Sicherheit, die sich erst im Laufe der Zeit entwickelt.

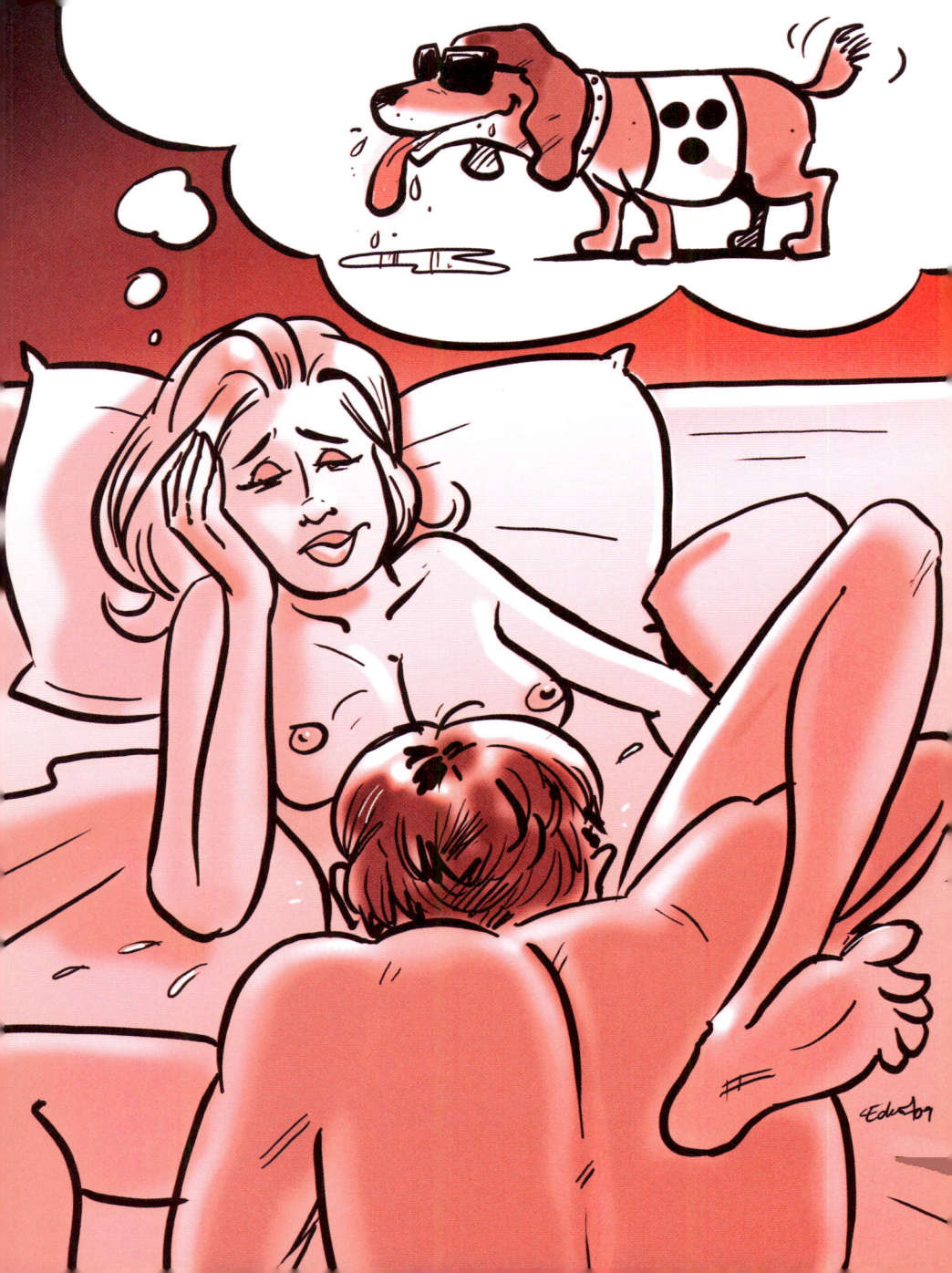

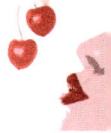

Felix war jedoch eher der 1000-prozentig von sich überzeugte Viel-versprechen-aber-wenig-können-Typ. Und mal ehrlich, wenn man für so einen Mann keine tiefen Gefühle hat, dann nein danke. Entweder hält er, was er verspricht, oder ich bin weg. Ich bin ja schließlich keine Sexual-Missionarin! Amen!

Damit euch solche Nächte – und die damit verbundenen vernichtenden Urteile – erspart bleiben, kommt jetzt eine ausführliche Gebrauchsanweisung für eure Lecklappen. Inklusive Tricks für den perfekten Zungenschlag.

Lecken leicht gemacht

Wie beim Fingerverkehr geht es natürlich auch beim Cunnilingus, also dem an der Frau vollzogenen Oralverkehr, um die richtige Technik. Und die fällt einem nicht einfach so in den Schoß. Auch hier macht Übung den Meister Schleck. Im Interesse der weiblichen Welt bitte ich euch Jungs also: Nehmt euch die Zeit für kleine Trockenübungen – dann wird's später umso feucht-fröhlicher!

Am besten funktionieren diese Übungen wie zu *Bravo*-Zeiten mit deinem Handrücken. Auf dem lässt du deine Zunge probeweise kreisen; streichst mit ihr hoch und runter; saugst mit deinen Lippen. Alles mal fester, dann wieder sanfter. Auf diese Weise kannst du ganz gut feststellen, wie intensiv du mit deiner Zunge arbeiten, wie viel Druck du aufbauen kannst. Und es vermittelt dir ein Gefühl dafür, wie die Frau die Bewegungen spürt.

Danach kannst du einmal kurz versuchen, ein bisschen an der dünnen Haut des Handrückens zu knabbern. Ist das angenehm? Nein, das merkst du schnell! Knusper, Knusper, Knäuschen, wer

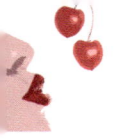

knabbert an meinem Mäuschen – diese Variante streichst du bitte von vornherein aus deinem Repertoire.

Um das Trainingsprogramm abzuschließen, krümmst du nun noch einen Zeigefinger so, als würdest du ein »O« formen. Dann legst du den Finger, mit dem Fingerknöchel zu dir gewandt, zwischen deine Lippen. Die Spitze des Fingerknochens stellt hierbei die Kitzlerhaube der Frau dar. Du spürst, dein Lecken fühlt sich dort nicht mehr so intensiv an wie auf dem Handrücken.

Jungs, so skurril sich das alles anfangs vielleicht anhören mag: Diese kleinen Übungen helfen euch auf dem Weg zum Muschi-Matador. Wir Frauen lieben Oralverkehr – wenn er gut ist; wenn ihr zärtlich seid und nicht wie ein Panzer durch die Kemenate rauscht; und wenn ihr dabei so ausdauernd seid wie sonst nur beim Schweigen.

In der Praxis sieht die Basis-Version des Sie-untenrum-Verwöhnens folgendermaßen aus: Du streichst mit deiner Zunge sanft die gesamte Kitzlerkappe rauf und runter. Pass auf, dass sie sich dabei auch wirklich auf dem oberen Steg der Vagina befindet. Eigentlich ist das eine einfache Bewegung und gewissermaßen das Basic Equipment der Oral-logie, das sich gerade in frühen Phasen einer Beziehung für erste Erfolgserlebnisse eignet. Bei Frauen gilt das als sehr einfühlsame Technik, die nicht gleich den Eindruck hinterlässt, du hättest sämtliche Sexualweisheiten aus deiner stattlichen Pornofilmsammlung. Dort lecken die Akteure nämlich eher kameragerecht als orgasmusfördernd. Also, wenn du gerade am Anfang mit deiner Partnerin auf Nummer sicher gehen möchtest, ist diese Variante genau das Richtige. Für andere Spielarten hast du noch Zeit genug. Solange du sie nämlich immer wieder mit etwas Neuem überraschst, wird dir deine Partnerin sexuell treu bleiben.

114

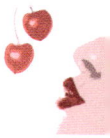

An einem Lollipop hat jeder schon mal geleckt – und ganz ähnlich funktioniert auch die gleichnamige Technik: Deine Zungenspitze ist leicht angespannt und zu einer Spitze geformt. Nun versuchst du, der Frau mit den Fingern sanft die äußeren Schamlippen auseinanderzuziehen. Das bringt leichte Spannung in den Kitzler, und seine Nerven sind dadurch leichter erregbar. Dann suchst du mit der Zungenspitze ihr Lustzentrum. Dort sanft kreisen, eben wie um einen Lolli. Wenn du deinen Job gut machst, wird sie ihre Beine leicht spreizen.

Die Saugetechnik ist eigentlich nicht ganz mein Ding – einfach deswegen, weil nur die wenigsten Männer sie wirklich beherrschen. Wir Frauen haben da nämlich eine etwas andere Vorstellung vom Saugen als ihr Jungs. Ihr träumt fast nonstop vom Blaskonzert, bei dem möglichst der komplette Schwanz samt Glocken in den Mund genommen wird. Bei uns ist das jedoch etwas anders: Es geht uns weniger um die Rundumbespaßung als um eine genaue Punktlandung. Denn nur die Spitze der Klitoris hat genügend Nervenenden, um einen Orgasmus erzeugen zu können. Saugen heißt in unserem Fall also, die Klitorisspitze vorsichtig zwischen die Lippen zu nehmen. Dann ansaugen – loslassen, ansaugen – loslassen …

★ *Trockenübung: Strohhalm in ein halbgefülltes Limoglas stecken. Dann die Lippen am oberen Ende ansetzen (also nicht den Strohhalm bis zum Gaumen in den Mund schieben). Genau so sanft daran saugen, dass die Limo bis zum Rand der Strohhalmöffnung aufsteigt, und die Lippen absetzen, bevor etwas oben rauskommt. Wenn es euch gelingt, ein rhythmisches Limo-Auf-und-Ab im Halm zu erzeugen, habt ihr's raus.*

115

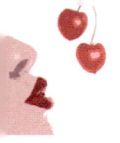

Zur Unterstützung kannst du beim Oralverkehr auch deine Finger einsetzen. Wie im Kapitel über die Handarbeit bereits beschrieben, dringst du sanft und vorsichtig ein. Wenn du deinen Zeigefinger nach oben Richtung Blase drehst, müsstest du eine kleine, raue Fläche spüren. Dort befindet sich der G-Punkt und der ist unheimlich empfindlich – also bitte sei sanft. Jetzt bewegst du deinen Finger so, als würdest du jemanden zu dir herwinken. Das machst du drei, vier Mal, dann versteifst du deinen Finger und verwendest ihn gewissermaßen als Schwanz-Placebo. Parallel dazu – Achtung, Multitasking! – darfst du natürlich nicht vergessen, die Frau mit der Zunge weiter zu befriedigen. In diesem Fall bietet sich die Lollipop-Technik an, da du dafür deinen Kopf nicht zu sehr bewegen musst und dich also auf deine Handarbeit konzentrieren kannst.

So weit noch alles klar? Gut. Alle Einzeltechniken packen wir jetzt mal zu einem schönen Komplettprogramm zusammen.

Du fängst vorsichtig an, deine Zungenspitze auf ihrer Kitzlerkappe kreisen zu lassen. Dann streichst du sanft mit der Zunge von oben nach unten und saugst anschließend ganz leicht an der Spitze. Während du das machst, hältst du ihre Hand. An ihrem Händedruck kannst du normalerweise feststellen, ob es ihr gefällt, was du da unten mit ihr treibst. Starker Druck? Wunderbar, mach weiter! Gar kein Druck? Offenbar ist sie nicht erregt genug – also solltest du vorsichtig versuchen, mit der Zunge unter ihre Kitzlerkappe vorzudringen, dann bist du direkt am Kitzler mit seinen vielen empfindlichen Nervenenden.

Wenn sie anfängt, leicht zu stöhnen oder sich ihr Körper erregt anspannt, gleitest du mit deiner Zunge Richtung Himmelspforte. Leck sie zärtlich von oben bis unten an – aber steck deine Zunge nicht gleich komplett rein. Die Frau soll sich nach dir

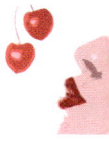

verzehren, ihre Erregung schrittweise steigern. Lass dir Zeit: Führ deine Zunge zwischen ihre Schamlippen, stupse mit ihr den Eingang immer wieder leicht an – das wird ihre Geilheit steigern.

Spürst du ihre Hand? Erreicht ihr Druck langsam Schraubstockformat? Dann kann sie es kaum noch erwarten, dass du mit der Zunge in sie eindringst – aber bitte sanft und ohne dein Kinn zu stark an ihrer Muschi zu schubbern. Jetzt kannst du sie sanft mit deiner Zunge vögeln – nur mit der Zunge, der Kopf bleibt dabei ruhig – wir wollen ja nicht, dass du dir als Quereinsteiger die Halswirbel verrenkst. Kleiner Tipp noch: Bitte vorher gut rasieren, sonst piksen deine Bartstoppeln zu sehr!

Du solltest wissen, dass die Frau bei diesem Zungenfick in den seltensten Fällen zum Orgasmus kommen wird – jedenfalls, wenn du nicht Besitzer eines 17-Zentimeter-Leckgeräts bist wie Kiss-Bassist Gene Simmons. Also widmest du dich jetzt wieder dem Kitzler: lässt deine Zunge à la Lollipop um ihn kreisen; spannst die äußeren Schamlippen; saugst an der Klitorisspitze; verwendest vielleicht deine freie Hand, um sie zusätzlich und im gleichen Rhythmus wie zuvor mit der Zunge zu stimulieren.

Ein Multitasker, der das alles gleichzeitig draufhat, kann süchtig machen. Aber wie gesagt, alle Techniken miteinander zu verbinden ist wirklich nur was für Männer mit sehr viel Erfahrung. Du bist noch nicht so weit? Du kennst deine Partnerin auch noch nicht so gut? Dann bleib einfach bei der Technik, die ihr am besten gefällt. Immer wie ein Irrwisch durchs Programm zu switchen bringt euch sowieso nicht weiter. Im Gegenteil, die Frau muss sich so immer wieder auf etwas Neues einstellen, und dabei kann ihre Erregung leicht flöten gehen. Für Männer ist es eventuell reizvoll, den Orgasmus immer wieder hinauszuzögern – wir Frauen finden das nicht so toll.

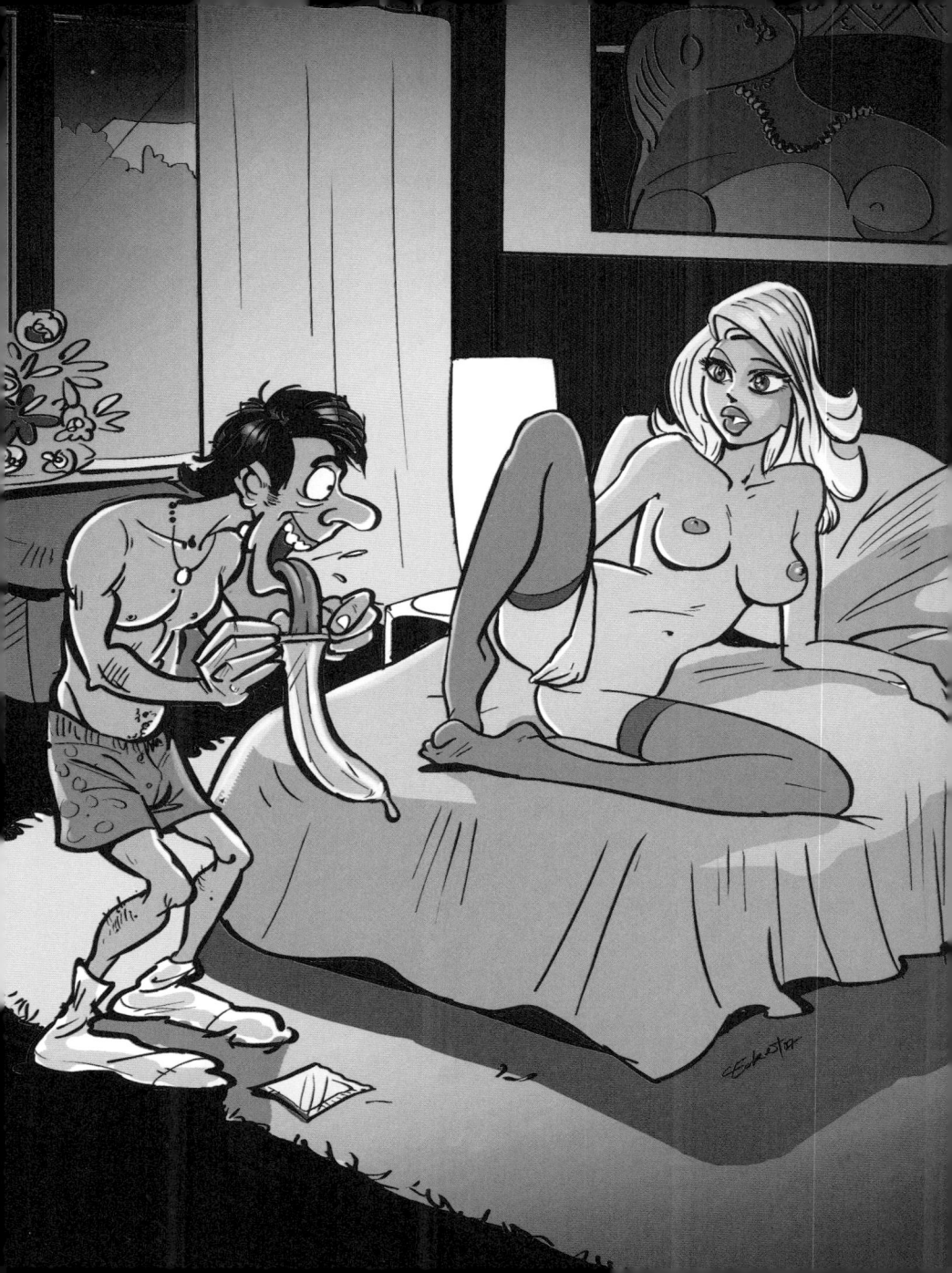

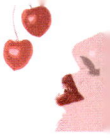

Fake-Orgasmus und Spritz-Quickie: So kriegst du dein Ding unter Kontrolle

Es ist traurig, aber wahr: Sexuelle Multitasker sind selten. Sehr selten. Jede Frau, die in ihrem Sex-Nähkästchen kramt, findet dort haufenweise Typen, deren Möglichkeiten parallelen Handelns sich im Fahrradfahren und gleichzeitigen Klingeln erschöpfen. Trotzdem fängt man manchmal an, mit so jemandem herumzumachen. Doch schon beim Vorspiel wird klar, dass es mühsam wird: Grobmotorische Griffel dilettieren an Reißverschlüssen und Knöpfen; *was für eine Laune der Natur*, schießt es einem bei solchen Pranken durch den Kopf. Dann geht auch schon das Geknutsche los, mit Küssen wie ein Kälbchen beim Widerkäuen – alles nicht wirklich dramatisch, aber halt ein klein wenig ungeschickt. Ähnlich läuft schließlich das Hauptprogramm des Abends ab.

Und nun? Weglaufen oder das Beischlafgestümper über sich ergehen lassen? Immerhin ist der Bumsgefährte sympathisch, und man will ihn ja nicht kränken. Was also bleibt? Eine schauspielerische Glanzleistung – die übrigens Frauen UND Männer draufhaben sollten …

Warum Frauen einen Orgasmus vortäuschen

»Ich würde es 100-pro merken, wenn du mir einen Orgasmus vorspielen würdest!« Ein Exfreund von mir aus dem Schwarzwald behauptete das mit der Regelmäßigkeit einer Kuckucksuhr; er sagte

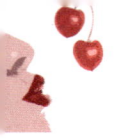

es, bevor wir das erste Mal Sex hatten; er sagte es während unserer Beziehung – und vermutlich sagt er es heute noch zu meinen Nachfolgerinnen. Der Arme hat das wohl allen Ernstes geglaubt. Er gehört zu dieser Gruppe von Männern, die für sich in Anspruch nehmen, einen eingebauten »Orgasmeter« zu besitzen. Aber wisst ihr was, Jungs? Eure Geräte taugen nix. Denn viele unserer Höhepunkte sind schlicht und ergreifend noch unechter als der Gesang von Milli Vanilli.

Die Show ist eigentlich ganz simpel zu bewerkstelligen: Wie beim echten Orgasmus spannen Frauen die Vaginalmuskulatur ein paarmal an, versteifen die Beine und untermalen das Ganze mit einer sich steigernden Stöhnarie. Ich mache zum Beispiel ganz gerne auf Meg Ryan in *Harry & Sally,* wenn die Männer zu lange brauchen, um mich zum Orgasmus zu bringen, oder sich so doof anstellen, dass ich ihn auf ehrliche Weise niemals bekommen würde. Ich glaube nie und nimmer, dass auch nur einer von meinen sich redlich, aber vergeblich bemühenden Lovern gecheckt hat, wann ich zuweilen wirklich gekommen bin und wann nicht. Es gibt bestenfalls ein paar Indizien, die auf einen Fake schließen lassen.

Fake-Indizien

1. Zu schnelles und heftiges Brunftstöhnen. Obwohl du deine Lady eigentlich als stilles Mäuschen kennst, keucht sie unter dir plötzlich wie ein Kettenraucher nach dem New-York-Marathon. Wenn dir das komisch vorkommt, könntest du richtig liegen.
2. Verkrampfter Gesichtsausdruck. Es ist zwar richtig, dass wir Frauen uns

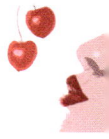

beim Orgasmus mehr konzentrieren müssen als ihr Jungs. Wenn sie allerdings beim Vögeln so aussieht, als rechne sie die Kernspaltungsformel auf Chinesisch durch, sind leichte Zweifel erlaubt …

3. Sie braucht keine Erholungsphase. Unmittelbar nach dem Orgasmus sind Madame und ihre Muschi sofort wieder einsatzbereit? Mal abgesehen davon, dass sie ein Konditionswunder zu sein scheint: Zumindest mein Genitalbereich ist nach dem Höhepunkt extrem empfindlich. Ich brauche dann einige Zeit, bis Berührungen dort wieder guttun. Aber bei ihr scheint das anders zu sein – oder …?

So spielst du ihr einen Höhepunkt vor

So, jetzt mal zu euren Orgasmen, Jungs. Von denen scheinen ja auch längst nicht immer alle echt zu sein. Wenn man Umfragen Glauben schenken darf, haben zwischen 20 und 40 Prozent von euch schon mal einen Höhepunkt vorgetäuscht. Gründe dafür gibt's viele:

★ Gänzlich hausgemachte: weil es nun mal schwer ist, zu kommen, wenn du eigentlich gar keine richtige Lust hast, mit deinen Gedanken woanders bist oder voll wie ein Eimer.

★ Total natürliche: weil du nicht immer kommen KANNST. Durchhänger oder Orgasmusblockaden sind, solange sie nur hin und wieder auftreten, absolut menschlich. Leistungsdruck um jeden Preis? Du musst deinem eigenen Selbstwertgefühl ja nicht unbedingt auf den Kopf kacken!

121

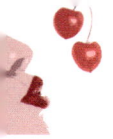

★ Durchaus sinnvolle: weil sie dich sonst eventuell fragt, ob du sie nicht mehr sexy findest, und dir eine extrem nervige Diskussion aufs Auge drückt.

In solchen Fällen kann es gar nicht schaden, wenn du auf der horizontalen Zielgeraden ein bisschen trickst.

Zuerst einmal: Mach dir keine allzu großen Gedanken darüber, ob die Frau spürt, dass gar kein Sperma in sie reingepumpt wird. Es ist doch ohnehin so, dass ihr Jungs manchmal viel und manchmal wenig von euch gebt; nach dem zweiten, spätestens dritten Mal (falls das überhaupt stattfindet) kommt fast gar nichts mehr. Und es kann ja auch sein, dass die Frau selbst so viel Körperflüssigkeit produziert, dass gar nicht mehr zu unterscheiden ist, von wem nun was stammt. Kleiner Tipp für Situationen, bei denen du ahnst, dass der finale Schuss schwierig werden könnte: Solange du dich dadurch nicht verdächtig machst (»Schatz, wir machen es doch sonst nie mit Lümmeltüte!«) oder zu diesen »Meine Bohne kann nur ohne« -Deppen gehörst, kannst du einfach ein Kondom verwenden. Dass du das Ding anschließend leer in den Abfall wirfst, wird sie wohl kaum nachkontrollieren.

Wichtig für einen gelungenen Fake ist, dass du während des Poppens langsam die Frequenz deiner Stöße steigerst; und anfängst, immer heftiger zu stöhnen. Ein Mensch atmet täglich ungefähr 23 000 Mal ein und aus, ein paar gegrunzte Atemzüge mehr kannst du also getrost vom Stapel lassen. Deine Muskeln spannst du an, am besten so sehr, dass sie irgendwann ein bisschen zu zittern anfangen. Dann steigerst du Stöhnen und Stoßen nochmals, hältst die Luft an, vielleicht ein letztes langgezogenes »Jaaahhhh …!« – und es ist vollbracht. Jetzt lässt du die Bewegungen langsam ausklingen, nimmst deine Frau zärtlich in

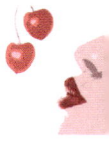

den Arm und lobst sie für ihre wahlweise unglaublichen, sensationellen, atemberaubenden oder nie zuvor da gewesenen Fähigkeiten. Und jetzt, nach getaner Arbeit, darfst du einschlafen …

Ich finde, solche Fake-Ficks sind manchmal ein ganz probates Mittel, um Missverständnisse und Stress in der Beziehung zu vermeiden. Klar muss allerdings auch sein, dass sie kein fester Bestandteil deines Sexlebens werden dürfen. Man will ja eigentlich hinterher zufrieden und glücklich nebeneinanderliegen, weil man befriedigt ist – und nicht, weil man so fabelhaft geschauspielert hat …

Kampf dem Spritz-Quickie!

Schwer zum Orgasmus zu kommen ist eine Sache – eine ganz andere ist es jedoch, wenn Mann ihn zu früh bekommt. Zwei Minuten Hoppsassa, dann habt ihr die Landung auch schon rausgezwitschert, die Erektion bröselt, das erschöpfte Wegdösen setzt ein. Alles ziemlich unbefriedigend für uns Frauen – jedoch mit den Gesetzen der Evolution ganz einfach zu erklären. Stellt euch mal dieses Szenario vor:

Herr Steinzeit pimpert gerade Frau Steinzeit; die Geräusche dürften sich übrigens von heutigen gar nicht so sehr unterscheiden. Plötzlich pirscht ein Säbelzahntiger durch den Höhleneingang und genehmigt sich Herrn Steinzeit zum Lunch – bevor dieser die Familienplanung abschließen konnte. Während seine Gene also aussterben, ist Frau Steinzeit – selbstverständlich nach einer angemessenen Trauerzeit – wieder auf dem Markt und paart sich anderweitig.

Was lernen wir daraus? Es war vor zigtausend Jahren absolut

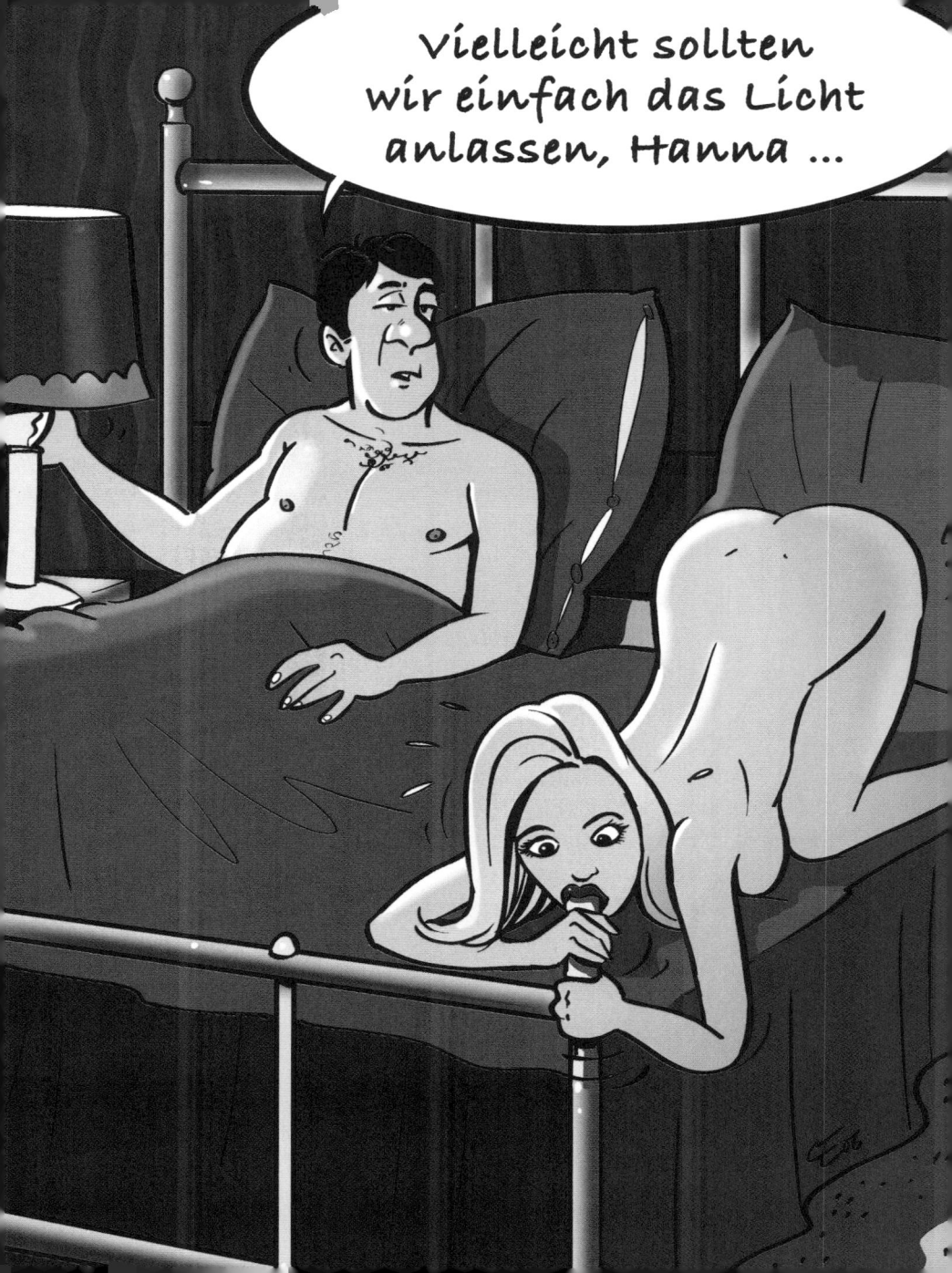

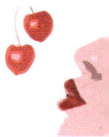

sinnvoll, seine Nachkommen im Blitzspritz-Verfahren zu zeugen. Heute allerdings ist das anders. Es wäre einfach wunderbar, wenn Steinzeits Erben ein bisschen länger durchhalten würden als evolutionstechnisch programmiert. Wir Frauen lieben Überraschungen, meinen damit allerdings fast alles außer einer vorzeitigen Ejakulation. Also seht zu, dass ihr ein bisschen ausdauernder werdet.

Tipps gegen den Frühabgang

- 💗 Du übst Stop-and-go per Handarbeit. Hand in die Hose, und los geht's: Du holst dir einen runter, stoppst kurz bevor du kommst, wartest ein bisschen, bis sich der größte Druck gelegt hat, und machst dann weiter, wieder bis kurz vor die Eruption. Das wiederholst du ein paarmal. Dieses Training befähigt dich zum kontrollierten Ausbruch, gewissermaßen Magma cum laude beim Onanieren – irgendwann hast du's so drauf, dass du es auch im Nahkampf einsetzen kannst.

- 💗 Du trainierst deine Beckenbodenmuskulatur – da ist dein Lustspender nämlich verankert. Du gehst auf alle viere und schiebst den Rücken nach oben, machst einen Katzenbuckel und spannst dabei den Beckenboden kräftig an. Dann folgt die Gegenbewegung: Du wölbst den Bauch nach vorne, gehst ins Hohlkreuz. Und jetzt immer schön abwechselnd. Diese Übung kräftigt die Muskulatur, die Ejakulation lässt sich dadurch besser kontrollieren. Für die Prostata ist sie übrigens auch gut – also runter auf die Knie!

- 💗 Du wendest den Squeeze-Griff an und drückst kurz vor dem Abspritzen die Eichel zusammen, bis der Druck verschwindet. Erst danach geht's weiter. Das muss man allerdings ein bisschen üben; es klingt einfacher, als es in Wirklichkeit ist.

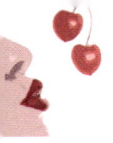

❤ Du cremst dir dein Ding vor dem Sex mit einer rezeptfreien betäubenden Salbe ein. Dadurch verringert sich der Spaß für dich zwar etwas mangels Gefühlsechtheit, aber die Creme verzögert die Spritztour erheblich. Gefahr: Deine Partnerin spürt nach ein paar Stößen wahrscheinlich ebenfalls nichts mehr. Um das zu vermeiden, solltest du bei der Creme-Variante auf jeden Fall ein Kondom verwenden.

Das ist der Hammer: Werkzeugkoffer auf, Arbeitsinstrument raus

Um keinen anderen Körperteil macht ihr Jungs so ein Riesen-Brimborium wie um das Ding, das da zwischen euren Beinen baumelt und im ausgefahrenen Zustand in Europa durchschnittlich 15 Zentimeter misst (in Worten: fünfzehn!). Ständig fasst ihr es an, zuppelt es in der Unterbuxe zurecht, kratzt daran herum. Ihr seid stolz wie Bolle, wenn es sich aufrichtet, oder in apokalyptischer Endzeitstimmung, wenn es mal nicht klappt.

Ihr gebt eurem besten Stück sogar Namen. Männer mit einer gewissen Affinität zum Handwerklichen nennen es dann »Ritzenhobel« oder »Stemmeisen«. Die Militanten unter euch sagen vielleicht »Pimper-Pershing« oder »Genital-Gladiator« zu ihm. Es gibt die »Zuchtrute«, die »Anakonda« oder – etwas kompliziert, wenn auch formvollendet – »Gestatten, Hart-Mann«. Ein Kumpel einer guten Freundin faselt manchmal etwas von »178 Zähnen« – damit meint er den Reißverschluss seiner Hose –, die »ein schreckliches

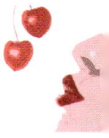

Monster« bewachen würden. Glaubt man allerdings meiner Freundin, ist dieses Monster ähnlich furchteinflößend wie Grisu der Feuerwehrdrache. Und ähnlich imposant.

Jungs, wenn euch solche originellen Bezeichnungen gefallen – bitte, mir soll's recht sein. Zeugt ja immerhin von einer gewissen Kreativität, die uns Frauen scheinbar zu fehlen scheint (mal abgesehen von Heidi Klum, die ihre Brüste Hans und Franz nennt ...)

Nur bei einer Kategorie der Dödelnamen-Geber gehe ich mit Sicherheit auf die Barrikaden: Das sind diese »chen«-Verwender, die alles und jedes verniedlichen, selbst ihr menschheitserhaltendes Fortpflanzungsorgan. Da wird dann aus einem Schwanz ein Schwänz*chen* und aus einem Knüppel ein Knüppel*chen*. Bei mir kündigen sich ja schon mittelschwere Migräneschübe an, wenn vermeintlich gestandene Männer am Himmel Täub*chen* und Wölk*chen* entdecken. Aber ein Glied?! Nein, das wird bitte nicht ver-*chen*-t – niemals! Der stolze Penis lebt anonym, oder trägt zumindest einen gebührenden Namen. Ein muskelbepackter Pitbull heißt schließlich auch nicht Peterchen.

So viel zur Namensgebung. Kommen wir zur Größe eures Prachtexemplars – also zu dem Thema, das viele Männer so wuselig in der Birne werden lässt wie Halle Berry bei ihrer Oscar-Dankesrede.

25 zuckende Zentimeter, hart wie Diamant und immer ready to rumble, davon träumt ihr Jungs – wohl in erster Linie, weil ihr denkt, wir Frauen tun das ebenfalls. Großer Irrtum. Ich kannte Zwei-Meter-Bullen mit Millimeterbolzen, Athleten mit elegantem Degen und Bohnenstangen mit Dampframme. Beim Sex mit diesen Männern – ob er nun gut war oder weniger gut – spielte eins fast nie eine Rolle: die Länge ihres Schwanzes. Ich sage *fast nie,*

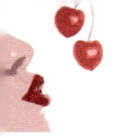

weil es natürlich im Extrembereich Einschränkungen gibt: Mein erster Freund hatte zum Beispiel ein Dingel*chen* mit dem Ausmaß einer Zigarette, das war unter Stimulationsgesichtspunkten schon ein bisschen schwierig. Mein zweiter Freund war hingegen bestückt mit einer 0,3-Liter-Colaflasche – und das war noch schwieriger! Richtig gutgetan hat das nicht.

Warum gigantische Fleischpeitschen gerade in Pornos nach wie vor als allein happy machender Maßstab präsentiert werden, ist mir ein Rätsel. Kein Wunder, dass euch Jungs das unter Druck setzt. Unter großen Druck sogar, denn der Penis ist mit rund 8000 Nervenenden nicht nur die empfindsamste Stelle des Mannes – an ihm hängt ja auch ein Großteil seines Egos.

Jungs, ich kann euch nur raten: Löst euch von diesen falschen Long-Dong-Idealen! Denn was bringt so ein XXL-Prügel wirklich? Gut, ihr könnt euch einen schicken Knoten reinmachen und bei *Deutschland sucht den Superfreak* aufschlagen; oder euch selbst einen blasen, ohne so gelenkig sein zu müssen wie Magdalena Brzeska – super ... Aber mal ehrlich, was haben wir Frauen von so einem Prügel? Nichts, rein gar nichts. Viele Frauen fürchten sich sogar vor solchen Big Brummern – man kann sie nicht ganz reinstecken, und weh tun sie womöglich auch noch. Und habt ihr jemals gehört, dass sich eine Frau von ihrem Kerl getrennt hat, weil's ein paar Zentimeter weniger waren? Oder irgendwo gelesen, die Penislänge sei für Frauen ein entscheidendes Kriterium bei der Partnersuche? Ich jedenfalls nicht. Nein, die meisten Mädels sind mit der Ausstattung ihres Kerls völlig zufrieden. Also, Schluss mit dem Hype um den Hosenwurm!

Rechnet man Sexpartner, Pornos, FKK-Strände und Swingerclub-Dokumentationen mal zusammen, habe ich in meinem Leben bislang vielleicht 200 Schwänze gesehen. Und wisst ihr was?

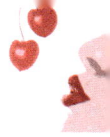

Sie sind nicht das Nonplusultra beim Sex. Sie sind lediglich ein Werkzeug – noch dazu eines, das durch Finger, Lippen, Zunge oder Sexspielzeug wunderbar ergänzt werden kann. Aus hygienischen Gründen hab ich's ganz gern beschnitten; und am Schaft sollte der Schniedel nicht zu dünn sein – immerhin befinden sich die weiblichen Lustpunkte nicht in der Tiefe der Vagina, sondern vorne: an den Schamlippen, am Kitzler. Das war's dann aber auch schon mit meinem Anforderungsprofil. Mir ist es viel wichtiger, ob der Mann mit seinem Werkzeug auch umgehen kann; wie leidenschaftlich er küsst; was er mit Händen und Zunge zwischen meinen Beinen anstellt; wie sehr er bereit ist, sich fallen zu lassen. Im Bett zählen in erster Linie nicht die körperlichen Voraussetzungen, sondern Emotionalität, Selbstvertrauen und Technik. Wie ihr euch in diesen drei Punkten optimiert – auch mit etwas kleineren Geräten –, verrate ich euch in den folgenden Kapiteln.

Sanfte Eroberung oder wilder Stellungskrieg? So wirst du zum Top-Lover

Sagt mal, Jungs, geht's euch eigentlich wie uns umgekehrt auch? Gehen wir euch manchmal so richtig auf den Zeiger? Und wünscht ihr uns dann dorthin, wo keine Sau tot überm Zaun hängen will? Ich könnte das verstehen, oft ist es wirklich verflucht kompliziert mit uns. Da gibt es Tage, da sind uns die zwei Kalorien schon zu viel, die wir beim Anlecken einer Briefmarke zu uns nehmen; wir fühlen uns dann megafett und sind latent suizidgefährdet, weil uns deswegen natürlich kein Mann jemals wieder

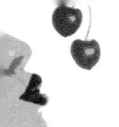

angrabbeln wird. Und dann gibt's diese Tage, da stopfen wir uns ohne mit der Wimper zu klimpern eine Familienpackung Häagen-Dazs in die Brennstoffzellen – mit Sahne. Das einzig Kalkulierbare ist unsere Unkalkulierbarkeit; Hü und Hott wechseln bei uns in Sekundenschnelle. Logisch, dass es diese Stimmungsschwankungen dann auch bei unseren sexuellen Gelüsten gibt.

Da kann es euch passieren, dass wir heute vom gnadenlos versauten Bück-dich-du-Stück-Gerammel schwärmen – und wenn ihr dann denkt, endlich zu wissen, was uns Spaß macht, finden wir morgen plötzlich die zärtliche Kuschelnummer in einem weißen Seidenhimmelbett total toll und euch natürlich total unsensibel! Mal von vorne, mal von hinten, Riding high oder Streichelzoo – zugegeben, es ist nicht gerade einfach, herauszufinden, wann Frau was auf dem Wunschzettel hat, und zwar für keinen von euch, egal, ob Sex-Spacko oder Pick-up-Hero mit dreistelliger Abschleppquote. Ich möchte da nicht in eurer Haut stecken.

Ihr Jungs seid da wesentlich einfacher gestrickt. Ihr kriegt Lust, wollt euer Teil zum Einsatz bringen und abspritzen – fertig. Klappe zu, Affe müde, größere Variationen nicht nötig ... Die Lust auf Sex ist beim Mann als Grundbedürfnis abgespeichert. Ich meine das überhaupt nicht böse, es ist halt so: Die Erregungskette samt ihren Gefühlen dahinter ist bei euch vergleichsweise simpel angeordnet.

Doch wir Frauen sind nun mal komplizierter. Es bleibt euch also nichts anderes übrig, als euch darauf einzustellen. Mit wachsender Erfahrung, viel Verständnis – und einem möglichst breiten Stellungs-Repertoire, um uns je nach unserer(!) Lust und Laune ordentlich über den Pfahl zu ziehen ...

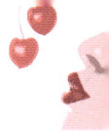

Giulias Eleven – meine allerliebsten Lieblingsstellungen

1. Die Missionarsstellung ist gewissermaßen die (ungeliebte Stief-) Mutter aller Praktiken. Oben – unten, der Klassiker eben. Man kann sich dabei in die Augen sehen, man kann sich küssen, am Hals herumknabbern und und und …

Allerdings kommen einige Frauen in dieser Stellung nicht zum Höhepunkt. Grund: Es fehlt die Stimulation der Klitoris. Wenn du ihr allerdings ein Kissen unter den Po schiebst, ist die Reibung ein bisschen intensiver. Und wenn du besonders tief in sie eindringen möchtest, bitte sie, die Knie anzuziehen. Interessanter Vorschlag: Probier diese Stellung mal in völliger Dunkelheit aus. Da reduziert sich alles auf das Sinnes-Trio Tasten, Riechen und

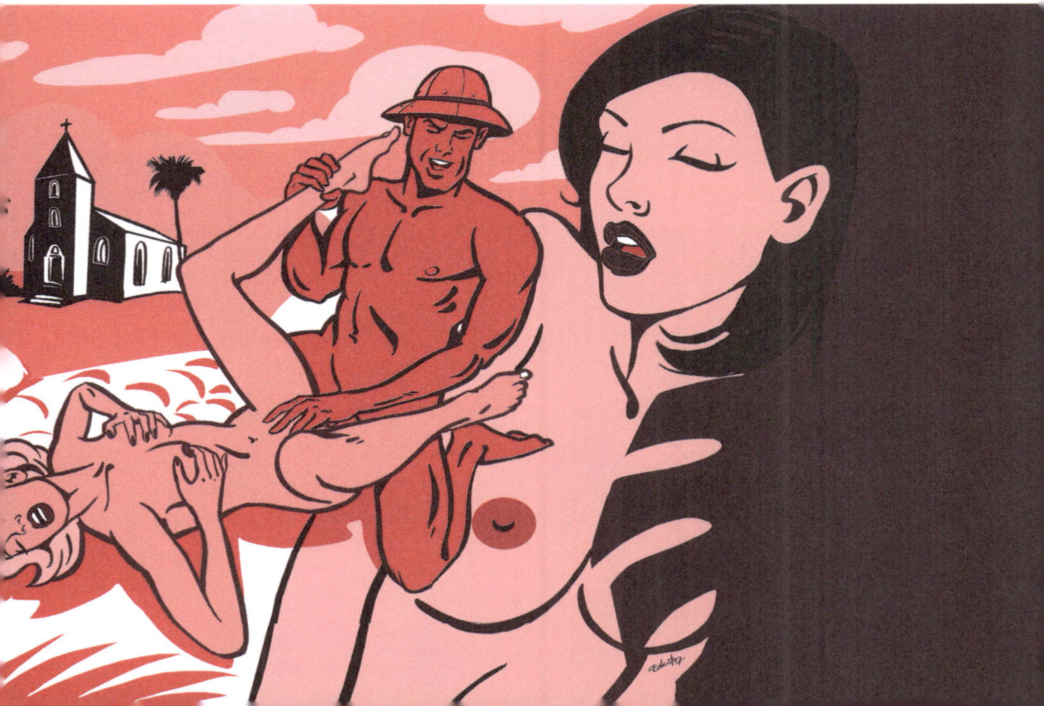

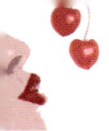

Hören, weil man nicht durch komplizierte Turnübungen abgelenkt wird – wunderbar.

Ich selbst mag die Missionarsstellung vor allem, weil mein Partner mir dabei so nah sein kann wie bei keiner anderen Position – und weil sie nebenbei auch noch saubequem ist: Während ihr Jungs euch oben abstrampelt, können wir Frauen uns ganz entspannt hinlegen, genießen und uns darauf freuen, mit welchen Stellungen ihr sonst noch um die Ecke kommt …

2. Der G-Punkt-Treffer ist eine großartige Stellung, um einer Frau multiple Orgasmen zu verschaffen. Du kniest vor deiner Partnerin, die auf dem Rücken vor dir liegt und ihre Beine auf deinen Schultern platziert. Dann legst du los, entweder aufrecht oder nachdem sie deinen Oberkörper zu sich heruntergezogen hat. Tipp: Noch ein bisschen enger fühlt es sich für dich an, wenn sie ihre Beine um deine Hüften schlingt.

Bei dieser Nummer bist du am Drücker und verantwortlich für Tempo und Tiefe. Die Chance, ihren G-Punkt zu treffen, der Pi mal Daumen fünf Zentimeter hinter dem Scheideneingang an der vorderen Scheidenwand liegt, ist dabei ziemlich groß. Und weil du sie zusätzlich wunderbar küssen und streicheln kannst, wird deine Lady diese Stellung mit Sicherheit lieben.

3. Reiterstellung: Hier hat zur Abwechslung mal die Frau die maximale Kontrolle: Während du auf dem Rücken liegst, sitzt sie auf dir und hoppelt vergnügt herum. Um sie zusätzlich heiß zu machen, kannst du dich mit ihren Brüsten beschäftigen oder mit den Fingerspitzen die Innenseiten der Schenkel streicheln. Ansonsten lass sie einfach machen und genieße den Ausblick – besonders den auf ihr Gesicht, wenn sie kommt. Das funktioniert

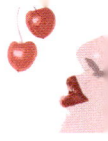

beim Rodeo nämlich ziemlich gut und dauert vermutlich auch nicht die durchschnittlich 20 Minuten, die wir sonst bis zum Orgasmus brauchen.

Der heiße Hoppgalopp ist übrigens auch anders herum ziemlich geil, wenn sie dir beim Reiten den Rücken zuwendet. Sie kann sich dabei nach hinten lehnen (damit du ihre Muschi stimulierst) oder nach vorne beugen (dann widmen sich deine Finger ausgiebig ihrer Rosette). Vielleicht bittest du sie, im Gegenzug dein Gehänge zu kraulen.

Je mehr du beim Sex ausprobierst, desto größer ist die Chance herauszufinden, was ihr wirklich gefällt. Deswegen habe ich hier noch drei Varianten der Reiterstellung, die euch ziemlich in Fahrt bringen dürften:

Hoppe, Hoppe Nummer 1: Noch ein bisschen schärfer verläuft die Reitshow, wenn sie nicht auf dir sitzt, sondern HOCKT – dann geht's nämlich bei ihr noch tiefer rein. Allerdings muss Frau da ein bisschen vorsichtig sein. Wenn sie nämlich zu wild reitet und dein Ding ein bisschen kürzer geraten sein sollte (wodurch es schnell mal rausrutscht), wird aus dem Kick schnell ein Knick. Ihr wisst ja, der Penis geht so lange zur Muschi, bis er bricht … Und so ein Lümmelcrash ist schmerzlich – genauso wie das mitleidige Lächeln des Chirurgen in der Unfallchirurgie …

Hoppe, Hoppe Nummer 2: Du sitzt angelehnt an die Rückwand des Betts, sie turnt, mit dem Gesicht zu dir, auf deinem Ding. Dann legt sie die Beine über deine Schultern, stützt sich mit den Armen auf der Matratze ab. Im Gegensatz zu ihren Händen sind deine einsatzbereit, also benutze sie – die Klitoris ist absolut in Reichweite! Du kannst sie in dieser für sie anstrengenden Stellung auch ruhig mal loben: Mach ihr Komplimente, sag ihr, wie heiß sie ist, wie sehr sie dich anturnt – das alles wird sie nur noch mehr anspornen.

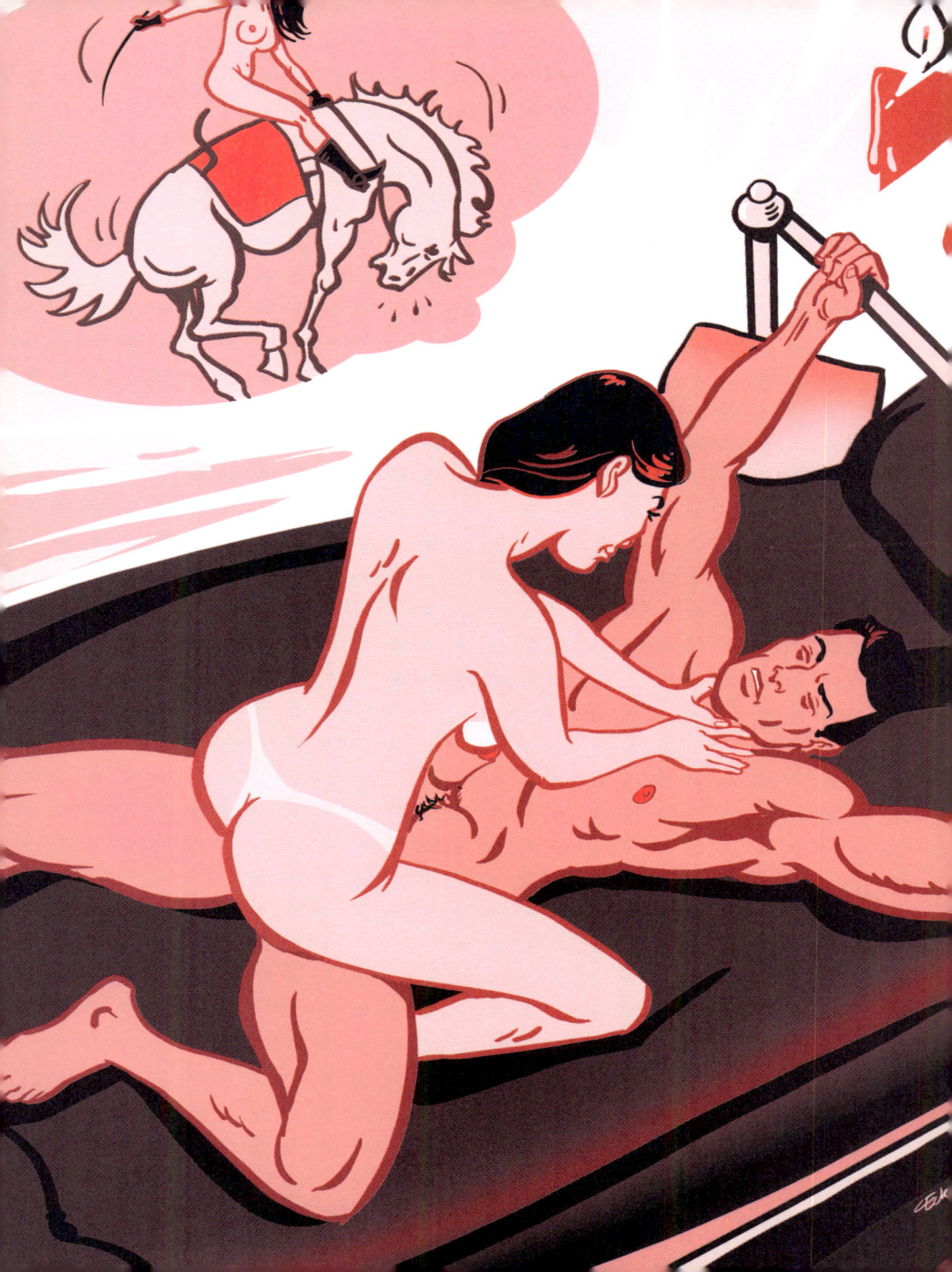

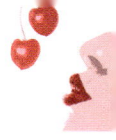

Hoppe, Hoppe Nummer 3: Du sitzt auf dem Bett und streckst die Beine aus. Deine Partnerin setzt sich auf dich, lehnt sich zurück und stützt sich mit den Armen ab. Du kriegst ihn so also nicht so weit rein wie bei Variante 2, außerdem sind deine Bewegungen in dieser Position eher Hüftschubser als Stöße, also wirst du vermutlich länger durchhalten. Glaub mir, Marathon-Mann, das wird ihr gefallen!

4. Der Doggy Style, also die Hündchenstellung, gehört zu meinen absoluten Lieblingsstellungen. Die Frau geht vor dir auf alle viere, du kniest hinter ihr, dockst an und legst los. Je weiter sie sich nach unten beugt, desto heißer wird die anale Peepshow für dich. Du kannst sie dabei an der Taille packen, ihre Brüste kneten oder mit einem feuchten Finger ihre Rosette stimulieren. Gib aber nicht zu viel Gas bei dieser Stellung. Aus Erfahrung weiß ich, dass ihr Jungs hier sonst zu schnell abschmiert. Also, lieber mal durchschnaufen zwischendurch. Tut ja vielleicht auch ganz gut – ich kenne Typen, deren angestrengtes Gesicht nach dem Hinterlader-Halali aussieht wie ein Semmelknödel mit Scharlach.

Stichwort Doggy Style: Diese Stellung eignet sich auch am besten für den Analverkehr. Dieser unterscheidet sich in der Technik eigentlich kaum vom Geschlechtsverkehr. Weil er für einige Männer allerdings die ultimative Macho-Weihe zu sein scheint, hier noch mal ganz deutlich: Das Rückwärtseinparken ist nichts für Matratzen-Machiavellis, die auf rücksichtslose Weise ihr Machtbedürfnis stillen wollen! Also bitte, wenn durchs Hintertürchen, dann vorsichtig, einfühlsam und mit ausreichend Zungenspiel und Gleitmittel!

Wenn sich die Frau für deine Analakrobatik begeistern kann und ihr euch häufiger auf diese Weise liebt, weitet sich ihr

135

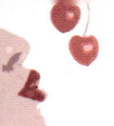

Schließmuskel mit der Zeit, dann flutscht es ein bisschen geschmeidiger.

Übrigens gilt für jede Form des Po-Pimperns: Wenn dein Dödel in dieser Region im Einsatz war, ist dessen anschließende gründliche Waschung Pflichtprogramm – vorher darf er auf keinen Fall vorne rein! Sonst besteht hohe bakterielle Infektionsgefahr in der Vagina!

5. Die Löffelchenstellung ist viel spannender, als sie klingt – man darf halt bloß nicht einfach nur stocksteif und kerzengerade hintereinander liegen. Klar, Sportficken sieht anders aus, aber die Löffelnummer kann sehr leidenschaftlich sein, wenn man das Ganze ein bisschen aufpeppt.

Wie das geht? Ihr beugt euch einfach dabei ein bisschen nach vorne, und schon habt ihr einen Winkel, der ein ganz tiefes Eindringen möglich macht. Du kannst sie auch bitten, ihr oberes Bein zu heben und dessen Fuß hinter deinem Bein oder auf deinem Oberschenkel abzustellen – dann liegt sie stabiler und du kannst ein bisschen kräftiger zustoßen.

Weil diese Stellung körperlich relativ entspannt abläuft, ist sie übrigens auch gut dazu geeignet, dich einmal wirklich intensiv mit ihren erogenen Zonen zu beschäftigen, zu checken, wie ihr Körper auf verschiedene Berührungen reagiert: ihr Hals, die Ohrläppchen, die Innenseiten ihrer Schenkel, die Finger, die Brustwarzen. Nur wenige Positionen sind derart geeignet, einfühlsam auf den Körper der Frau einzugehen.

6. Last Man Standing eignet sich perfekt für einen Quickie. Die Frau braucht nur eine Kante oder Fläche, auf der sie sich, den Rücken zu dir, mit Händen oder Armen abstützen kann. Das kann ein

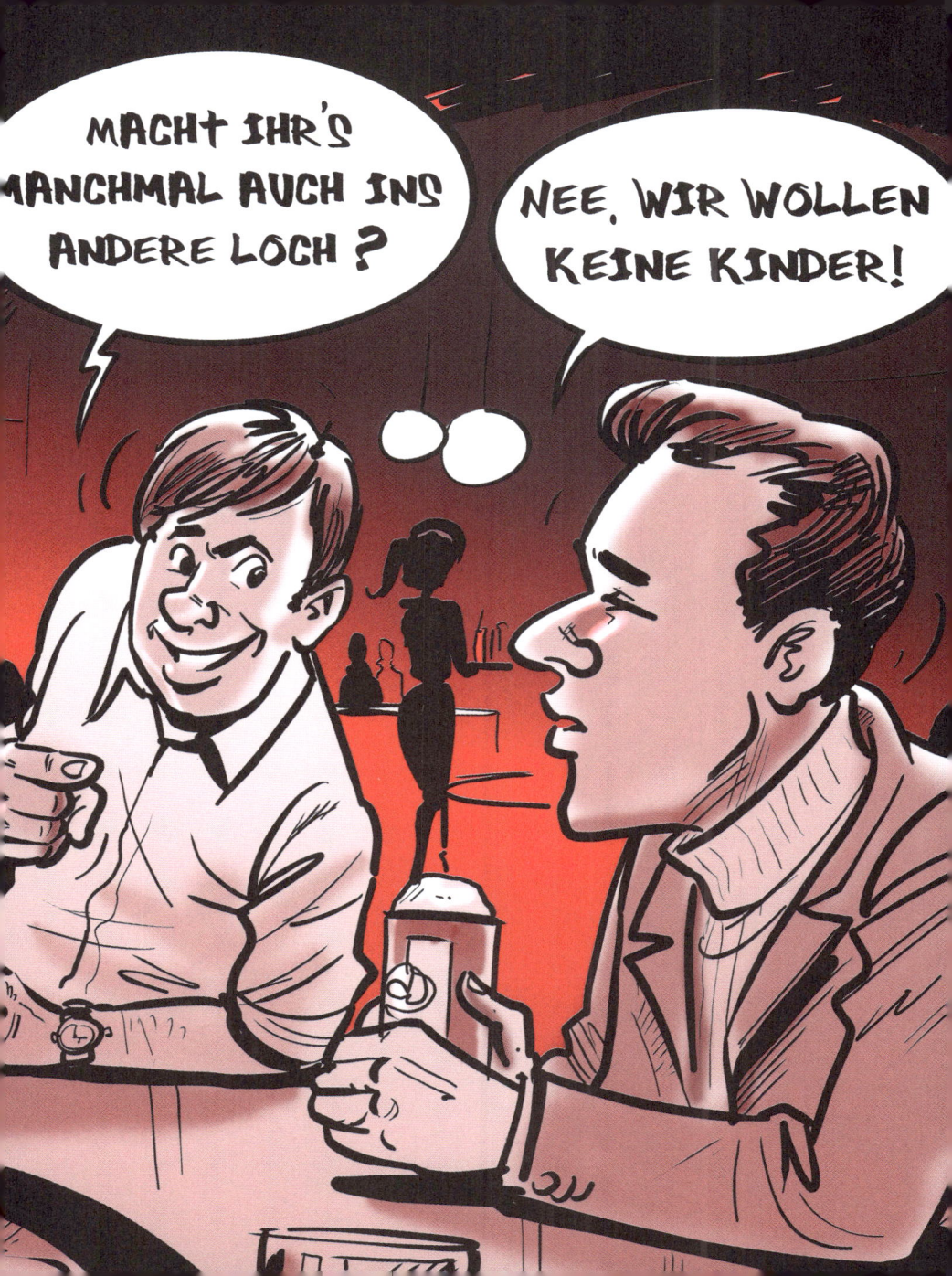

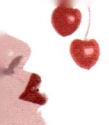

Schreibtisch sein, ein Gartenzaun oder – wenn's denn sein muss – der Spülkasten einer Discotoilette. Ausziehen? Unnötig! Hose oder Rock auf halb acht, nach vorne bücken, Schlüpper beiseite gezogen – und schon hast du freie Bahn.

Die Tischvariante für Fortgeschrittene: Bitte sie, ein Bein auf die Platte zu knien – das kommt dann noch schmutziger! Ich mag diese A-Tergo-Stellung* übrigens ganz gerne vor einem Spiegel, wenn ich mich und den Mann dann bei unserer rhythmischen Sportgymnastik beobachten kann. Wenn ich sehe, wie seine Hände meine Brüste streicheln und mit gekonntem Gentleman's Touch die Feuchtigkeit zwischen meinen Beinen überprüfen – hmmmhh, einfach wunderbar ...

7. Last Man Standing à la Arnie ist eine Stellung, für die du ein bisschen Kraft in Armen und Beinen brauchst, ist also nichts für schmächtige Bewegungslegastheniker. Ihr seht euch frontal an, du gehst etwas in die Knie und dringst von unten in sie ein. Nun legt sie ihre Arme um deinen Hals und schlingt ihre Beine um deine Hüften, während du sie am Hintern packst und hochhebst, wobei du dich aufrichtest. Beweg deine Hüften oder stemm sie, wenn ihr's etwas heftiger mögt, mit den Armen rauf und runter. Tipp: Wenn du sie gegen eine Wand drückst – Vorsicht bei fiesen Raufastertapeten! –, brauchst du nicht so viele Muckis, um sie zu halten.

Geh ruhig ein bisschen aggressiver ran bei dieser Stellung, pack sie, schüttle sie. Let's get ready to rumble, Baby! Auf Händen getragen und gleichzeitig gevögelt zu werden – es gibt wohl kaum eine Frau, die da nicht durchdreht!

---

* a tergo (lateinisch) = »von hinten« – schon die alten Römer wussten, was gut ist ...

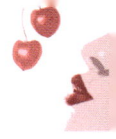

8. Die Schubkarre ist längst nicht so anstrengend, wie sie klingt. Hierbei kniest du zwischen den Beinen der Frau, die vor dir auf dem Rücken liegt, ziehst ihren Unterleib an den Hüften zu dir hoch und auf deinen Schwanz. Ihr Becken ist nun höher als die Schultern und sie kann sich bequem auf den Unterarmen aufstützen. Jetzt dringst du in sie ein und beginnst, in sie reinzustoßen – mal sanfter, mal heftiger, auch des Tempo kannst du variieren. Und weil das Ganze ja kein Goldfischsex sein soll: Benutz dabei ruhig deine Hände und spreiz ihr zum Beispiel mit den Fingerspitzen vorsichtig die Schamlippen auseinander, das intensiviert die Reibung kolossal. Es gibt kaum eine Stellung, bei der du dich besser mit ihrem Genitalbereich beschäftigen kannst. Bleibt jetzt nur noch zu hoffen, dass der auch ordentlich rasiert ist – ein Vaginalhamster, der dir förmlich ins Gesicht zu springen scheint, ist nämlich kein hübscher Anblick ...

9. Der Tantra-Sitz ist eine sehr zärtliche Art und Weise, miteinander zu schlafen. Du sitzt auf einem Stuhl oder einem Sofa, und die Frau sitzt (oder kniet) mit gespreizten (oder um deine Hüfte geschlungenen) Beinen auf dir. Jetzt kannst du sie ganz sanft wiegen und sie dabei küssen und streicheln. »Langsam« und »zärtlich« sind die entscheidenden Stichworte – hier geht es nicht um die große Action.

Es gibt allerdings auch noch eine heftigere Version, die sich »Breitbeinige Barbaren« schimpft. Total bescheuerter Name – aber eine 1A-Stellung für Typen aus der Kategorie Vollstrecker-Klasse: Die Frau sitzt ebenfalls auf dem Schoß des Mannes beugt ihren Oberkörper aber so weit es geht nach hinten. Dadurch schießt ihr viel Blut ins Gehirn, was das dortige Lustzentrum stimuliert. Damit es nicht zu viel wird: Zwischendurch immer

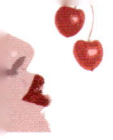

wieder hoch mit der Lady, sonst wird sie ziemlich dösig in der Birne!

10. 69 – dazu muss ich eigentlich nicht mehr sagen; das meiste, was du hierzu wissen musst, haben wir schon im Kapitel über die Zungenspiele besprochen. Im Gegensatz zu den vorigen Stellungen kommt es hier nicht zur Steckverbindung, sondern zum oralen Datenaustausch. Dir sollte allerdings klar sein, dass diese Stellung für Frauen herausfordernder ist als für dich. Sie müssen sich auf ihren eigenen Orgasmus konzentrieren UND zwischen deinen Beinen linguale Höchstleistungen vollbringen. Deswegen denke ich, dass diese Position eher etwas fürs Vorspiel ist, bevor ihr dann zur nächsten Übung übergeht. Wenn es dich anmacht, kannst du sie bitten, vorher ein Minzdrops zu lutschen – der kühlende Effekt kann sich auf der Eichel ziemlich geil anfühlen. Noch ein Tipp: 69 erst mal auf der Seite liegend probieren, dann ist es weniger anstrengend.

11. Der Dreier ist etwas für Profis, ohne Wenn und Aber. Ich weiß zwar, dass er auf fast jeder männlichen Fantasieliste ganz weit oben steht, aber die wenigsten von euch wissen, wie man einen Dreier praktiziert. Ein bisschen Info kann also nicht schaden, zumal man ja auch nicht jeden Tag so in Stellung geht und der Erfahrungshorizont daher ohne Vorkenntnisse relativ schnell enden dürfte.

Variante 1: Ein Mann und zwei Frauen: Ich würde vorschlagen, ihr beginnt mit der Dreier-Löffelchenstellung und legt euch alle drei auf die Seite. Wer dabei in der Mitte liegt? Immer schön durchwechseln! Wenn vorher nichts anderes vereinbart wurde, solltest

140

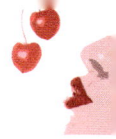

du dich mit beiden Frauen ähnlich intensiv beschäftigen. Was sie mit dir anstellen, hängt von ihren Vorlieben ab – und davon, wie weit sie bereit sind, sich in dieser Konstellation auszuleben. Streicheln, lecken, vögeln, fingern – ihr könnt euch da euren ganz persönlichen Mix zusammenstellen.

Variante 2: Eine Frau und zwei Männer: Hier ist ein bisschen Mut notwendig. Immerhin setzt da bei euch Jungs sofort genetisch verankertes Revierdenken ein – von eurem mehr oder minder ausgeprägten Schwanzneid mal ganz zu schweigen. Wäre gut, wenn ihr euch beim Dreier davon lösen könntet, sonst wird das Ganze ziemlich krampfig. Und genau das kann bei der Doppelpenetration kein Mensch gebrauchen; schließlich muss ein Schwanz in die Muschi und der andere in den Po oder in den Mund. Das erfordert einiges an harmonischer Abstimmung. Erstere Kombination geht zum Beispiel in der Sandwich-Position ganz gut. Da liegt die Frau zwischen den beiden Männern, die sich in ihrem Liebesrhythmus einander anpassen sollten: Ist einer tief drinnen, gleitet der andere raus und umgekehrt. Wer was tut und wie er es tut – diese Regeln solltet ihr vorher abgeklärt haben; alle drei sollen schließlich Spaß dabei haben. Auch zwischendurch würde ich immer wieder mal nachfragen, ob alles in Ordnung ist. Und: Ihr solltet eine Art Codewort vereinbaren, mit dem man den Sex unterbricht, wenn sich einer aus dem Trio nicht mehr wohlfühlt.

Ob zu dritt, gleich im Rudel oder ganz klassisch zu zweit: Alle hier beschriebenen Stellungen sollen und können nur eine Hilfestellung sein für das, was alles möglich ist. Jede Variante lässt sich noch weiter verändern, ausbauen, persönlich ausgestalten. Du musst deine eigene Kreativität entwickeln, immer wieder aufs

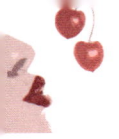

Neue, und herausfinden, womit du deine Partnerin happy machst. Denn es bringt nichts, immer die komplette Palette von A bis Z durchzuvögeln, frei nach dem Motto, irgendwas wird schon dabei sein, das ihr gefällt. Nein, Jungs: Punktlandungen sind gefragt. Und die müssen auch nicht immer unbedingt im Bett stattfinden …

Raus aus den Federn: Sex auf freier Wildbahn

Es ist toll, sexuelle Aktivitäten auch mal außerhalb des Schlafzimmers auszuleben. Raus in die Natur, in die Einsamkeit. Oder dorthin, wo viele Menschen sind – Public Viewing mal anders …

Bei allen Ausflügen dürft ihr Jungs allerdings nicht vergessen, dass die meisten Frauen ohne Pfadfinder-Gen auf die Welt gekommen sind (was übrigens auch für diejenigen Frauen gilt, die Uwe oder Udo heißen …). Das bedeutet: Wir mögen nichts, das krabbelt, pikt, stinkt, beißt, schlängelt oder sonst etwas in dieser Art! Männern mag so etwas am Allerwertesten vorbeigehen, aber die weibliche Libido ist nun mal leichter zu irritieren. Abgesehen davon brauchen wir für ein vernünftiges Erregungslevel ein längeres Warm-up. An ein paar Dinge solltet ihr also beim Frischluft-Fick denken …

❤ Im Wasser

Ein Nümmerchen im kühlen Nass kann schon etwas Geiles sein. Im Meer, in einem See oder einem Whirlpool, da geht doch gerade ihr Jungs steil! Aber auch eine Freundin von mir – beruflich bekannte Immobilienmaklerin, privat extrem durchgeknallte Nudel – ist ganz wild auf Sex im Wasser, besonders dann, wenn an-

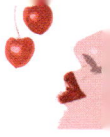

dere Badegäste ihr dabei zusehen könnten. Dass sie und ihr aktueller Quartalslover da manchmal eine gewisse Magnetwirkung erzeugen, ist klar; aber die beiden scheinen sich an Schwimmern mit Taucherbrille nicht zu stören, die blubbernd die Unterwasser-Peepshow genießen – ganz im Gegenteil. Ich kann aber Frauen verstehen, die man vom Planschepoppen erst überzeugen muss. Erstens ist der Verkehr im Wasser grundsätzlich etwas schwieriger, da die natürliche weibliche Gleitflüssigkeit größtenteils weggespült wird. Und dann ist da ja noch unser Kopfkino, das ständig mitläuft: Ihr wisst ja sicher, dass in ausnahmslos allen Gewässern dieser Erde bissige Mörderfische, angriffslustige Blutegel oder giftige Wasserschlangen leben – und nichts davon sieht man, bevor es einen hinterrücks anfällt! Alles nicht wirklich erregungskatalysierende Vorstellungen. Und wie sieht's mit Whirlpools und Schwimmbädern aus? Hier lauern gefährliche Bakterien und Killerkeime, die von eurer Dampframme dann schön in unsere Muschiflora gerammt werden.

Letzteres ist ein real existierendes Problem. Schickt eure Aquanautinnen also unmittelbar nach dem Verkehr zum gründlichen Duschen, das verringert das Risiko einer Infektion. Auf die verzichtet ihr lieber, denn die bedeutet: Sex-Sperre – oft wochenlang! Und falls eure Frauen von vornherein nicht so recht Fahrt aufnehmen beim Vorschlag einer maritimen Paarung, dann verzichtet lieber darauf. Es gibt genug andere Orte, die sie bestimmt mehr anturnen dürften.

❤ Am Strand

Ich erinnere mich gerne an eine spezielle Nacht – die letzte, die ich mit einem früheren Freund auf Barbados verbracht habe.

Nach dem Abendessen in einem hübschen Fischrestaurant an der Uferpromenade gingen wir am Strand spazieren. Es hatte noch immer 24 Grad, dazu das Plätschern der Wellen, wolkengedämpftes Mondlicht, das den Puderzuckersand unter unseren Füßen in ein warmes, tiefes Grau tauchte. Kitsch as Caribbean can – aber sooooo schööööön! Wir hatten Weißwein getrunken und den ganzen Abend von unserem zurückliegenden Urlaub geschwärmt. Ich war beschwingt, vielleicht ein bisschen beschwipst und, ja, ich geb's zu, je länger wir in dieser Groschenroman-Kulisse durch die Dunkelheit schlenderten, desto anlehnungsbedürftiger wurde ich: Die Atmosphäre, dieser knackige Kerl an meiner Seite, alles war noch frisch und aufregend, da kam schnell eins zum anderen. Nach einem kurzen Nahkampf, dem – ritsch, ratsch – erst die Knöpfe meines Tops und dann der Bund seiner Boxershorts zum Opfer fielen, haben wir dann ziemlich heftig den Strand umgegraben (sorry übrigens für die zerstörte Sandburg, und ich hoffe, der kleine Taschenkrebs hat ein neues Zuhause gefunden). Es war romantisch und versaut zugleich; Rosamunde Pilcher goes Porno. Das bisschen Sand im Getriebe habe ich anschließend tapfer weggelächelt und später im Hotelzimmer brausend entsorgt. Also Jungs, falls ihr nicht gerade mit der Vorsitzenden von Strandphobiker e. V. unterwegs seid: Nutzt die Chance auf Sex on the Beach – es lohnt sich auf jeden Fall!

❤ Wald und Wiese

Wenn man mal von piksenden Störfaktoren wie Disteln, Ästchen und allerhand Getier – von **A**meisen bis **Z**ecken – absieht, kann auch das Pimpern in Wald und Flur durchaus seine Reize haben. Du solltest hier allerdings für ein bisschen Equipment sorgen, zu-

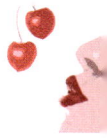

mindest eine Decke zum Drunterlegen und ein Mückenspray werdet ihr brauchen. Kleiner Tipp noch: Halt dich beim Stöhnen ein wenig zurück, sonst hält dich ein Jäger noch für einen brunftigen Hirsch und ballert dir eine Ladung Schrot in den Arsch. Und pass auf Rehkacke und Hundehaufen auf – ich bin auf dem Weg zu einem Quickie im Park schon mal übel in die Scheiße getreten ...

❤ Im Flugzeug

Du denkst jetzt an den legendären Sex auf der Bordtoilette? Vergiss es, zumindest mich turnt das nicht wirklich an. Außerdem wird der Höhenrausch in der Minikabine richtig teuer, wenn man erwischt wird, ganz abgesehen von dem Spießrutenlauf, der beginnt, wenn euch die Stewardess da mit knallroter Birne rauszieht! Aber wie wär's denn damit: Lass dir vom Bordpersonal eine Decke bringen, die du dir und deiner Frau über den Schoß legst; und während sich andere ihrem obligatorischen Tomatensaft widmen, können eure Finger auf Tauchstation gehen und in anderen Säften rühren – schon seid ihr Mitglied im High Mileage Club. Und nicht vergessen: Immer schön unauffällig lächeln ...

❤ Im Auto

Sex auf Rädern kann auch ganz lustig sein – solange ihr ein bisschen gelenkig und nicht über zwei Meter groß seid. Gegen eventuell aufgescheuerte Knie, nach einer gewissen Zeit auftretende Beinkrämpfe oder neugierige Polizisten müsst ihr allerdings auch immun sein. Mir ist so was schon mal passiert – Mann, war das oberpeinlich, als zwei Schnauzbartträger von der Streife

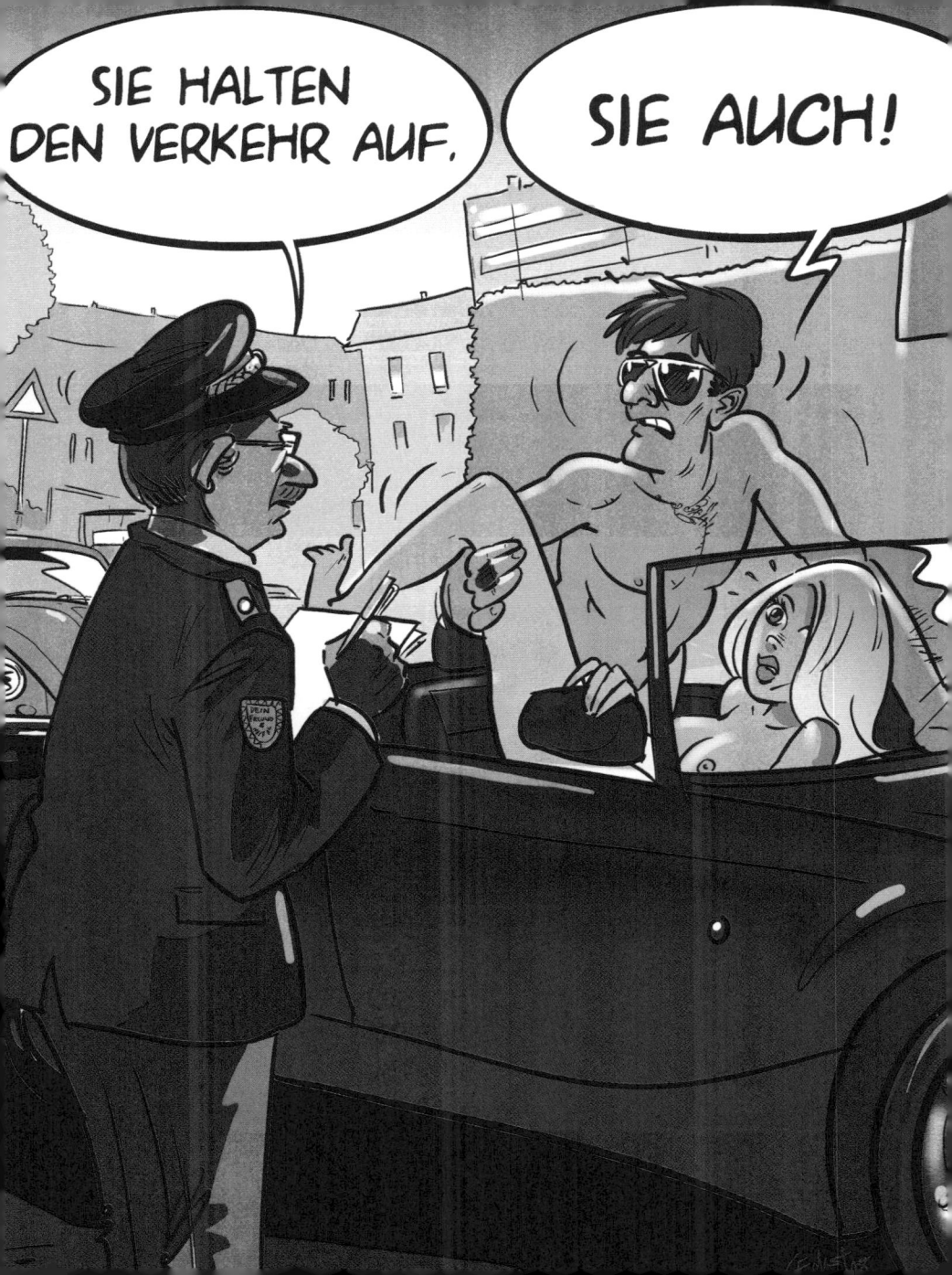

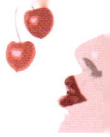

auf einem Autobahnrastplatz plötzlich mit ihrer Taschenlampe in unsere erhitzten Gesichter gestrahlt haben. Es hat sich dann jedoch schnell herausgestellt, dass die Jungs, Rotzbremse hin oder her, total cool waren und ein Auge zugedrückt haben – na ja, jedenfalls nachdem sie uns erwischt hatten! Sie hätten uns ja auch anzeigen können; immerhin war unser einsehbarer Auto-Quickie streng genommen Erregung öffentlichen Ärgernisses nach § 183a StGB! Im schlimmsten Fall kann man dafür sogar ein Jahr Gefängnis aufgebrummt bekommen. Das ist keine Nummer dieser Welt wert – also Vorsicht beim Kfz-Verkehr!

❤ Vor der Kamera

Sex zu haben, während jemand mit seiner Filmkamera draufhält, ist draußen natürlich verdammt gewagt und deswegen absolut nicht für Anfänger geeignet. Du solltest damit also auf jeden Fall zu Hause anfangen. Am besten benutzt du einen Camcorder mit Bildstabilisator – ein total verwackeltes Blair Bitch Project ist weitaus weniger spannend als die originale »Witch«-Variante. Ihr solltet dabei nicht zu viel künstliches Licht verwenden; am besten ist Tageslicht, das lässt die Haut weich und natürlich aussehen. Sexy Schlampen-Couture kann kleine Problemzonen verdecken; mit Make-up würde ich jedoch sparsam umgehen – es soll ja kein hanebüchener Gesichtsfasching werden. Was meist ebenfalls in die Hose geht, ist, sich zu viel von Pornos abzugucken, außer ihr plant eine Komödie; das Nachdrehen professionell ins Licht gesetzter Szenen gerät nämlich meist zur Lachnummer. Zum Einstieg könntest du zum Beispiel mal die Kamera in der Hand halten, während sie auf dir reitet oder während du sie von hinten nimmst. Später kannst du die Kamera auf ein Stativ

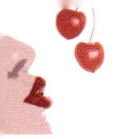

stellen und einfach mal laufen lassen, solange ihr zugange seid. Mach deiner Partnerin dabei Mut und Komplimente, feuere sie an – dann traut sie sich mehr zu, was auf dem Bildschirm extrem gut rüberkommt.*

Aua, das macht Spaß: SM

Im Gegensatz zum *Folterbondage*, bei dem der Partner in eine schmerzhafte oder zumindest sehr unbequeme Lage gebracht wird, stehe ich eher auf die softere Variante namens *Filmbondage*. Die ist nämlich wesentlich verspielter, relaxter und auch ästhetischer als die Hardcore-Fesselspiele. Dabei geht es mehr um den ästhetischen Aspekt; und um Fesselungen, aus denen man sich mit ein bisschen Mühe auch noch selbst befreien kann. Bei mir sind kleine Accessoires wie ein Seidenschal oder weiche Baumwollbänder erlaubt – doch sobald Schmerzen ins Spiel kommen, ist Schluss mit lustig. Wenn's bei dir Ketten oder Schlösser sein sollen: Vergiss bloß nicht, wo du die Schlüssel hingelegt hast: Der Tag, an dem du nackt und mit Latexmaske von einem Schlosser aus der Hündchenstellung geschweißt wirst, fräst sich auf ewig in dein Gehirn! Ich würde dir ohnehin raten, hier nicht zu sehr auf die Kacke zu hauen; und falls du doch auf härtere Sachen stehst: Bitte immer den Hals aussparen und bei den Gelenken nicht zu doll zuziehen! Sonst gibt's einen Blutstau; oder deine Partnerin wird sogar ohnmächtig. Nach dem Lösen der Fesseln

---

* *Aber Achtung: Erwähne auf keinen Fall die Namen Pamela Anderson oder Paris Hilton. Sonst denkt sie am Ende, dass euer Streifen demnächst auf Youtube zu bestaunen ist.*

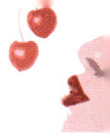

solltest du die betroffenen Stellen dann sanft mit Duftöl massieren, das regt die Blutzirkulation an. Was immer ihr auch tut, ihr solltet es vorher besprechen und die Grenzen abstecken. Vielleicht schreibt ihr es auch auf – zusammen ein kleines Drehbuch zu verfassen kann schon vor der eigentlichen Fesselnummer eine Menge Spaß bringen …

Sexfantasien

Rollenspiele – oder: Schwester, ich hab da was …

Für Langeweile im Bett gibt es keine Ausrede. Denn dafür gibt es zu viele verschiedene Möglichkeiten, seine sexuellen Fantasien auszuleben. Dazu gehören selbstverständlich auch Rollenspiele. Ich finde sie superspannend, sie bringen richtig Pep in die heimische Bumsbude.

Man sollte also meinen, über dieses Thema könnte man frei von der Leber weg und vor allem positiv sprechen. Aber denkste – Mann kann's meistens nicht und Frau schon gar nicht! Sollte dann trotzdem mal jemand dieses heiße Eisen anfassen, wird er angesehen wie ein dreiköpfiger Ziegenteufel, den man eigentlich ad hoc exorzieren und anschließend aufs Kreuz flechten müsste. Untermalt wird die scheinbar latent vorhandene Abscheu bei Frauen meist mit einem pikiert gekicherten »Ich? Nein, igittigitt, so etwas mache ich bestimmt nicht!«. Und Männer tönen gerne siegesgewiss: »Ich brauch so was nicht, um richtig in Fahrt zu kommen.«

Da kann ich nur sagen: Alles klar, ihr lieben Männlein und Weiblein! Diejenigen, die diese Sülze mit 80-prozentigem Mär-

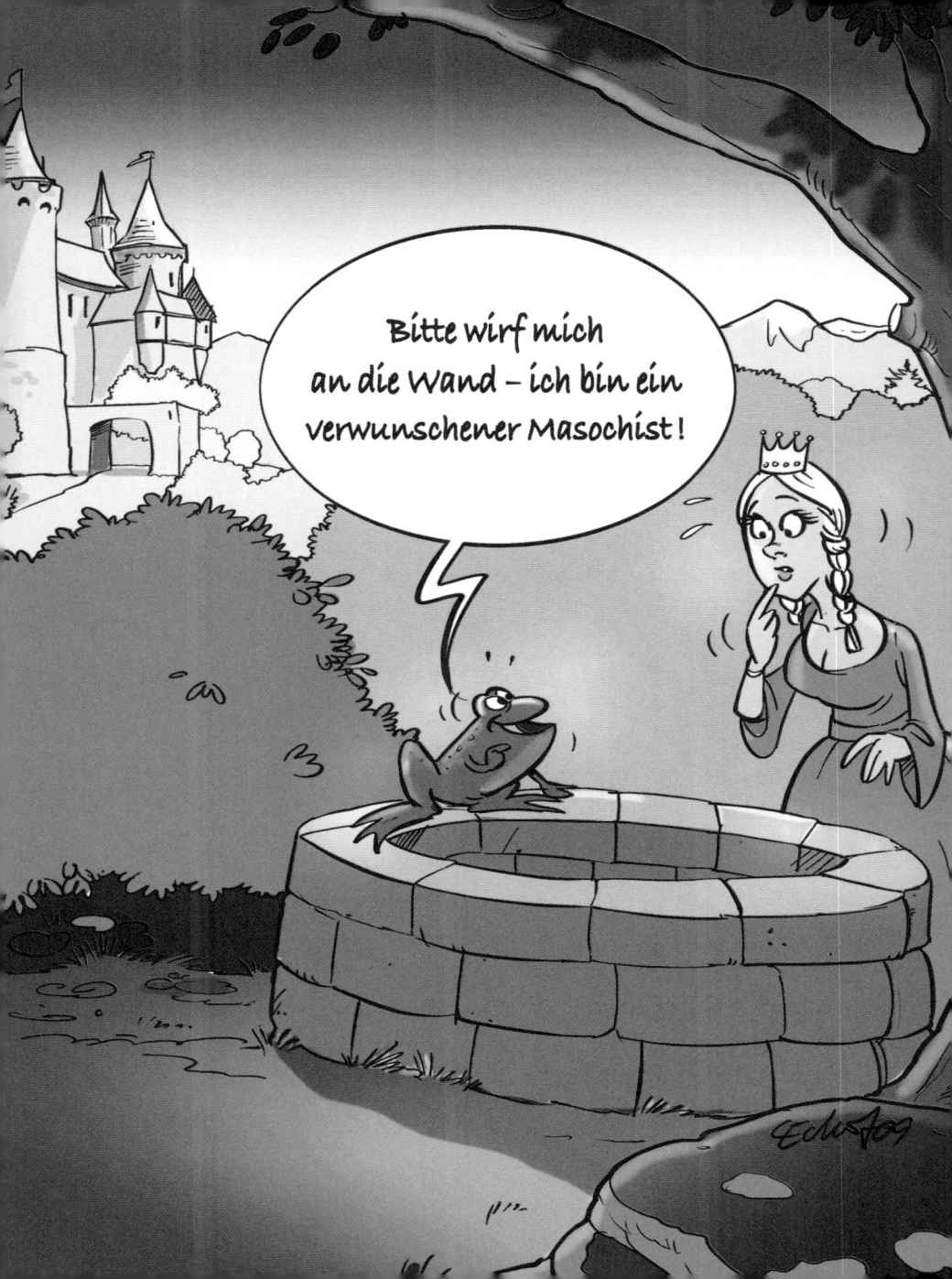

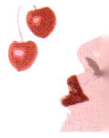

chengehalt von sich geben, sind genau DIE Kerle, die sich ent-
rückt die Palme taub schubbern, wenn eine Leder-Domina im
TV-Nachtprogramm die Peitsche schwingt; und genau DIE
Frauen, in deren Muschi die Flut einbricht, wenn sie mal wieder
von einem schneidigen Soldaten in Ausgehuniform träumen, der
noch nicht mal Richard Gere sein muss.

Hey, warum nur träumen? Leben – man muss seine Träume
leben, auch im Bett! Dass das nicht immer einfach ist, weiß ich.
Macht es doch einfach wie bei allen anderen Spielen auch: Lernt
die Regeln – und dann probiert's aus!

So habe ich auch damit angefangen. Gemeinsam mit Josch,
einem sympathischen, gebildeten Synchronsprecher aus Frank-
furt. Wir waren schon etwas über ein Jahr zusammen, und ich
vertraute ihm in jeder Hinsicht. Zwar hatte es zwischen uns
bislang schon leichte Fesselspielchen mit Tüchern gegeben und
auch kleine Ringkämpfe mit Ringelpietz, das war jedoch alles
ganz harmlos. Irgendwann aber fühlten wir uns endlich so weit,
unsere »Einbrecher und hilfloses Opfer«-Fantasie, über die wir
vorher schon öfter gesprochen hatten, in die Tat umzusetzen ...

*Es war ein Samstagabend im Sommer. Josch und ich saßen in seiner
Frankfurter Wohnung. Wir hatten Pasta gegessen und eine Flasche
Rotwein getrunken. Diesen Abend wollten wir nicht ausgehen. Das
Frankfurter Nachtleben konnte zur Not auch mal ohne uns auskom-
men. Wir hatten andere Pläne: Wir wollten endlich unser Rollenspiel
das erste Mal ausprobieren.*

*Ich war ein bisschen angeschickert und entsprechend enthusias-
tisch. Irgendwann verließ Josch die Wohnung, und ich legte mich ins*

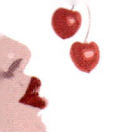

Bett. Alle Fenster standen offen, die Vorhänge bewegten sich leicht, es wehte ein sanfter Wind. In der gesamten Wohnung war es dunkel, nur von draußen schimmerte das Licht einiger Straßenlaternen herein.

Im Drehbuch unseres kleinen Rollenspielchens stand jetzt eigentlich, dass ich eindösen sollte – um dann von Josch im Schlaf überrascht zu werden. Aber ich war so aufgekratzt, dass ich kein Auge zukriegte. Wann würde ich das leise Klicken des Schlüssels in der Wohnungstür hören? Wann die knarrenden Schritte auf dem Parkett? Zugegeben, es war nicht 100-prozentig realitätskonform, dem Herrn Einbrecher vorher einen Schlüssel in die Hand zu drücken; da Joschs Apartment jedoch im vierten Stock liegt, fiel eine Kletterpartie aus, und das Aufbrechen einer Wohnungstür hätte a) Lärm und b) einen gewissen Kostenaufwand erzeugt – dann doch lieber ein Einbrecher mit Hausschlüssel …

Ich lag also in meinem sehr kurzen, schwarzen Négligé im Bett und wartete. Rollte mich hin und her. Dachte darüber nach, welche Schlafposition Josch wohl am erotischsten finden würde: ganz unter der Decke oder halb bedeckt? Auf dem Bauch liegend oder auf dem Rücken? Ich entschied mich schließlich für seitlich, den Körper halb bedeckt – meine linke Pobacke und mein Rücken lagen frei. Das würde prickelnd aussehen, da war ich mir sicher.

Ich musste bestimmt eine Dreiviertelstunde warten – dann hörte ich endlich, wie sich leise die Wohnungstür öffnete. Schritte kamen näher. Da ich mit dem Kopf Richtung Fenster lag, konnte ich nicht sehen, was hinter mir geschah.

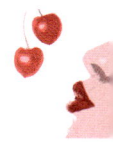

Die Geräusche waren jetzt bereits im Schlafzimmer. Und obwohl ich vorher Zweifel gehabt hatte, ob ich bei alledem wirklich ernst bleiben könnte, erregte mich die Situation. Meine Muschi wurde feucht, und Vorfreude machte sich in mir breit. Wie hart würde Josch mich anpacken? Würde er mich fesseln, meine Dessous zerreißen oder mich einfach nur festhalten, bevor er mich nahm? Und wie heftig sollte ich mich wehren? Sollte ich stöhnen, um Gnade flehen, hysterisch quieken?

Ich begann heftiger zu atmen und merkte, dass Josch jetzt direkt hinter mir stand. Ich kniff meine Augen zu, denn er erwartete ja, dass sein Opfer schlief. Ich meinerseits erwartete eine Taschenlampe, die er jetzt eigentlich anknipsen sollte – so ein richtig massives Ding, wie es die amerikanischen Cops immer mit sich rumschleppen. Damit sollte er meinen Körper ableuchten. Ich würde dabei »plötzlich« aufwachen, um dann, verschreckt wie Bambi im Schweinwerferlicht eines 20-Tonners, richtig auf den Stoßfänger genommen zu werden.

So weit zumindest der Plan. Und die Praxis? Kein Licht. Auch keine Attacke aus dem Dunklen. Stattdessen spürte ich einen heftigen Stoß am Bett, gefolgt von einem Fluch. Ich drehte mich um und knipste das Nachttischlicht an. Josch stand da mit schwarzer Gocart-Sturmhaube auf dem Kopf und sah ganz schön bedrohlich aus. Weniger bedrohlich wirkte es, wie er sich mit einer Hand das schmerzende Schienbein hielt und jaulte wie ein Straßenköter. In der Hand hielt er eine Mini-Taschenlampe, kaum größer als ein Autoschlüssel und wenig dazu geeignet, einen sicheren Weg durch die dunkle Wohnung zu ermöglichen – und so war er dann gegen den kantigen Rahmen des Metallbetts geknallt. Er habe seine große Lampe im Auto

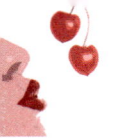

nicht gefunden, jammerte Josch, und nur diese Bonsai-Funzel aus dem Handschuhfach kramen können. Wow, ein toller Einbrecher! Anstatt mich unter seinen Händen zu wehren, lag ich laut lachend im Bett. Unser erster Rollenspielversuch war gründlich schiefgegangen. Und leider konnten wir die »Einbrecher und hilfloses Opfer«-Nummer auch nicht wiederholen. Die Gefahr, dabei auch ohne Bettrahmen-Crash erneut loszuprusten, wäre einfach zu groß gewesen.

Aber es gab jede Menge andere Fantasien, die wir auslebten, dann auch mit dem notwendigen Ernst. Eines meiner Lieblingsspiele war zum Beispiel die Variante »Nutte und Freier«, bei der ich das heißeste Outfit aus dem Kleiderschrank zauberte, das dieses Mahagoni-Monstrum ausspucken konnte. Ein kurzer Blick in den Spiegel – yes, gegen mich sahen die Pussycat Dolls aus wie staubige Mormonenpriesterinnen! Die »Jeans&Shirt-Verkleidung« von Josch stellte dagegen keine größere Herausforderung dar. Allerdings hatte er sich in Sachen Requisite richtig Mühe gegeben und am PC Spielgeld gebastelt. Wir nannten die Währung »Sex-Dollar«. Für einen Blowjob zahlte Josch mir 100 Sex-Dollar, für das anschließende Nümmerchen schob er noch mal 150 rüber. Als wir fertig waren – die Zeit hatten wir, ganz Puff-like, auf eine Stunde begrenzt, legte Josch das Geld aufs Bett und fuhr nach Hause. Der Clou: Am nächsten Tag durfte ich die Sex-Dollar bei ihm gegen echtes Geld eintauschen – und es gleich darauf in einem Schuhgeschäft meiner Wahl wieder loswerden. Ach, Josch, manchmal vermisse ich dich sehr!

Gut gefallen hat mir auch die Spielart »Polizistin und Verdächtiger«, die Josch eines Tages vorschlug. Meine Uniform, die mich in eine

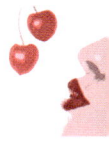

dieser sexy New Yorker Law & Order-Ladys verwandelte, stammte aus einem Kostümverleih (ich hatte mir das Ding mal für eine Faschings-party in einem kleinen Schwabinger Laden ausgeliehen, und es hatte mir so gut gefallen, dass ich es anschließend kaufte). Zu meinen Re-quisiten gehörten außerdem Handschellen und ein mit Leder überzo-gener Bürostuhl, den ich auf einem Flohmarkt auf der Münchner The-resienwiese günstig erworben hatte. Wenn der Verkäufer wüsste, was auf dem alten Stück so alles geschehen ist … Na ja, jedenfalls habe ich Josch einige Male an diesen Bürostuhl gefesselt und nach allen Regeln der Verhörkunst rangenommen: Halogenleuchte aufs Gesicht, ich lässig auf der Schreibtischkante sitzend, »Zum letzten Mal, Freundchen …«. Gebe Gott, dass Amnesty International nie davon erfährt, die würden in meiner Wohnung glatt ein zweites Guantánamo vermuten. »Yes, Ma'am«, »No, Ma'am« – bis ich irgendwann den Hand-schellenschlüssel »zufällig« irgendwo aus meiner knappen Kleidung hängen ließ und Josch sich befreien konnte. Anschließend durfte er sich natürlich an mir rächen. Schuhgeld habe ich hier trotzdem nicht bekommen. Josch, vielleicht vermisse ich dich doch nicht …

Ein Rollenspiel, auf das meine Freundin Nadine steht, finde ich ebenfalls großartig: Sie fährt voll auf die Krankenschwestern-Nummer ab. Bevor Schwester Nadine ihren Dienst antreten konnte, musste sie sich natürlich einen extrem engen weißen Kit-tel organisieren. Sie fragte mich, ob ich ihr mein Krankenschwes-ter-Faschingskostüm leihen würde. Klar, konnte sie haben – auch wenn ich sagen muss, dass ich es seitdem nie wieder zu Gesicht

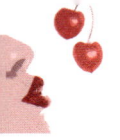

bekommen habe; es scheint bei Nadine im Dauereinsatz zu sein. Manchmal erzählt sie mir davon: Sie lässt dann die oberen Kittelknöpfe offen, darunter trägt sie einen Push-up, der ihre nicht gerade unerhebliche Oberweite mal eben eine komplette Etage höher quetscht. Lifta, der Titten-Lift – immer wieder wunderbar, diese Dinger! So ausstaffiert, beginnt sie dann ihre Visite: abtasten, gut zureden, Fieber messen (wofür sie ihrem Patienten, quasi als Thermometer-Ersatz ganz sanft ihren mit etwas Gleitcreme getunten Finger in den Po steckt und ihn flüsternd über Risiken und Nebenwirkungen informiert). Nur die Spritze, die zückt in diesem Fall der Patient zum Abschluss selbst …

Ja, Jungs, da schlackern euch die Ohren, was? Aber auch Frauen erzählen sich eben intime Details und davon, was ihre jeweiligen Kerle so alles draufhaben. Mittlerweile habe ich da eine ziemlich stattliche (Sex-)Spielesammlung zusammen.

Der Chef und die Sekretärin
Szene/Emotion: Beide immer im Stress gerade in der Mittagspause.
Was man braucht: vögeltauglicher, stabiler Schreibtisch. Für ihn: Business-Anzug, Gelfrisur. Für sie: strenges Nadelstreifenkostüm mit weißer Bluse, hochgesteckte Haare, Brille mit möglichst kräftigem Gestell für den strengen Look.

Der Filmproduzent und die Schauspielerin
Szene/Emotion: Ein Starlet will die Hauptrolle.
Was man braucht: beturnbare Besetzungscouch. Für ihn: Dandy-Look. Für sie: Outfit, Make-up und Perücke für die Verwandlung in einen Hollywood-Star, dazu Pumps oder Highheels.

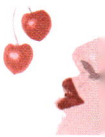

Der Bauarbeiter und die hübsche Passantin

Szene/Emotion: Ein schwitzender Worker überredet sie zu einem Quickie in der Tiefgarage.

Was man braucht: Für ihn: Blaumann oder Fetzen-Jeans, Unterhemd, Helm, Bierflasche. Macho-Sprüche und auf den Fingern pfeifen vorher bitte einstudieren. Für sie: Casual Streetwear.

Der Uni-Professor und die Studentin

Szene/Emotion: Eine Studentin will bessere Noten.

Was man braucht: Lolli oder Rohrstock (eventuell auch Lineal) – je nachdem, wie jung das Nymphchen sein soll oder in welchem Jahrhundert es auf den strengen Herrn Professor trifft. Für ihn: sportlicher Anzug. Für sie: karierter Rock, Bluse, weiße Kniestrümpfe und geflochtene Zöpfchen oder Pferdeschwanz.

Der Vampir und das Opfer

Szene/Emotion: Eine Frau fürchtet sich in der Nacht vor beißenden Vampiren und ist gleichzeitig erregt durch die Gefahr.

Was man braucht: abgedunkelte Wohnung, Kerzen. Für ihn: schwarze Kleidung, gleichfarbiger Umhang oder Mantel, Plastikbeißerchen. Für sie: Seidennachthemd.

Die Biologielehrerin und der unerfahrene Schüler

Szene/Emotion: Doktorspiele wecken den Entdecker.

Was man braucht: eine Lupe, um alle Details der Vagina ausreichend erkennen zu können. Für ihn: Casual Streetwear. Für sie: sportliches Kostüm.

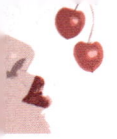

Der Scheich und die Bauchtänzerin

Szene/Emotion: Fressgelage und Macht, der Frau befehlen zu können, was von ihr erwartet wird.

Was man braucht: große, bequeme Kissen für den Boden, orientalische Lampen. Für ihn: Bettlaken. Für sie: bauchfreies Top.

Der Gast eines Tabledance-Ladens und die Stripperin

Szene/Emotion: Voyeurismus – nur gucken, nicht anfassen.

Was man braucht: Geldscheine, laszive Musik (etwa der Joe-Cocker-Klassiker »You Can Leave Your Hat On«), stabiler Tisch zum Tanzen. Für ihn: Casual Streetwear. Für sie: sexy, sexy, sexy.

Der Hausherr und das Au-pair-Mädchen

Szene/Emotion: heimliche Besuche in ihrem Zimmer, Verführung einer Angestellten.

Was man braucht: nichts. Falls ihr wirklich ein Au-pair-Mädchen zu Hause habt, ist dieses Rollenspiel übrigens nicht zu empfehlen.

Na, Jungs, ein bisschen in Stimmung gekommen? Dann legt los und begeistert eure Frauen.

Dabei muss eines klar sein: Rollenspiele sind nichts für die erste Nacht, normalerweise auch nichts für die Kennenlernphase oder für spontane Überraschungen. Es gehört viel Vertrauen dazu, ein bisschen Mut und jemand, der die Führung übernimmt – und das bist du! Du besprichst mit deiner Spielpartnerin, was du selbst möchtest und was sie sich vorstellen kann; ob sie den devoten oder lieber den autoritären Part übernehmen möchte und wie weit sie es gestattet, die Hierarchie des Spiels zu verschieben.

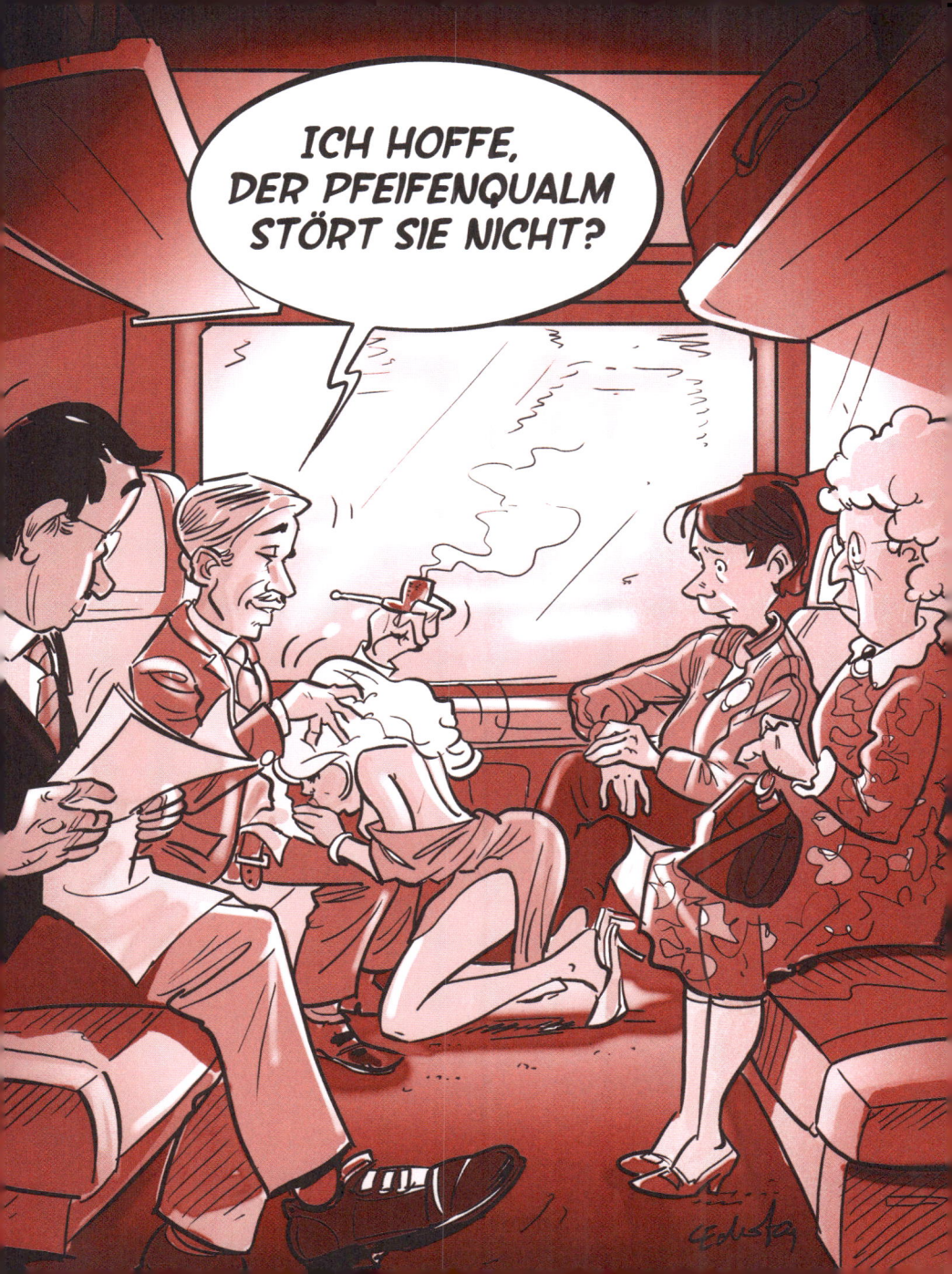

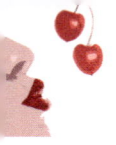

Vielleicht hilft es dir, wenn du ihr deine Vorstellungen wie einen Film erklärst, den man zusammen bespricht, inszeniert und durchlebt; einen Film, der euch vorübergehend aus dem normalen Leben reißt. Denn bei Rollenspielen ist nichts real, alles findet auf einer Spielwiese statt. In diesem Openair-Kopfkino kann jeder sich in jemand anderen verwandeln und das eigene Ich hinter sich lassen. Ich glaube, dass fast jeder Mensch das Bedürfnis hat, manchmal auf dieser Wiese zu spielen. Nur dort wird der krummbuckelige Ja-Sager zum Machtmenschen und der Topmanager zum bellenden Sklaven im Hundekostüm.

Nur wer sich von Zeit zu Zeit neu erfindet, kriegt Abstand zur eigenen Person. Das ist ganz wichtig, auch für mich: Dann wird nämlich aus der hart arbeitenden Geschäftsfrau und Mama, die ihren Kids die verschnupften Rotznasen abwischt, bevor sie in einem Club die Meute zum Abhotten bringt, eine ganz andere Frau: mal ein naives Blondchen aus Barbieland, dann Prinzessin Lillifee mit nix drunter oder eine Passantin, die ihren Freund zum Bauarbeiter macht.

Die Abwechslung bringt's. Nur rein und raus, das reicht mir jedenfalls auf Dauer nicht. Erotik ist auch das Spiel mit Vorstellungskraft und Fantasie. Und erst durch das Ausleben von Fantasien wird und bleibt der Sex richtig gut.

Sich zu verkleiden ist überhaupt eine tolle Sache, finde ich. Das muss gar nicht mal unbedingt etwas mit Sexfantasien zu tun haben und kann trotzdem ungeheuer spannend sein. Ich liebe es, in verschiedene Rollen zu schlüpfen und Menschen damit ein bisschen in die Irre zu führen. Im folgenden Fall tat ich es allerdings auch, um kleine Rachegelüste zu befriedigen …

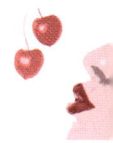

Es gab mal einen Mann in meinem Leben namens Marco. Leider hatte er eine Exfreundin, Michaela, an der er noch immer hing. Wochenlang flirtete ich mit Marco, zog alle Register. Gut, meine Bemühungen waren vielleicht nicht ganz so verzweifelt wie Margarethe Schreinemakers' Versuche, auf den Bildschirm zurückzukehren, aber ich kam dem schon ziemlich nahe. Genutzt hat es jedoch nichts. Keine Fortschritte, null, nada, niente. Marco und ich haben sogar ein paar Mal in einem Bett nebeneinander geschlafen, aber eben nicht mehr. Gute Nacht, Giulia; Gute Nacht, Marco. Hätte eigentlich nur gefehlt, dass sich John-Boy Walton auch noch zu Wort meldet!

Trotzdem genoss ich es, mit Marco auszugehen und Spaß zu haben. Man konnte ja nie wissen …

Zur Faschingszeit findet im schicken Hotel Bayerischer Hof in München jedes Jahr der Ball »Carneval in Rio« statt. Marco hatte mich eingeladen, mit ihm dort hinzugehen. Seine ganze Clique sei dort und ein paar Mädchen, die ich nicht kennen würde. Ich sagte zu und freute mich riesig auf den Abend. Das würde ein sexy Auftritt werden: ich als heiße brasilianische Tänzerin. Dann, tschakalaka, könnte ich vielleicht doch noch ein bisschen an Marcos Standhaftigkeit kratzen. Oder lutschen … Gerade als mir am nämlichen Tag ein Blick auf die Uhr bestätigte, dass ich mich bereits seit über zwei Stunden durchs Bad föhnte, schminkte und stylte, klingelte das Telefon. Es war Marco, der mir erklärte, dass er doch lieber mit Michaela auf den Ball gehen wolle und mich daher wieder ausladen müsse. Man würde sich ja dann später im P1 sehen. »Vollkommen in Ordnung«, presste ich in den Hörer. Meine Stimme klang wie Fingernägel auf einer Schultafel – und war

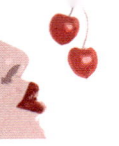

trotzdem weitaus weniger furchteinflößend als mein Wutschrei, der folgte, als das Gespräch beendet war. Ich war selten so sauer! Was glaubte der Kerl eigentlich? *Nicht mit mir, mein Freund, damit kommst du nicht durch!* Ich rief im Bayerischen Hof an und organisierte wirklich auf den aller-, allerletzten Drücker vier Eintrittskarten und einen Tisch in der Nähe von Marcos Clique – zu einem Preis, der mir noch heute die Tränen in die Augen treibt. Doch in diesem Augenblick war mir das egal. Rache ist süß. Und manchmal eben auch schweineteuer.

In Sachen Verkleidung musste ich natürlich schnell umdisponieren. Mit einem mega-sexy Kostüm, dicker Nerd-Brille, schwarzer Kurzhaarperücke und drei eingeweihten Freundinnen, die Marco nicht kannte, war ich wenig später auf dem Weg zum Ball. In meiner Handtasche hatte ich ein normales Outfit für später dabei. Im Hotel angekommen, mischten wir Mädels uns unters Feiervolk, tanzten und tranken. Anfangs hielt ich mich noch etwas zurück, ich hatte Angst, erkannt zu werden. Doch nach ein paar Gläsern Prosecco wurde ich mutiger. Und jedes Mal, wenn Marco tanzen ging, ob allein oder mit Michaela, war ich in seiner Nähe; prostete ihm zu, wenn er in meine Richtung sah; tanzte extrem aufreizend; warf ihm Blicke Marke »Lkw-Fahrers Traum« zu. Wenn ich ehrlich sein soll, klebte ich ihm den ganzen Abend wie ein angenuckeltes Bonbon am Hosenboden. Es machte einen Heidenspaß – umso mehr, als ich merkte, wie Marco wegen mir Stress mit Michaela bekam. Auch Exfreundinnen – war sie das eigentlich wirklich? – können ja ganz schön eifersüchtig sein. Arme Michaela, fast tat sie mir leid. Wie gesagt, fast …

Gegen elf Uhr machte ich mich kurz mal auf den Weg Richtung Toi-

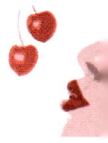

lette. Der führte durch das Hotelfoyer, wo große Staffeleien standen. Dort waren die Fotos sämtlicher Ballgäste angepinnt, man konnte sie als Souvenirs kaufen. Ich suchte die Bilder von mir, meinen Freundinnen sowie von Marco und seiner Clique. Wieder zahlte ich – sagen wir, zu viel, und stopfte die Fotos in meine Tasche. Als ich dann in den Waschräumen ankam, standen zufällig die unbekannten No-Name-Nulpen aus Marcos Clique am Waschbecken vor dem Spiegel. Sie führten eine interessante Unterhaltung.

»Hast du gehört? Marco hat Giulia ausgeladen. Wegen Michaela. Ist aber auch kein Wunder, Giulia ist echt 'ne blöde Kuh.«

»Ja, die kenne ich auch. Ihr könnt mir glauben, sie ist die Arroganz in Person. Nie lustig, immer unfreundlich.«

Die nächste fing sogar an zu erzählen, ich hätte mal was mit ihrem Exfreund Zino gehabt. Den Namen hatte ich noch nie gehört. Ich rauche ja nicht mal Davidoff-Zigaretten ...*

Ich wusch mir fast die Haut von den Händen, nur um weiter zuhören zu können, ja, ich lieh mir sogar Schminke von einem der Mädels. Als die Lästerschwestern dann sagten, sie würden jetzt bei Gelegenheit ins P1 fahren, musste ich ein weiteres Mal meinen Plan ändern. Und mich beeilen – ich wollte sie dort schließlich gebührend empfangen ...

Ich sagte meinen Freundinnen schnell Bescheid und düste in die

---

* *Ok, kleiner Scherz am Rande. Für alle Nichtraucher: Zino Davidoff war der Gründer der legendären Tabakwarenfabrik. Für den Fall, dass Günther Jauch euch das mal fragen sollte ...*

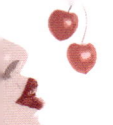

Prinzregentenstraße, wo sich besagte Münchner Nobeldisco befindet. Ein gehetztes Hallo zum Türsteher, Garderobe abgegeben, rein in die Toilette, Outfit-Wechsel. Aus der dunkelhaarigen Dancing-Queen mit dem Unterleib im Gesicht wurde wieder die blonde Top&Jeans-Giulia. Kurz darauf trudelte die Clique mit Marco und den Lästerschwestern ein. Ich wurde vorgestellt und, man muss es so sagen, scheinheiligst begrüßt. Schön, dass man mich ENDLICH mal kennenlernen würde; SOOOO schade, dass ich nicht beim Ball gewesen wäre; und überhaupt sei ich ja VIIIEEEL netter als Michaela.

Von Marco ließ ich mir kurz berichten, wie der Abend bislang für ihn verlaufen war. Er nuschelte nur irgendetwas von einer Frau, die ihn mit ihrem Tanzstil genervt habe. Dann lud er mich ein, mit ihm und der ganzen Truppe am nächsten Tag mittags den traditionellen Kehraus im Franziskaner-Wirtshaus zu feiern. Diesmal lud er mich auch nicht wieder kurzfristig aus. Pech für ihn.

Ich kam als Letzte zum Franziskaner. Alle anderen waren schon da – und bombig gelaunt. Restalkohol plus Neubetankung, es ging hoch her. Bitte schön, ich würde den Spaßfaktor gleich noch weiter nach oben schrauben. Ich kramte die Bilder der Clique vom vergangenen Abend aus meiner Handtasche und verteilte sie auf dem Tisch. »Ein Geschenk«, sagte ich. Große Überraschung, dann Freude. »Wie nett«, »eine schöne Erinnerung« und so weiter. Noch klopften sie mir auf die Schulter. Liebe Giulia, nette Giulia. Mitten in der aufkeimenden Kollektivfreude zückte ich dann die Fotos meiner drei Freundinnen – und dann schließlich das von mir. Eins nach dem anderen. Langsam und demonstrativ. Mein Haus, mein Pferd – meine Rache. »Und

das war ich«, sagte ich beim letzten Foto, das eine Schwarzhaarige zeigte, die schon ein bisschen angeschlagen in die Kamera grinste.

Es hat ein bisschen gedauert, bis die Lästerschwestern geschnallt hatten, was da gerade geschah. Dann kam ihnen die Erinnerung – Total Recall in Sachen Toiletten-Talk. Ich habe selten jemand so rot anlaufen gesehen wie die drei Grazien, die sich umgehend aus dem Staub machten.

Marco, mit dem ich bis heute befreundet bin, fand das alles knallekomisch – was mich damals für den Bruchteil einer Sekunde störte, immerhin wollte ich ihn ja verarschen, wollte, dass er sich wenigstens ein bisschen ärgert. Dann allerdings wurde mir klar, dass die zufällig auftretenden Lästerschwestern mein kleines Spielchen um einiges interessanter gemacht hatten. Genugtuung. Insgesamt war es ein Riesenspaß – und Giulia Sonnenscheinchen strahlte wieder.

Komm Schatz, gib mir Tiernamen!

Dirty Talk (dt.: schmutziges Gerede) ist eine sexuelle Praktik und bezeichnet das Benutzen von erotisierenden oder sehr anschaulichen und direkten Wörtern vor oder während des Geschlechtsverkehrs zur Erhöhung der sexuellen Stimulation.

So beschreibt Wikipedia den animalischen Sextalk. Klingt verdammt trocken und dürfte ebenso wenig dazu geeignet sein, dich der *Kunst der schmutzigen Worte* näherzubringen wie mein Lieblingssatz aus einem Porno: Da ackert sich irgendein Typ hinter einem Billig-Bunny ab, spritzt auf Blondies Rücken und grunzt

dann: »Und in neun Monaten wächst dir ein Rucksack!« Wahnsinn, oder? Ich lach mich schlapp. Was für ein unglaublicher Verbalerguss …

Mal im Ernst, richtig guter Dirty Talk ist gar nicht so einfach hinzukriegen. Ich spreche da durchaus auch aus eigener Erfahrung …

Es ist schon einige Zeit her, da hatte ich eine schöne und harmonische Beziehung. Yanick, sechs Jahre älter als ich, Student der Kommunikationswissenschaften, und ich waren damals rund zwei Jahre zusammen. Wir hatten sogar eine gemeinsame Wohnung. Eigentlich lief alles gut – bis auf unser Liebesleben. Das war, wie soll ich's ausdrücken, etwa so aufregend wie eine Origami-Meisterschaft. Und auch ähnlich schweigsam. Denn das größte Problem, wenn Yanick und ich es taten, war die unglaubliche Stille im Schlafzimmer. Keine Geräusche außer dem Rascheln der Bettwäsche, kein Stöhnen – geschweige denn, dass wir uns mal etwas Gepfeffertes um die Ohren gehauen hätten. Wenn mir ab und zu dann doch mal ein minimäusiges »Ahh« über die Lippen huschte, fühlte ich mich schon extrem versaut. Und Yanick? Stumm wie ein Fisch! Ob er wirklich gekommen war, konnte ich lediglich am Feuchtigkeitsgrad zwischen meinen Beinen oder seiner zusammengefallenen Donnerbüchse feststellen. Doch ich war damals viel zu schüchtern, um ihm zu sagen, was ich mir wünschte; und viel zu unerfahren, um zu wissen, wie gefährlich so ein Schweigen sein kann. Ich Doofi hab's mir leicht gemacht, ihm einfach die Schuld für unser immer langweiliger werdendes Sexleben in die Schuhe geschoben – und ihn dann irgendwann verlassen.

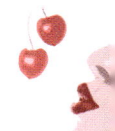

Kurz darauf kreuzte ein anderer Mann in meinem Leben auf. Mika war ein Typ wie aus einem Italo-Western: kantig, verwegen, ein bisschen verlebt – irgendwie authentisch. Bis zu diesem Zeitpunkt hatte ich bestenfalls weichgespülte Bonanza-Boys kennengelernt, die man problemlos in diese berühmte TV-Familie aus drei asexuellen Brüdern, ihrem omnipräsenten Pa und dem chinesischen Aushilfskoch hätte integrieren können. Mika dagegen war eher wie Franco Nero oder Clint Eastwood. Ich war fasziniert, diesen Mann wollte ich haben. Und ich habe ihn bekommen.

Wir waren zwei Monate zusammen. In dieser Zeit habe ich sexuelle Erfahrungen gesammelt wie ein Eichnörnchen: noch 'ne Nuss und noch 'ne Nuss – bald hatte ich eine riesengroße Tüte Studentenfutter zusammen! Ich lernte neue Stellungen kennen, von denen ich bislang nur geträumt und gelesen hatte (obwohl ich das damals natürlich nie zugegeben hätte). Und ich kam endlich auch in den Genuss von Sextalk.

Plötzlich sagte ein Kerl im Bett ganz ungewohnte Dinge zu mir: »Ich will's dir besorgen!«; oder: »Dreh dich um, damit ich dich vögeln kann!« Mika nannte mich »geile Schlampe«, »kleine Nutte« oder »süße Drecksau«. Und wisst ihr was? Ich fand das großartig – was für neue Facetten beim Ficken! Abwechselnd gab es zärtlichen Kuschelsex und wüstes Gerammel, geflüsterte Liebkosungen und harte Kommandos im Befehlston – eine vollkommen neue Dimension der Lust, die Mika mir eröffnete. Trotzdem fühlte ich mich niemals benutzt oder beleidigt. Mika wusste ganz genau, wann er welche Schweinerei vom Stapel lassen konnte. Auch ich selbst traute mich endlich, meine Wün-

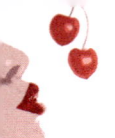

sche zu äußern, ihn zu bremsen oder anzufeuern. »Härter!« – »Tiefer!« – »Schneller!« – »Spritz in mich rein!« – »In meinen Mund!« – »Auf meine Brüste!« Waschechtes Porno-Palaver – ich wurde richtig kreativ. Und ich wurde laut. Mich stöhnend zum Orgasmus zu hecheln war plötzlich überhaupt kein Problem mehr. Gina Wild? Who the fuck sollte das sein? The Incredible Giulia And The Sound Of Sex – ich war fast ein bisschen stolz auf mich ...

Wie schon gesagt, das mit Mika dauerte leider nur zwei Monate. Auf Dauer gehört einfach mehr zu einer Beziehung als guter Sex – und das fehlte bei ihm einfach. Cowboys sind selten ein Fall für den Herzblatthubschrauber. Da gibt es immer eine Weide, auf der das Gras noch grüner ist, immer noch ein Pferd, das zugeritten werden muss. Eines Tages galoppierte Mika also einem neuen Sonnenaufgang entgegen, auf welchem Hottehü auch immer, und ich stellte fest, dass mein Exfreund Yanick mir eigentlich ganz schön fehlte. Merkwürdig, ich hatte in den vergangenen Wochen ganz unbewusst immer versucht, einen lockeren Kontakt zu ihm zu halten, hatte ihm einige SMS geschickt und mich bei gemeinsamen Freunden nach ihm erkundigt.

Jetzt wollte ich Yanick zurück. Ich bat ihn also um Verzeihung, kroch geradezu nach Canossa. Es fehlte nicht viel und ich hätte winselnd vor seiner Haustüre den Staub geküsst. Immerhin, es hat sich gelohnt: Er verzieh seinem reumütigen Cowgirl und gab uns noch eine Chance. Zwei Tage nach unserer Versöhnung schliefen wir das erste Mal wieder miteinander. Ich war total aufgeregt und freute mich, ihm zeigen zu können, was ich alles gelernt hatte. Es war fast wie früher: Guck mal, Mami, was ich kann – nur, dass es sich eben nicht um Purzelbäume han-

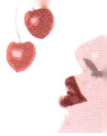

delte. Ich dachte wirklich, Yanick wäre dankbar, wenn unser Sexleben ab jetzt ein bisschen kreativer und schmutziger sein würde.

An diesem Abend lagen wir also in der klassischen Missionarsstellung aufeinander. Er drang in mich ein. Ich packte seinen Hintern mit meinen Händen und versuchte, ihm meinen Rhythmus vorzugeben. Dabei flüsterte ich ihm ins Ohr, dass ich ihn schneller in mir spüren wolle.

Er reagierte nicht, oder genauer: Er ignorierte mich. Nach drei, vier Minuten merkte ich, dass seine Stöße schneller wurden, er näherte sich offenbar langsam dem Höhepunkt. Ich dachte, jetzt könnte ich endlich mal was sagen. »Ja, ja, komm, komm …«, stöhnte ich. Weiter kam ich nicht. Er stoppte, schaute mich erst irritiert, dann sauer an und zog seinen Schwanz raus. »Von dir lass ich mich nicht unter Druck setzen! Ich komme, wann ich will!«, blaffte er mich an. Den Rest des Abends war ich so schweigsam wie zu unseren schweigsamsten Zeiten nicht.

Immerhin noch ein halbes Jahr bin ich bei Yanick geblieben. Aber ich habe nie wieder versucht, meine Ideen, Fantasien oder Sextalk in unser Liebesspiel einzubauen. Es hat dann noch etwas gedauert, bis mir klar war, was ich bei diesem Mann falsch gemacht hatte: Ich habe ihn schlicht überfordert, zum richtigen Zeitpunkt das Falsche gesagt – oder umgekehrt.

Sextalk ist keine Disziplin, die man mal so eben aus dem Handgelenk schüttelt. Man muss sie beherrschen, dann erst ist sie effektiv – und zwar verdammt effektiv. Aber das weiß ich auch erst heute. Es spielen so viele Faktoren eine Rolle. Wann ist der perfekte Zeitpunkt, um Sextalk ins Spiel zu bringen? Was kann ich

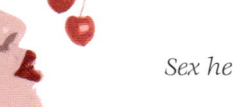

im Bett sagen, ohne dass es peinlich oder lächerlich wirkt? Es gehört viel Fingerspitzengefühl dazu, das alles auszuloten, meist auch eine Menge Übung. Aber es gibt ein paar Tipps, die sehr hilfreich sein können.

Fangen wir mal mit etwas Grundlegendem an: dem Gefühl für die passende Situation, um das Thema an den Start zu bringen. Wenn du eine Frau in eurer ersten gemeinsamen Nacht von hinten bespringst, ihr mit der flachen Hand johlend den Po versohlst (»Yeahaw, ich fick dich, bis die Gerte glüht«!) ist schneller Schluss mit lustig, als du »Coitus Interruptus« aussprechen kannst. Das andere Extrem wäre, seine eigenen Wünsche über Monate oder sogar Jahre mutlos unter der Decke zu halten. Auch das bringt nichts. Denn eins ist klar: Wenn im Bett die große Langeweile einzieht, steht die Beziehung schnell auf wackeligen Beinen.

Eine Frau wird in Sachen Sextalk selten den ersten Schritt tun. Also sprich du mit deinem Mädel – aber bitte sensibel und zum richtigen Zeitpunkt. Der ist weder beim morgendlichen Kaffee (»Is' noch Milch da? Ach übrigens, Schatz, soll ich dir heute Abend mal so richtig versautes Zeug ins Ohr flöten?«) noch während eines Telefonats aus dem Büro (»Du, wir könnten eigentlich mal ..., warte kurz, ich muss schnell auf die andere Leitung ...«). Auch wenn ihr gerade miteinander schlaft, solltest du nicht unbedingt damit anfangen, deinen Schweinskram-Wunschzettel runterzubeten, jedenfalls nicht bei eurer Talk-Premiere. Das setzt Frauen ganz unvermittelt unter Druck – *Habe ich bislang etwas falsch gemacht? Aha, er ist wohl unzufrieden* –, und schwupps, ist unsere Lust beim Teufel!

Besser ist es, du wartest auf eine entspannte Atmosphäre. Abends bei einem Glas Wein bietet sich für so etwas eine gute Gelegenheit, vielleicht auch beim Kuscheln oder Schmusen. Sprich

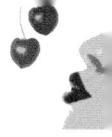

offen und einfühlsam mit ihr, so gibst du ihr die Möglichkeit nachzufragen, nimmst ihr die Unsicherheit.

Erzähl ihr, was du dir wünschst und wie sehr es dich anmachen würde. Bei allem Einfühlungsvermögen kann es dir dann natürlich immer noch passieren, dass du sie nicht weichklopfen kannst und stattdessen ein »Was willst du? Ich bin doch keine Nutte!« an den Kopf geschmissen kriegst. Gut möglich, dass sie dir zumindest anfangs ordentlich an den Karren fährt. Das muss aber nicht zwangsläufig schon das Ende deiner Bemühungen bedeuten. Vielleicht sind ein, zwei weitere Gespräche notwendig, um sie von der verbalen Gänseblümchenwiese Richtung Porno-Set zu locken. Nur Mut, in vielen Fällen kommst du irgendwann ans Ziel; oder du akzeptierst eben ihr sexuelles Schweigegelübde, weil du sie über alles liebst; oder du schickst die fade Planschkuh einfach in die Wüste.

Sollte sie jedoch in Stimmung gekommen sein für Dirty Talk, kann's losgehen. Allerdings ist auch bei diesem zweiten Schritt noch Zurückhaltung angesagt. Falls du selber noch Anfänger bist, fang mit der gesamten Bandbreite des Stöhnrepertoires an, bau dann ein paar einfache Worte ein: »Ja«, »O mein Gott«, vielleicht ihren Vornamen. Verwende nichts, das dir peinlich ist! Alles muss möglichst natürlich und locker rüberkommen.

Falls ihr dann nach ein paar Nummern einige Erfahrungen gesammelt habt, kannst du dem Lüstern-Flüstern mehr und mehr Schärfe verleihen. Kündige zum Beispiel hörbar an, was du tun möchtest – dass du sie spüren, lecken, vögeln willst. Und tu es bitte so laut, dass sie dich auch hören kann. Nichts ist abturnender als ein ins Kissen genuschelter Silbensalat, gefolgt von einem höflichen »Entschuldige, was hast du gesagt, Schatz?«

Was immer du sagst und tust, achte dabei immer auf ihre Re-

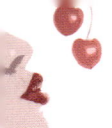

aktion. Beobachte sie genau. Was gefällt ihr? Und wo musst du eine andere Richtung einschlagen, bevor du dich zum Idioten machst? Fast alles ist erlaubt, solange sie die Möglichkeit hat, zuzustimmen oder abzulehnen. Letzteres wird übrigens relativ sicher bei Rohrkrepierern wie diesen geschehen:

Die zehn No-nos beim Talk im Bett

1. »Geht ganz schnell, ist gleich vorbei!«
2. »Sag mal, nimmst du eigentlich die Pille?«
3. »Boah, deine Bumsgrotte sieht extrem supi aus!«
4. »Ich bin der Beste, bei mir kannst du echt noch was lernen!«
5. »Jetzt komm schon, meiner Ex hat das auch gefallen!«
6. »Irgendwie riecht es hier!«
7. »Du schwanzgeile, verfickte Nuttenfotze, ich spritz dir deine Arschmöse voll mit meinem dreckigen Sexsaft, du geile Muschisau!«
8. »Nicht diese Stellung, da sieht dein Busen irgendwie komisch aus!«
9. »Stell dich nicht so an, du willst es doch auch!«
10. »Gleitmittel? In den Arsch gefickt zu werden ist reine Kopfsache.«

Erlaubt ist nur, was beide anturnt. Bei mir selbst ist das beim Dirty Talk so: Ich mag's am liebsten, wenn mir ein Mann, während ich mit ihm schlafe, in die Augen sieht, mich in den Arm nimmt, leicht in den Nacken beißt und dann sanft sagt, was er möchte. Wenn er fragt, ob er ein bisschen versauter mit mir reden darf; ob er mich heute mal härter rannehmen kann; ob wir gemeinsam eine Fantasie ausprobieren wollen. Oh, Mann, da kann ich dann wirklich kaum noch nein sagen.

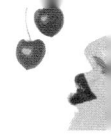

Je mehr du dich zum Dirty-Talk-Profi entwickelst, desto mehr kannst du deine Lady auch an eine härtere Gangart heranführen. Und du kannst versuchen, deine Wünsche wie Befehle zu formulieren. »Dreh dich um, damit ich dich von hinten nehmen kann!«, »Nimm meinen Schwanz und blas mir einen!« – oder was auch immer. Du musst immer ausloten, wie weit du bei deinem Mädel gehen kannst.

Ganz besonders gilt das natürlich für das Ausleben von sexuellen Fantasien, von denen ja oben schon die Rede war. Gerade in diesem Bereich ist es enorm wichtig, vorher alles abgeklärt zu haben. Schließlich hat nicht jede Frau einen so ausgeprägten »Basic Instinct« für fantasievolle Spielereien wie Sharon Stone. Gott sei Dank hat aber auch nicht jede Frau einen Eispickel unter dem Bett liegen …

Im Bett über sexuelle Wünsche zu sprechen verhindert Unsicherheit, Komplexe, Minderwertigkeitsgefühle. Aber du musst dir immer darüber im Klaren sein, dass eine Fantasie nur eine Fantasie ist. Nur in den seltensten Fällen hat sie etwas mit dem wahren Leben, mit dem Alltag zu tun. Eine Frau, die im Schlafzimmer darauf steht, von Super-Dominator verbal aufgemischt zu werden, muss das nicht zwangsläufig auch bei der Diskussion übers Fernsehprogramm mögen. Aber eines ist klar: Kreativer Sex fördert, selbst wenn er anfangs nur in Gedanken stattfindet, die Bereitschaft zu neuen wunderbaren Erfahrungen. Und je mehr darüber gesprochen wird, desto größer ist die Chance, dass sie eines Tages Wirklichkeit werden.

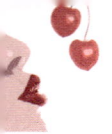

»Schläfst du schon?« Wie es dir gelingt, nach dem Sex wach zu bleiben

Vorspiel? Yep, kriegt ihr mittlerweile ganz passabel hin. Die Hauptveranstaltung? Klar, funktioniert: Ackern, abspritzen, abrollen – bingo. Aber dann? Tja, dann wirds zappenduster ...

Stichwort Après-Sex: Aus dem Nachspiel versuchen wir Frauen ja geradezu grundsätzlich, euch einen Strick zu drehen. Die landläufige Meinung dazu sieht ungefähr so aus: *Da kann das Mädel noch so heiß sein – mit dem letzten Ejakulationsstöhner fällt Mann wie eine vollgesogene Zecke von Frau ab und knackt sofort weg.* Vom Beischlaf zum Tiefschlaf in zwei, drei Atemzügen. Aber trifft das überhaupt so zu? Und falls ja, warum?

Nun, was meine Erfahrungen betrifft: Es gibt durchaus auch Männer, die nach dem Sex *nicht* schlafen wollen – und das nicht mal, weil sie unter seniler Bettflucht leiden! Ich kenne zum Beispiel Typen, die nach getaner Arbeit einen Riesenhunger kriegen und sich putzmunter durch die Kühlschrankfächer fressen; oder solche, die anschließend reden wollen – ja, ganz ehrlich, die gibt's! Zugegeben, die Wahrscheinlichkeit, auf letztere zu stoßen, ist etwa genauso groß wie die, in die Arme eines George-Clooney-Look-alikes zu stolpern, wenn man auf Highheels in einem Gullydeckel stecken bleibt. Aber hey, sie existieren! Solche Top-Top-Top-Typen kriegen es ganz wunderbar hin, nach dem Sex über ihre Gefühle zu sprechen, mit Zärtlichkeiten um die Ecke zu kommen oder sogar die drei magischen Worte zu flüstern.

Also, so 100-prozentig richtig ist die Sache mit dem Wegdrehen und Einschlafen nicht. Allerdings ist sie auch nicht komplett er-

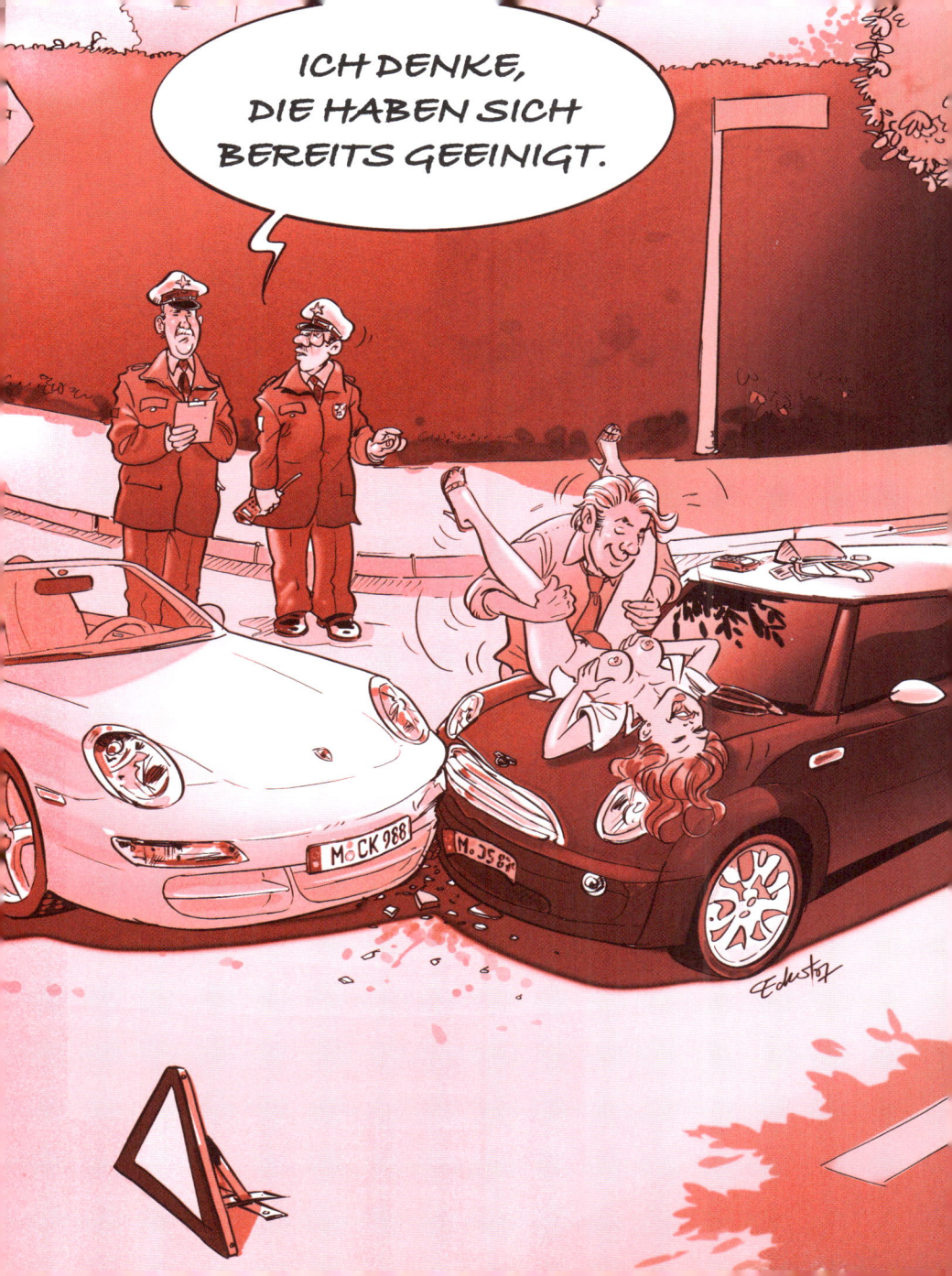

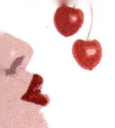

funden, und das hat selbstverständlich Gründe, biologische nämlich: »Ich bin durch den Verlust von Unmengen Sperma ziemlich geschwächt!« Oder: »Ich habe Blutmangel im Gehirn, weil alles an die Front im Süden gepumpt wurde!«

Beides habe ich so oder so ähnlich schon oft gehört als wirklich verzweifelte Rechtfertigung für postkoitale Ermattungszustände – und beides ist natürlich vollkommener Quatsch! Richtig dagegen ist Folgendes: Weil ihr in der Regel mehr Muskeln habt als Frauen und euch auf der Matratze auch meist mehr verausgabt, verbrennt ihr mehr Energie; der Blutzuckerspiegel sinkt, und ihr fühlt euch nach dem Matratzensport saft- und kraftlos. Zusätzlich wird beim Orgasmus ein ganz bestimmter Hormoncocktail ausgeschüttet, der für ein Gefühl der Befriedigung und der totalen Entspannung sorgt. Ihr könnt also gar nichts dafür, dass euer Höhepunkt wirklich der Gipfel eures Leistungsvermögens ist und ihr anschließend nur noch abrollt, weil euch die Müdigkeit dahinrafft. Insoweit sind Vorwürfe weiblicherseits – darauf könnt ihr ruhig bestehen – genauso dämlich wie die EU-Richtlinie der genormten Gurkenkrümmung. Und mal abgesehen davon: Ich selbst bin manchmal sogar ganz froh, wenn ich nach dem Sex meine Ruhe habe. Da wird vielleicht noch eine Zigarette geraucht, ein bisschen in Löffelchenstellung dagelegen, durchs TV gezappt und dann eingeschlafen. Na ja, kleine Einschränkung: Das gilt, wenn der Sex gut war und ich auf meine Kosten gekommen bin.

War das jedoch nicht so, sieht es natürlich etwas anders aus. Dann würde ich – nach einer kleinen Verschnaufpause – schon noch eine zweite Runde vorschlagen. Der erste Durchgang muss ja nicht zwangsläufig der letzte sein, oder? Noch einmal in die Vollen, vielleicht ein wenig filigrane Handarbeit, ein klitzekleiner

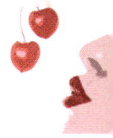

orgasmischer Absacker vor dem endgültigen Matratzenhorch-dienst – wunderbar! Aber keine Panik, Jungs, ihr seid da natürlich nicht allein gefragt. Ob ihr euch noch einmal in die Laken stürzt, liegt auch an ihr.

1. **Bitte deine Frau, deinen müden Krieger wieder an den Start zu bringen.** Mit ein paar geschickten Handgriffen oder Zungenschlägen dürfte ER relativ schnell wieder einsatzbereit sein. Während der zweiten Runde solltet ihr dann vielleicht die Stellung wechseln: Bevor du dich ein weiteres Mal bei der Hündchenstellung abrackerst, lass sie lieber auf dir reiten – das ist weniger anstrengend.

2. **Befreie dich von der fixen Idee, ihr unbedingt mit dem Schwanz zu einem Orgasmus verhelfen zu müssen.** Dieser psychische Druck kann dich nämlich ganz schön schlauchen – Stress im Bett kostet Energie. Mit der richtigen Fingertechnik bringst du uns Frauen mindestens genauso gut zum Kochen – und für dich ist es wesentlich entspannter.

3. **Treibt es öfter tagsüber.** Sex findet meist nachts statt – da kommt die Müdigkeit zwangsläufig schneller. Wenn es die Zeit erlaubt, solltest du also öfter kleine Sexeinheiten für die Zeit jenseits der Abend- und Nacht-stunden planen. Dann siehst du auch mal bei Tageslicht, was für ein Prachtexemplar du da eigentlich vögelst …

4. **Stell dir einen Red Bull neben das Bett.** Ganz im Ernst: Falls du un-mittelbar nach dem Abschuss in einen komaähnlichen Zustand zu fallen drohst, kipp dir schnell einen Energy-Drink rein. Der bringt dich wieder auf Touren. So ein Zaubertrank kann übrigens auch für deine Bettgefährtin als Muntermacher dienen – und zwar VOR dem Sex: Wir Frauen können nämlich sogar während des Poppens durchaus ein-dösen, was nicht zwangsläufig daran liegt, dass du es in der Kiste nicht

> draufhast. Manchmal entspannen wir uns einfach so sehr, dass unser Körper auf »Schlafen« umschaltet.
>
> **5.** **Du erlaubst deiner Frau, dass sie ihre eiskalten Hände und Füße an deinen intimsten Stellen wärmt.** Du wirst sehen, wie schnell du wieder voll da bist! Vergiss aber nicht, dass dein bestes Stück bei dem Kälteschock optisch den einen oder anderen Zentimeter einbüßen wird …

Ihr seht also, ein paar Dinge gibt es schon, die man gegen den abrupten Abgang Richtung Traumland tun kann. Grundsätzlich finde ich allerdings, dass man niemanden zu etwas zwingen sollte – auch nicht zum Wachbleiben. Einem Mann das Wegschlummern zu verbieten bringt nichts, dann ist er nämlich unglücklich – und damit unausstehlich. Schließlich kennen sogar Löwen in der Paarungszeit diesen Ficken-Fressen-Turnus: Nachkommen zeugen, schlafen, Nachkommen zeugen, schlafen. Wenn selbst der König der Tiere das so hält, wie könnte man euch Männern da an den Karren fahren?

Allerdings – und das ist wichtig – solltet ihr dann auch von Anfang an eurem Schlafbedürfnis nachkommen. Wenn ihr nämlich erst nach drei Monaten zum Sandmännchen mutiert, werden eure Beischlafgefährtinnen das ganz automatisch auf sich beziehen und sich gekränkt fühlen. Also, wenn ihr Mümmelmänner so gar nicht anders könnt, macht den Schlafdrang eben zu eurem typischen Markenzeichen. Dann wissen eure Frauen wenigstens von vornherein, woran sie sind – und akzeptieren es auch – wenn ihr Glück habt!

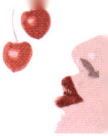

Die größten Lustkiller

Jetzt haben wir uns auf vielen Seiten mit allen erogenen Zonen beschäftigt, die ein menschlicher Körper so vorzuweisen hat. Doch die wichtigste von allen haben wir bislang vergessen: das Gehirn! Dort entsteht nämlich das, was sich erst per Beule in deiner Hose ankündigt und später irgendwo entlädt. Du wirst geil, weil dein Oberstübchen etwas Erregendes registriert: eine Berührung, einen Geruch, eine Phantasie – oder eine Mischung aus allem. Dann glühen die Synapsen und verbreiten Bums-Bereitschaft. Penis, Muschi & Co. sind also gar nicht die großen Sex-Organe; sie sind lediglich, sagen wir mal, Erfüllungsgehilfen.

Das Gehirn ist jedoch nicht nur das alles steuernde Lustzentrum, sondern zugleich auch der größte Abturn-Sensor. Ortet die Radarstation im Kopf nämlich etwas Peinliches oder Ekliges, verziehen sich Erregung und Lust ganz schnell – und mit ihnen die Beule in der Buxe.

Hier sind die häufigsten Lustkiller – von denen sich übrigens die meisten vermeiden lassen …

1. **Du hast ungewollte Zuschauer.** Wenn Hasso neben dem Bett winselnd den Kopf schief legt, weil sich Herrchen und Frauchen extrem verausgaben – und das in einer Stellung, die in seiner Hundebirne ganz bestimmte Assoziationen auslöst –, geht die Erotik vermutlich schnell flöten. Also raus aus dem Schlafzimmer mit allem, was bellt, zwitschert oder miaut; sonst ist jedes Bemühen um guten Sex für die Katz. Noch ein bisschen peinlicher als ein tierischer Zuschauer ist natürlich einer

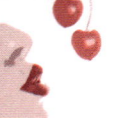

auf zwei Beinen. Ist mir auch mal passiert, als ich gerade mit meinem damaligen Lover in seiner Wohnung ziemlich heftig zugange war. Er hat mich von hinten genommen, und kurz bevor ich kam – kam auch seine Freundin, allerdings zur Haustür rein. Sie stand ganz plötzlich im Zimmer, einfach so. Sie war Schauspielerin und sollte eigentlich bei Dreharbeiten sein. Ihr Freund, mit dem ich schon einige Zeit eine Affäre hatte, wollte zwar mit ihr Schluss machen, aber eben erst nach den Dreharbeiten –, die sie nun dummerweise kurz unterbrochen hatte, um ihn zu überraschen. Und ich muss sagen: Diese Überraschung ist ihr wirklich gelungen: Sie verursachte eine recht atonale Mischung aus Gebrüll und Tränen (sie), Gestammel (er) und beschämten Abschiedsworten (ich).

2. **Du bist ein Parfum-Terrorist.** Wenn Mundgeruch, Schweiß oder welcher Mief auch immer aus irgendeiner deiner Körperöffnungen dampfen, dann springst du bitte nicht mit ihr in die Kiste – das ist ja wohl klar! Ähnlich abturnend ist allerdings auch das falsche Eau de Toilette oder zu viel Duftwässerchen. Ich habe da mal einen Typen kennengelernt, den ich genau so lange toll fand, bis ich das erste Mal seinen Schwanz im Mund hatte: Mr Cool Water hatte seinem besten Stück nicht nur einen kleinen Spritzer Davidoff gegönnt – er hatte ihm offensichtlich gleich ein komplettes Tauchbad genehmigt! Kaum hatte ich nämlich angefangen, seiner Genusswurzel was Gutes zu tun, brannte meine Zunge wie Feuer; anschließend wurden meine Geschmacksnerven taub. Ich muss sagen, das war wirklich die schnellste Fellatio interrupta meines Lebens! Und Prinz Parfum? Der stand – Achtung, diesen Gag gönne ich mir jetzt – da wie doof ...

3. **Du sprichst nicht richtig sexisch.** Dirty Talk haben wir bereits durchgemacht. Ähnlich heikel finde ich auch Kosenamen, die sind für mich ganz

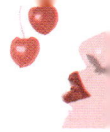

klare Lustkiller. Wenn man sie schon verwendet, dann bitte nicht im Bett: »Hasipupsi, du machst das supi!« – Himmel hilf, wie hört sich das an! Spar dir solche Peinlichkeiten bloß! Ebenfalls auf meiner Lustminimierungsliste stehen sämtliche Negativkommentare über ihren Körper (»Schatz, deine inneren Schamlippen sind ja größer als die äußeren, sieht komisch aus«) sowie die dümmste Frage aller Zeiten: »Und, war es schön für dich?« Diesen Schwachsinn gibst du bitte nur dann von dir, wenn du blind oder taub bist – ansonsten hast du nämlich gesehen und gehört, ob du es ihr richtig besorgt hast. Damit ich das nicht vergesse: Was natürlich ebenfalls nicht geht, sind Vergleiche mit deiner Exfreundin: »Du, die Uschi ist damals ganz rollig geworden, wenn ich das gemacht habe« – Jungs, was glaubt ihr eigentlich, wie schnell da zwischen unseren Beinen Wüstenstimmung herrschen kann …

4. **Du bumst sie auf Teufel komm raus durch alle Räume** – am besten gleich in der ersten gemeinsamen Nacht! Meinst du wirklich, damit kannst du punkten? Ganz sicher nicht! Glaub mir, das gute alte Bett ist für den Anfang gar nicht so schlecht; Küchentisch und Waschmaschine kannst du später auf Fick-Tauglichkeit testen. Du solltest anfangs ohnehin nicht überdrehen: also bitte kein zeitnaher Oralverkehr nach dem »Hallo, ich bin Udo« und auch keine übermäßigen Turnübungen. Es ist nämlich gut möglich, dass du sie mit solchen Vorstößen überforderst; sie fühlt sich ja noch nicht sicher mit dir und in deiner Wohnung und verliert dann eventuell die Lust. Sollte allerdings SIE diejenige sein, die sofort Akrobatik und außerordentliche Aktivitäten ins Spiel bringt: Have Fun!

5. **Du stöpselst ihr dein Ding von einer Körperöffnung in die nächste.** *Ui, noch 'ne Öffnung und noch eine …* Hey, immer langsam, Jungs! Es ist zum Beispiel ein absolutes No-Go, wenn du deinen Schwanz aus ihrer Muschi ziehst und ihn sofort in ihren Mund steckst, von Analverkehr mal

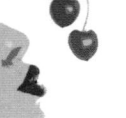

ganz zu schweigen. So ein Quick-Change-Löchern finden viele Frauen echt eklig – was ja eigentlich auch nicht so schwer zu verstehen ist: Dein kleiner Freund ist voll von ihrer Körperflüssigkeit, und du würdest deinen eignen Saft bestimmt auch nicht so gerne schlucken, oder? Also: Lass es, oder frag wenigstens vorher höflich nach!

6. **Du hast die falsche Bett-Wäsche.** Damit meine ich jetzt nicht mal Kopfkissen und Bettdecke aus der Fan-Kollektion deines Lieblingsclubs. Ich spreche hier von Schlabber-Shorts, Tiger-Tanga & Co. Und natürlich von Socken, die beim Sex ebenfalls nichts verloren haben. Ein Kumpel von mir, ein netter, aber militanter Gesundheitsfanatiker, predigt stets, er müsse seine *leichten Wollsocken* immer anbehalten, weil er sonst krank würde. Irgendwie mag er vielleicht recht haben – kalte Füße *können* eine Erkältung verursachen, aber es kommt optisch einfach total beschissen rüber, sich von einem Mann besteigen zu lassen, der dabei Socken trägt. Also weg mit den Quantenwärmern!

7. **Du hast Angst zu versagen.** Immer Lust haben; immer können; und natürlich immer mit einem krönenden Orgasmus für sie – für viele von euch scheint Sex ein Hochleistungsjob zu sein, bei dem Mann auf Teufel komm raus zu funktionieren hat. Bist du so ein Sexaholic? Junge, unter so einem Erwartungsdruck macht Vögeln doch gar keinen Spaß, das ist doch Stress pur. Sex, das ist das Ausleben von Gefühlen. Da geht es darum, einfach mal loszulassen oder sogar gemeinsam über kleine Pannen zu lachen. Wenn ihr also mal keinen hochkriegt oder sie mal keinen Orgasmus: Hey, möge euch nie etwas Schlimmeres geschehen! Nehmt nicht alles so ernst, auch euch selbst nicht …

8. **Du magst deinen Körper nicht.** Früher dachte ich ja mal, es wäre eher eine Frauenmarotte, Probleme mit seinem Body zu haben: die Angst, dass euch unsere Orangenhaut abturnt; oder dass das kleine bisschen

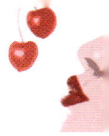

Hüftgold so eine Magnetwirkung erzeugt, dass ihr da nonstop hinstarren müsst wie bei einer Massenkarambolage auf der Autobahn. Doch im Laufe der Zeit habe ich festgestellt, dass ihr Jungs ebenfalls unter kleinen ästhetischen Panikattacken leidet. *Fuck, ich hasse meinen Bauch! Hilfe, mein Po hängt! O Gott, mein Ding ist zu klein!* Aber wollen wir das ständig hören? Nein, wollen wir nicht! Wenn ihr aussehen wollt wie Adonis, macht Sport. Wenn ihr einen Sport-BH braucht, um mit euren Kumpels schmerzfrei Bowling zu spielen, kauft euch einen. Aber bitte hört auf, uns Frauen mit euren ach so belastenden Problemzonen zu nerven – wir sind genug mit unseren eigenen beschäftigt! Außerdem (hier muss ich mal das Phrasenschwein bemühen): Wer seinen Körper nicht mag, kann auch keinen Spaß damit haben. Und das macht geilen Sex sehr, sehr schwierig.

9. **Dir kommt's – aus dem Hintern.** Ich kenne Männer, die lassen wirklich zu jeder Gelegenheit einen fahren. Bösen Gerüchten zufolge sogar im Bett, während sie gerade munter bei der Sache sind. Die Stimmung vom Winde verdreht? Diesen Vögeln ist das total schnurz! Ohne lange Umschweife: Ich finde das einfach nur widerlich. Wer ein Windkraftwerk im Bauch hat, weil er beim Chili con carne wieder mal auf die Extraportion Bohnen nicht verzichten konnte, soll den Sex vertagen!*

---

* *Bei diesem Punkt haben wir Frauen übrigens Sonderrechte: Es kann nämlich sein, dass sich beim Bumsen Luft in der Vagina gesammelt hat – und die muss auch wieder raus, das ist ganz natürlich. Wenn eine Frau also beim Sex auf diese Weise »pupst«, wird weder gelacht noch ein dusseliger Kommentar abgegeben!*

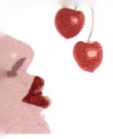

Lese-Lust

Ich lese für mein Leben gern – etwa Michel Houellebecq, aber auch kuriose Lexika wie *Schott's Sammelsurium*. Und dann ist da noch eine Kategorie, die hier natürlich nicht fehlen darf: erotische Literatur. Ob Ratgeber, Erzählungen oder Memoiren: einschlägige Bücher sorgen nicht nur für feucht-fröhliche Lektüre, nein, sie eignen sich auch super als Stimulation oder dafür, neue sexuelle Experimente anzugehen. Denn was während des Lesens im Kopfkino läuft, könnte man auch mal in echt ausprobieren, oder?

Hier habe ich euch mal ein paar heiße Buchtitel zusammengestellt, die ich wärmstens empfehlen kann.

Meine Sex-Bestseller

1. Astrid Martini: *Zuckermond* (ganz tolle Szenen)
2. Honoré Gabriel de Mirabeau: *Der gelüftete Vorhang* (gut zum Vorlesen)
3. Lonnie Barbach: *Wildkirschen* (fast schon ein Klassiker)
4. Cosette: *Devot* (Kurzgeschichten – der Titel sagt alles)
5. Luna: *Ganz nackt* (Stories, die die Fantasie ankurbeln)
6. Raquel Pacheco: *Das süße Gift des Skorpions* (Rotlichtmilieu)
7. Claudia Varrin: *Die Kunst der weiblichen Unterwerfung* (Anleitung für SM-Einsteiger)
8. Sarah Schwartz: *Tokyo Sins* (Sex made in Japan)
9. Charles Bukowski: *Opus Pistorum* (Ich hatte als Kind *Bravo*-Verbot – also schlich ich mich regelmäßig zum Bücherschrank der Eltern …)
10. Valérie Tasso: *Tagebuch einer Nymphomanin* (der Titel sagt alles)

Jetzt sind
wir wohl
zusammen…

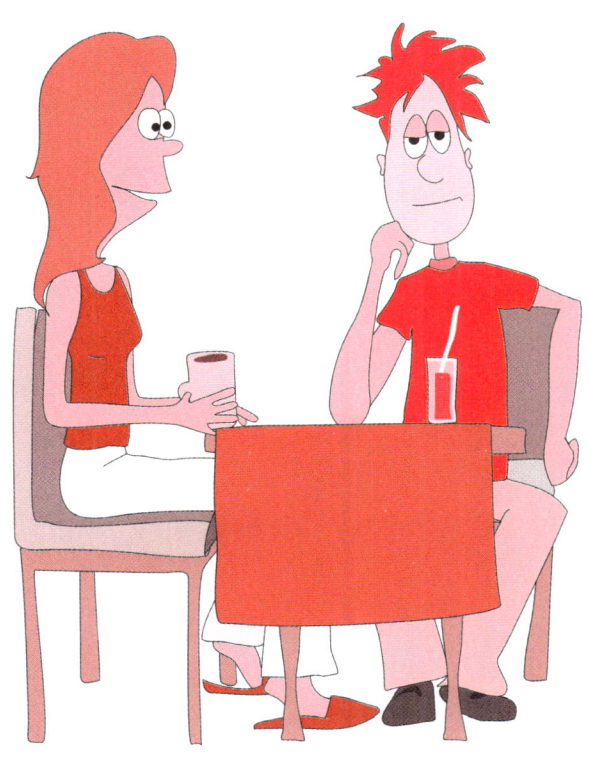

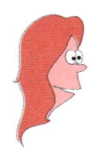

Weibliche Logik – und warum es manchmal cool ist, ein Frauenversteher zu sein

So gelingt es dir, Frauen zuzuhören

Ein Mann, ein Wort – eine Frau, ein Wörterbuch. Okay, vielleicht ein bisschen übertrieben, aber so furchtbar weit weg von der Wahrheit ist der Vergleich nun auch wieder nicht. Manche Forscher behaupten ja, wir Frauen würden rund 20 000 Wörter pro Tag verwenden, ihr Jungs dagegen nur 7000. Andere geben das Verhältnis mit ungefähr 17 000 zu 15 000 an. Doch wie auch immer: Grundsätzlich quasselt Frau einfach mehr als Mann – und erwartet dann natürlich auch, dass sie dabei genügend Aufmerksamkeit bekommt. Zu Recht übrigens, schließlich macht die Kunst des Zuhörens den Großteil eines guten Gesprächs aus. Allerdings, und da kann ich euch Männer schon verstehen, machen es euch Frauen oft nicht gerade einfach, verständnisvoll die Lauscher aufzusperren.

Einige Männer haben mir erzählt, dass es am schlimmsten ist, wenn sie nach der Arbeit müde heimkommen. Die Wohnungstür ist noch nicht ins Schloss gefallen, da schalmeit es schon aus dem Flur: »Hallo, Schahhaatz, hast du mal eben 'ne Minute …?« Überfallkommando! Keiner rührt sich! Flüchten? Zu spät! Dabei braucht man nach dem Job ganz dringend ein bisschen Ruhe, ein paar relaxte Momente für sich allein. Eine halbe Stunde reicht da

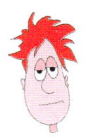

oft schon, um runterzukommen, um aus Anzug, Kittel oder Blaumann in etwas Bequemes zu schlüpfen und sich kurz vor den Fernseher zu knallen. Auf diesen Freiraum kannst du also ruhig weiter bestehen. Aber du darfst ihn natürlich auch nicht zum 24/7-Zustand entwickeln. Was also nicht sein darf:

a) Morgens beim Frühstück die gegrunzte Kommunikationsblockade, die sich nur mühevoll als »Nicht jetzt, Schatz, ich lese doch gerade die Bundesligaergebnisse« dechiffrieren lässt;

b) tagsüber Abwesenheit, arbeits- oder freizeitbedingt (»Sorry, die Kollegen warten!«);

c) abends dann das strikte Sprechverbot vor der Flimmerkiste (»Pssst, jetzt kommt gleich diese Reportage über die Bautechniken der Wikinger …«).

Es ist ja nicht so, dass ungewaschene Nordmänner mit doofen Kuhhörnern auf noch dooferen Helmen nicht eine gewisse Faszination ausüben können (welche auch immer das sein mag), und natürlich ist auch Zeitunglesen wichtig. Aber irgendwo zwischen diesen elementaren Bildungspfeilern musst du dir auch schon mal Zeit für deine Partnerin nehmen – oder besser gesagt: Du musst dir Zeit nehmen, ihr zuzuhören; ohne Panik, dass das extrem stressig werden könnte. Denn bei ihren verzweifelten Kommunikationsbemühungen geht es in den meisten Fällen gar nicht um handfeste Debatten und auch nicht darum, dass sie von dir eine konkrete Lösung für irgendein Problem erwartet. Meistens will sie nur von ihrem Tag erzählen, will ein bisschen Ärger loswerden, sich etwas Mitgefühl oder Verständnis abholen. Sie braucht Bestätigung und sie will Gemeinsamkeiten schaffen, die ein klein wenig darüber hinausgehen, dass ihre Unterwäsche und deine Socken in ein und derselben Waschmaschine schleudern.

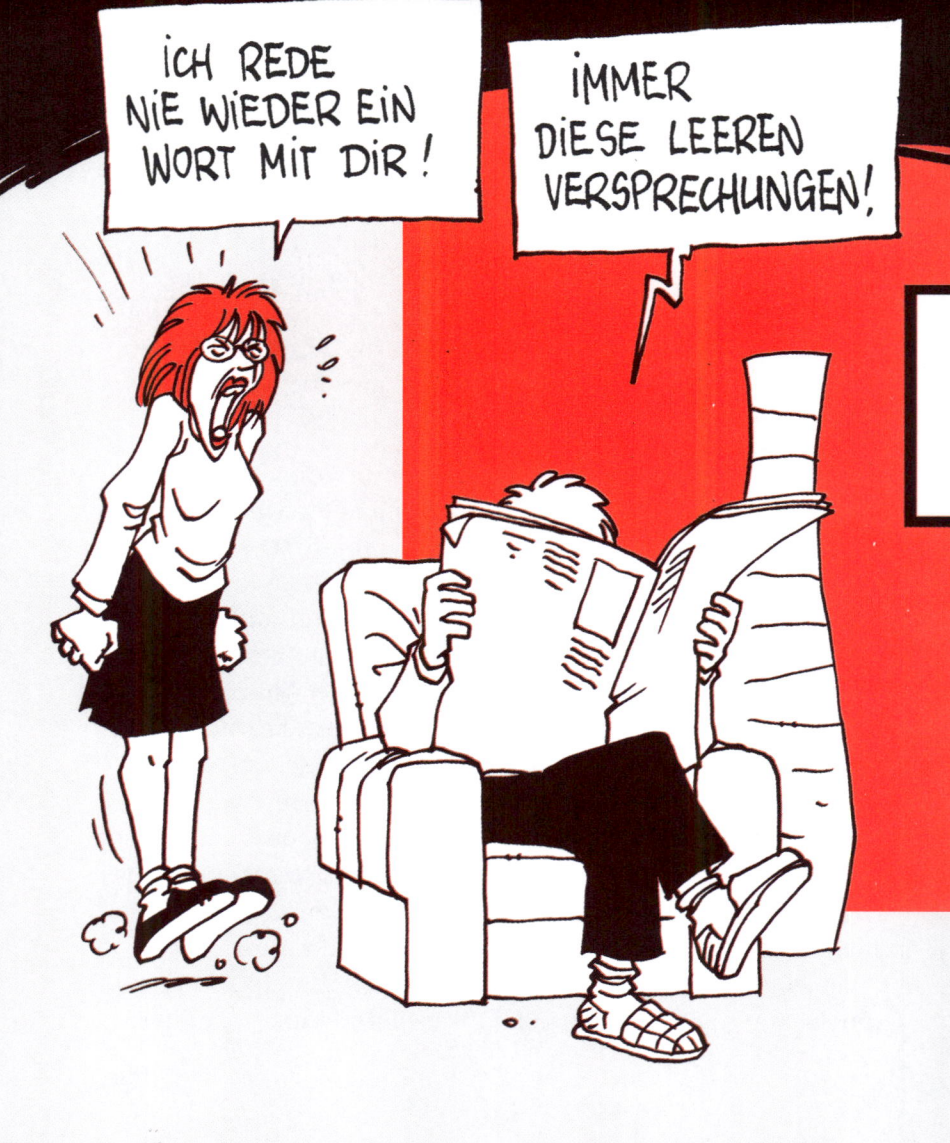

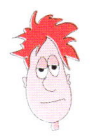

Ginge es nämlich lediglich um einen schnellen Taskforce-Einsatz zur Problembeseitigung – was euch Jungs sicher gefallen würde! –, würdet ihr einfach den Job erledigen und dann wieder in eurem Schneckenhaus abtauchen. Doch genau das will deine Frau nicht! Sie möchte sich mit dir austauschen; sie braucht dein Feedback. NIMM! MICH! WAHR! Um nichts anderes geht es.

So groß der tief verwurzelte Drang vielleicht auch sein mag, ihr das abzuschlagen: Sei klug: Tu's nicht – sie wird's dir später danken! Mit neuen Freiheiten. Mit Bewunderung. Mit Sex. Wir Frauen lieben Männer, die zuhören können, gerade weil diese so selten sind. Dabei ist es eigentlich gar nicht so schwer, die Hörmuscheln auf Empfang zu schalten. Drei Schritte, und schon bist du vorbereitet fürs Zuhören – und fürs anschließende Abholen der Belohnung.

Die drei goldenen Regeln des Zuhörens

1. Du setzt dich mit offener Körperhaltung ihr gegenüber und siehst ihr in die Augen. Blickkontakt erzeugt Nähe, und genau die wünscht sie sich jetzt. Jedes Spielzeug, das deine Konzentration stören könnte, legst du aus der Hand – ja, auch dein nagelneues iPhone, selbst wenn dich dieses technische Wunderwerk viel mehr interessiert als das, was dein Weib gerade zu sagen hat!

2. Was immer sie jetzt sagt, verdient Aufmerksamkeit: Es! Ist! Wichtig! Um das umsetzen zu können, musst du zwei typisch männliche Filter ausschalten: den für das Wesentliche und den für bereits Gesagtes. Dein Wesentlich-Filter wird sonst eventuell Dinge aussieben, die ihr vielleicht wichtig sind, dir jedoch am Allerwertesten vorbeigehen. Und auch der

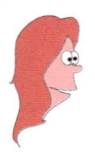

Filter für bereits Gesagtes steht auf off – spuckt deine Oberstübchen-Hardware nämlich aus, dass diese oder ähnliche Dinge schon einmal gesagt wurden, schaltet sie auf Stand-by. Und dann? Ende der Hirnaktivität, Ende der Kommunikation.

3. Bleib geduldig. Sie braucht die Chance, wirklich alles sagen zu können. Es ist wie bei einer Champagnerflasche, da kannst du auch erst vernünftig einschenken, wenn der Überdruck raus ist. Falls zwischendurch kleine Pausen entstehen, in denen sie nachdenkt oder nach den richtigen Worten sucht, ist das normal – und keineswegs als Aufforderung zu verstehen, dir zur Überbrückung der Stille die Fernbedienung zu angeln und DSF einzuschalten. Sagt sie Dinge, die du nicht verstehst, frag nach. Und solange du ihr einigermaßen folgen kannst, lass sie das mit kleinen Füllseln wissen, die du einstreust: »Ja … klar … verstehe …« – das zeigt ihr auch, dass du nicht eingenickt bist.

Vermutlich wird das alles nicht von Anfang an perfekt funktionieren. Bleib trotzdem dran! Kleiner Vorschlag für die Übungszeit: Zur Not kannst du deine Frau immer mit einer englischen Studie beruhigen, die deine Zuhörschwäche biologisch aufdröselt: Stimmen sprechen bei Männern und Frauen unterschiedliche Bereiche im Kopf an: Bei Männern ist nur die linke Gehirnhälfte aktiv, bei uns Frauen zusätzlich noch die rechte, die für Räumlichkeit und Musik zuständig ist. Da weibliche Stimmen höher und musikalischer sind, haben männliche auf Halbzeit laufende Gehirne es entsprechend schwerer, zu »entziffern«, was Frau so sagen will. Deine grauen Zellen machen schneller schlapp, und du kannst nicht mehr so gut zuhören. Ein feines Hintertürchen, das euch Männern der liebe Gott da offen gelassen hat, was?

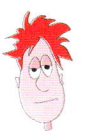

So lernst du, Frauen zu verstehen

Wenn du fleißig geübt hast, klappt das irgendwann mit dem Zuhören. Aber bist du deswegen schon bereit für eine perfekte Kommunikation mit deiner besseren Hälfte? Ganz klar und deutlich: Nein! Dazu musst du nämlich nicht nur zuhören, sondern auch verstehen können, was sie da eigentlich sagt. Und das ist bei uns Frauen manchmal gar nicht so einfach – wir kommunizieren nun mal anders als ihr Jungs. Und damit habt ihr so eure Probleme.

Problem 1:
Frauen formulieren meist indirekt, was sie wollen. Ein Beispiel: Ich hockte einmal mit meinem Freund vor dem Fernseher und fragte ihn, ob er heute nicht Lust hätte, ins Kino zu gehen. Er sagte nein und griff zum Fernsehprogramm. Mensch, das hat mich vielleicht auf die Palme gebracht – was für ein rücksichtsloser Klotz! Kurz darauf war Herr TV-Junkie dann ebenfalls angefressen, weil ich »so eine dämliche Frage« gestellt hätte, anstatt einfach zu sagen, dass ich ins Kino wolle. Schließlich wäre er ja mir zuliebe sogar mitgekommen. Ein ganz typisches Mann-Frau-Missverständnis.

Also: Wenn deine Frau dich fragt, ob DU etwas möchtest, dann bedeutet das eigentlich: SIE will es!
An diese Grundregel kannst du dich ganz gut halten; sie gilt mit der gleichen Wahrscheinlichkeit, mit der ein Marmeladenbrot immer auf die Marmeladenseite plumpst, wenn es herunterfällt. Dieses weibliche Verhaltensmuster ist jedoch keine Spielerei, keine Unsicherheit: Dich zu fragen, ob du etwas willst oder nicht, hat einfach damit zu tun, dass Frauen dich und deine Interessen in eine Entscheidung mit einbeziehen möchten.

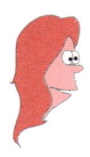

Problem 2:

Frauen suchen immer den gemeinsamen Nenner. Denn dieses Einbezogenwerden erwarten Frauen natürlich auch andersherum. Wieder ein Beispiel, übrigens von demselben Freund: Wir kannten uns gerade zwei Wochen, da sagte er abends zu mir, er würde jetzt ins Bett gehen. Gutenachtkuss, und weg war er. Ohne schlechtes Gewissen, für ihn war das ganz normal. *Ja wie, und was ist mit mir? Hätte er mich nicht fragen können, ob ich mitgehe? Ob wir nicht wenigstens noch ein bisschen kuscheln wollen vor dem Einschlafen?* Ich blieb grummelig auf dem Sofa zurück; und bekam dann am nächsten Tag gleichermaßen lapidar wie ehrlich zu hören, ich hätte ja gerne mitkommen können.

Also: **Wenn du Ansagen machst, dann bitte so, dass sie deine Frau mit einschließen!**

Wir Frauen brauchen solche Formulierungen für gemeinsame Entscheidungen. Sonst fühlen wir uns schnell ungeliebt und ausgeschlossen. Das gilt selbst für so banale Dinge wie zusammen schlafen zu gehen.

Problem 3:

Frauen sind keine Freiheitskiller. Auch wenn sich das für euch Jungs so anfühlt: Wenn Frauen irgendwelche Vorschläge machen, bedeutet das nicht grundsätzlich, dass sie dich einschränken wollen. Warum fühlst du dich trotzdem so schnell bevormundet? *Wir könnten doch …* oder *Lass uns mal wieder …* sind keine Befehle zur Aufgabe deiner persönlichen Freiheit, sondern lediglich eine Einladung, deine Meinung zu einem Thema loszuwerden.

Also: **Mach dich locker und leg deine Paranoia ab – sonst stößt du deine Frau vor den Kopf; und das tut weh!**

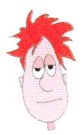

Problem 4:

Frauen sind gedankensüchtig. Jeder Mann kennt und hasst diese berühmt-berüchtigte Frauenfrage: »Schatz, was denkst du gerade?« Ich weiß, am liebsten wär's euch Jungs, wir würden uns dieses lästige Wissenwollen ein für alle Mal abgewöhnen. Und teilweise habt ihr ja sogar recht; einige Frauen verleihen dem Schatzi-Scanning wirklich eine reichlich penetrante Omnipräsenz und kommen alle fünf Minuten fragend um die Ecke. Nach dem Sex; beim Abendessen; im Auto; vor dem Supermarktregal – hinter dem Supermarktregal; eigentlich jedes Mal, wenn du ein halbwegs neutrales Gesicht machst. Das ist lästig, ich weiß. Grundsätzlich jedoch solltest du deiner Frau schon ein bisschen gedankliches Futter geben, sie braucht das einfach. Und auch dir schadet ein bisschen Eigenreflexion bestimmt nicht.

Also: Lass sie wissen, was in deinem Oberstübchen abgeht – wie dämlich oder belanglos es auch immer sein mag!

Denn es ist vollkommen egal, ob du gerade an weltbewegende Dinge oder vollkommene Grütze denkst. Dir schießt durch die Birne, dass Plastiktüten eigentlich ganz schön laut rascheln? Toll! Oder dir fällt beim Blick an die Zimmerdecke ein, dass du diese weiße Krätze-Katze aus der Wandfarbenwerbung total beknackt findest? Nur Mut, du kannst ihr solche Sachen ruhig sagen – Hauptsache, sie bekommt Einblicke in dein Innenleben. Wenn du ein bisschen Glück hast, findet sie dort vielleicht sogar so wenig Substanz, dass sie schnell Ruhe gibt mit ihrer Fragerei. Nur mit einer Antwort wird sie sich nie und nimmer abspeisen lassen: »Ich denke an gar nichts!« Das können sich fantasievolle Frauenköpfe nämlich beim besten Willen nicht vorstellen – und dann wird hartnäckig weitergebohrt.

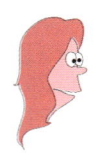

Problem 5:

Frauen wollen Schmeicheleien UND Ehrlichkeit zugleich.

Auf Platz eins der fiesen Frauen-Fragen, noch vor der Was-denkst-du-gerade-Nummer, steht mit Sicherheit diese hier: »Schatz, sag mal, findest du mich eigentlich zu dick?« Was sollst du darauf antworten, vor allem dann, wenn du nicht gerade mit einem Top-Model zusammen bist? Ein ganz schönes Dilemma! Du könntest es mit einem Nein versuchen (selbst bei 85 Kilo auf 1,65 Meter), dabei drei Ave-Maria gen Himmel schicken und hoffen, dass deine Frau diese wackelige Pinocchio-Performance nicht durchschaut. Du könntest natürlich auch ja sagen – dann allerdings dürfte sie extrem beleidigt und verunsichert sein. Vielleicht sieht sie es sogar als Vorwurf; du weißt ja, was das für ein Drama ist, wenn unser Körper ein bisschen aus den Fugen gerät … Schwierig, sehr schwierig so eine Situation; ich habe da leider auch nur taktische Schmalkost auf Lager.

Also versuch es mit folgender Mischung: So viel Wahrheit wie möglich und so wenig Offenheit wie nötig!

»Nein, Schatz, du hast eine tolle Figur. Ich liebe jeden Zentimeter deines Körpers, bitte verändere nichts daran. Und damit ich da mithalten kann, würde ich gerne mit dir ein, zwei Mal pro Woche zum Joggen gehen.« So etwas in der Art kannst du probieren. Ob sie es dann allerdings schluckt, hängt von ihrer Sensibilität ab und von deinen schauspielerischen Qualitäten. Wir beschreiten hier ohnehin schon den Bereich des Lügens, also ein Thema, auf das ich später noch ausführlicher zu sprechen komme.

Jetzt hoffe ich, dass dir ein bisschen klarer geworden ist, worauf es bei der Kommunikation mit Frauen ankommt. Ich schreibe ganz bewusst *ein bisschen*, denn vollständig durchschauen wirst

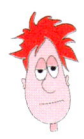

du sie niemals – bei allem Know-how nicht. Frauen sind höchst komplexe Wesen. Sie verändern sich, erfinden sich neu, reagieren auf ein und dieselbe Situation ganz unterschiedlich und werfen oft den gesunden Menschenverstand schneller über Bord, als ein gutgemeintes Argument überhaupt die weibliche Wahrnehmungsschwelle überschreiten kann. Ein bisschen rätselhaft werden sie also für dich immer bleiben – und das ist auch gut so: Schließlich braucht jede Beziehung ihre kleinen Geheimnisse …

Geheimnisse und Überraschungen: So bleibt der Alltag frisch

Tödliche Routine

Je länger man sich kennt, desto größer wird die Vertrautheit zwischen zwei Menschen. Irgendwann weißt du dann eine ganze Menge über das Prachtexemplar an deiner Seite: Lieblingsfilm, Lieblingsessen, Lieblingsurlaubserinnerung, Lieblingseinschlafposition, bei der du deinen Arm in einem bestimmten, orthopädisch suboptimalen Winkel abknicken musst. Du kennst sie einfach in- und auswendig, triffst mit all deinen Geschenken ins Schwarze und kannst jeden Satz von ihr ab dem dritten Wort komplett vervollständigen. Angekommen sein nennt sich das. Ineinander aufgehen. Irgendwann bleibt schließlich auch die Toilettentür beim Pinkeln angelehnt, man ist sich ja so vertraut …

Die Gutmenschenfraktion meines Bekanntenkreises ist der Ansicht, genau DIES wäre die Formel zum Glück, gewissermaßen

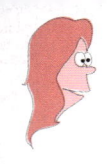

der Idealzustand zwischen Männlein und Weiblein. Sender an Empfänger, Mann an Frau – eine zwischenmenschliche Daten-synchronisation, zuverlässiger als jede Bluetooth-Verbindung, die läuft und läuft und läuft … Doch selbst dem stupid auf die Blechtrommel hauenden Batterie-Häschen ist irgendwann der Saft ausgegangen. Und genauso könnte es deiner Beziehung auch ergehen.

Denn diese schrecklich nette Vertrautheit, die wie zuckersüßer Ahornsirup alles verklebt, alle Ecken und Kanten, jeden Rei-bungspunkt, sorgt nach einer gewissen Zeit für ein lähmendes Vakuum. Pfffffffffffff – und plötzlich ist die Luft raus. Überall fest-gefahrene Muster, immer die gleichen Bahnen. Wo du früher mit dieser aufregenden Brünetten über die Überholspur des Lebens gebrettert bist, steht ihr jetzt desillusioniert auf dem Seitenstrei-fen. *Mir ist langweilig! Ich will was zum Spielen! Ich kann das Meer gar nicht sehen!* Und irgendwann seid ihr schließlich so weit: be-ziehungstechnisches Wachkoma!

Jeder Mensch ist ein Individuum, und das muss auch in einer Partnerschaft Gültigkeit behalten. Sie bleibt sie, du bleibst du – je-der mit seinen eigenen Gedanken und Interessen, manchmal auch mit kleinen Geheimnissen.

Es geht deine Frau nichts an, dass du dich partout nicht von deiner Röhrenjeans aus Anno Domini trennen willst, weil du mit der ollen Buxse den ersten Analverkehr deines Lebens verbin-dest; es geht sie nichts an, dass du manchmal beim Gedanken an Cameron Diaz einen göttlichen Ständer kriegst; und auch nicht, dass dir heimlich eine Träne aus dem Auge kullert, wenn Flipper stirbt. All das gehört dir.

Und genauso gibt es Dinge, die nur deiner Frau gehören und die du ihr auch lässt; in denen du nicht herumbohrst. Gleich-

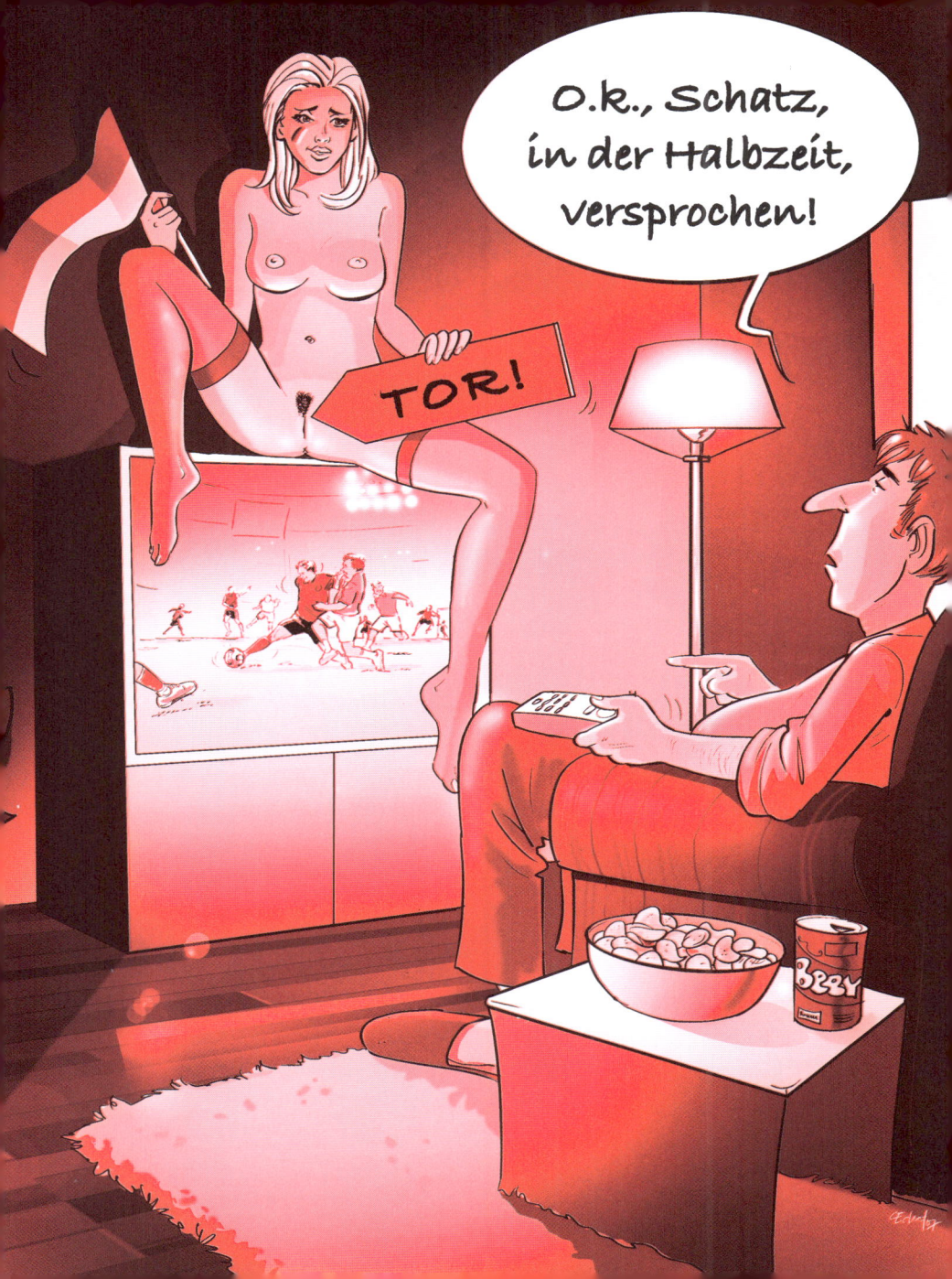

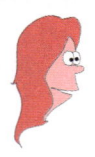

schaltung ist meiner Meinung nach tödlich für jede Beziehung. Sie killt die Neugier, die unbekannten Seiten des anderen zu finden. Sie verhindert zu überraschen.

Es ist doch gerade das Überraschende und Rätselhafte, das uns herausfordert und reizt. Genau das erhält die Spannung zwischen dir und deiner Partnerin. Also ist es gut, dass sie dich nicht immer in den letzten Winkel ihres Herzens blicken lässt, ob nun beim Sex oder in ganz alltäglichen Zusammenhängen. Es ist wichtig, sich immer wieder abzutasten, immer wieder neu kennenzulernen, miteinander herumzuexperimentieren – und dabei die richtige Mischung zu finden von Bewährtem und Neuem. Nur stur den alten Stiefel zu fahren funktioniert ebenso wenig, wie plötzlich zur multiplen Persönlichkeit zu werden, die aus 54 verschiedenen Einzelcharakteren besteht. Bekannte Gemeinsamkeiten und frische Erfahrungen, aufgepeppt mit kleinen Geheimnisschätzen und einem steten Überraschungspotential – das wäre mein Idealzustand.

Bleibt allerdings die nicht unerhebliche Frage, wie weit man beim Bewahren seiner kleinen Geheimnisse gehen kann, ohne ein schrulliger Geheimniskrämer zu werden; und wie weit man die Wahrheit dafür verbiegen darf, ohne sich anschließend vor Scham mit der Achtschwänzigen Katze den Rücken peitschen zu müssen.

Lügen sind wie Zahnärzte

Grundsätzlich: Niemand möchte etwas vorgeflunkert bekommen, das dürfte ein zutiefst menschlicher Zug sein. Trotzdem: Überall wird auf Ehrlichkeit gepocht und natürlich auch allseits versichert, dass man es selbst in jedem Fall ganz genau nimmt

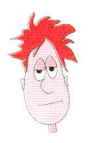

mit der Wahrheit – um nur einen Atemzug später zu lügen, dass es kracht! Das gilt für die Wirtschaft ebenso wie für die Politik, in der UNO ebenso wie auf dem Fußballplatz. Warum sollte das ausgerechnet in einer Partnerschaft anders sein?

»Lecker, das hat wunderbar geschmeckt …« – was die grässliche Pampe jedoch gerade in deinem Magen-Darm-Trakt veranstaltet, verschweigst du natürlich. »Ich rufe dich bestimmt an, ganz sicher …« – ein Satz wie dieser war garantiert schon einige Male das Letzte, was eine Frau jemals von dir gehört hat. »Wow, du siehst super aus …« – und in Gedanken überschlägst du bereits, was so ein Facelifting wohl kosten könnte.

Jeder Mensch lügt angeblich rund 200 Mal pro Tag, Männer ein bisschen öfter als Frauen. 200 Mal – was für eine unglaubliche Zahl! Natürlich sind das meist kleine Alltagsflunkereien; näher an die Wahrheit rücken sie dadurch streng genommen dennoch nicht.

Manche Routineschwindeleien werden von Männern und Frauen gleichermaßen verwendet, andere sind geschlechtsspezifisch. Bei den Frauen wäre das zum Beispiel das Gewicht, bei dem so gut wie immer das eine oder andere Kilo unterschlagen wird. Dann der Orgasmus – *Harry & Sally* lässt grüßen. Und natürlich das Alter, da schummeln manche Frauen wirklich vollkommen schmerzbefreit. Die Mutter einer Bekannten von mir ist seit bestimmt einem Jahrzehnt offiziell 42 Jahre alt – ihr Göttergatte dagegen addiert brav jedes Jahr dazu; würde man genau nachrechnen, müsste er sie eigentlich als Zweijährige vor den Altar geführt haben …

Natürlich gibt es auch typische Männerlügen. Neben den weiter vorne in diesem Buch schon angesprochenen Aufschneidereien (»Mein Haus, meine Schwanzverlängerung auf vier Rädern,

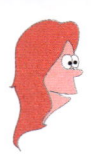

mein Jahreseinkommen«) greift ihr auch dann in die Märchenkiste, wenn ihr ein bisschen Distanz zu eurer Partnerin braucht. Dann werden Dinge erfunden, die Abstand erzeugen: Sondermeetings im Büro, ein extrem gesteigertes Muckibuden-Programm, ein neues Hobby (»Ein Makramee-Kurs für männliche Linkshänder an der Volkshochschule ist aber auch wirklich etwas Tolles!«)

Solange man damit nicht übertreibt, finde ich solche, nun ja, Geschichten in Ordnung. Und wenn du dich nicht total bescheuert anstellst, wird deine Frau sie akzeptieren, vermutlich sogar mit einem wissenden Lächeln …

Ein bisschen anspruchsvoller wird's natürlich, wenn du beim Lügen die wirklich starken Geschütze auffahren musst, zum Beispiel, weil du eine Affäre hast. Wir haben schon darüber gesprochen: Solange es ausschließlich um Sex geht, behältst du dein Chick-Intermezzo unter allen Umständen für dich! Du lügst, solange es geht! Dabei kannst du dich übrigens wunderbar weiblicher Taktiken bedienen – wir Frauen hantieren mit Unwahrheiten nämlich um einiges geschickter als ihr Jungs. Wir merken uns sehr genau die magischen vier W: WANN wir WO lügen und WEM wir WAS erzählt haben. Also aktiviere deine Phantasie und benutze dein Gedächtnis; oder schreib dir alles im stillen Kämmerlein auf, wenn du dir deine Märchen sonst nicht merken kannst. Sonst verstrickst du dich im Lügenkuddelmuddel und sie nimmt dich auseinander wie ein Brathähnchen. Das Schaf im Wolfspelz wandert auf die Schlachtbank – garantiert.

Aus der Not eine Lüge zu machen kann manchmal den heimischen Frieden sichern. Es hilft, heikle Situationen kurz- oder mittelfristig zu überbrücken. Doch zum Dauerzustand sollte deine Märchenonkelei nicht werden. Wenn deine Frau schon beim »Guten Morgen« erst mal aus dem Fenster gucken und über-

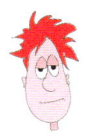

prüfen muss, ob nicht vielleicht doch bereits später Nachmittag ist, läuft definitiv etwas falsch. Eine Beziehung darf niemals auf Lügen aufgebaut sein. Aber ein Miteinander muss durchaus Unwahrheiten kennen. Keine Frau will hören, dass sie momentan scheiße aussieht – hingegen wirkt ein überzeugendes Kompliment auch dann wahre Wunder, wenn es nicht ganz ehrlich gemeint ist. Eine Frau will nicht wissen, dass du gestern einen großartigen Fick mit Miss Melonenplantage hattest – aber sie wird es zu schätzen wissen, wenn du ihr ausgeglichen und verständnisvoll versicherst, das bisschen Sexunlust bei ihr wäre wirklich überhaupt kein Problem für dich. Irgendwie sind Lügen wie Zahnärzte: Keiner mag sie, aber es ist ganz gut, dass es sie gibt.

So bleibst du ihr Held – auch ohne Lügen!

Abgesehen von der richtigen Kommunikation und den persönlichen Freiräumen gibt es natürlich noch einige andere Dinge, die du tun kannst, um deine Beziehung nicht müde und monoton ihrem Ende entgegenschlummern zu lassen. Was du dazu brauchst? Eigentlich nur ein bisschen Phantasie und Zeit – die musst du dir schon nehmen …

1. Lass den Macho in dir am Leben! Kennt ihr diese perwollgespülten Waschlappen, die sich komplett zum Deppen machen, wenn sie endlich die Frau ihrer feuchten Träume an Land gezogen haben? Die dann zehnmal pro Tag bei ihr durchklingeln, zwischendurch noch mindestens 20 Liebes-SMS schicken und die Kumpels komplett vernachlässigen, um nur ja mit Frauchen auf dem Sofa abzuhängen? Jungs, glaubt mir, nur beim Limbowettbe-

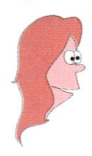

werb in der Einkaufspassage kann Mann noch tiefer sinken. Ihr braucht euch da gar nichts vorzumachen: Männliche Rückgratlosigkeit ist das Tschernobyl jeder Beziehung. Sosehr wir Frauen den ultimativen Kuschelkurs vielleicht anfangs genießen, irgendwann schlafen uns nicht nur die Füße ein, wenn ihr uns ständig aus der Hand fresst – und eh ihr euch's verseht, seid ihr Geschichte. Also lass dir deine Ecken und Kanten nicht abschleifen, sondern rette den Tough Cookie in dir. Frauen brauchen das Gefühl, dich von Zeit zu Zeit zähmen zu müssen – auch das verschafft ihnen nämlich eine Form von Selbstwertgefühl.

2. Trau dich, romantisch zu sein. Ein kleiner Macho? Wunderbar! Ein stumpfer Hardcore-Hombre ohne jegliche emotionale Regung ist dagegen einfach nur grauenvoll. Denn genauso wie den harten Kerl lieben wir den Romantiker, der zu seiner weichen Seite steht; der uns verwöhnt und überrascht. Dazu ist es nicht einmal notwendig, ihr als Frauenflüsterer von Gottes Gnaden den Großen Wagen vom Sternenhimmel zu holen. Es reicht ein Candle-Light-Dinner, das du für sie arrangierst, oder ein nächtlicher Spaziergang zu der Stelle am See, wo die Glühwürmchen tanzen. Bring ihr das Frühstück ans Bett, mit einem Ei, auf das du ein lächelndes Gesicht gemalt hast. Schreib ihr ab und zu einen Liebesbrief oder massier ihr die Füße, während sie schnurrend vor der einhundertsten Rosamunde-Pilcher-Wiederholung schmachtet. Das Kerzenmeer im Schlafzimmer, ein Schaumbad mit eisgekühltem Prosecco, der mit ihren Glückszahlen ausgefüllte Lottoschein auf dem Kopfkissen – es gibt tausend kleine Möglichkeiten, ihr Herz immer wieder mal kurz anzustupsen. Nur übertreiben solltest du dabei nicht. Wenn du – wie es einmal Super-Playboy Gunter Sachs für Brigitte Bardot getan hat – rote

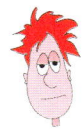

Rosen aus einem Helikopter regnen lässt, könnte euch das beide unter einen gewissen Druck setzen: dich, weil du dann immer wieder solche Inszenierungen starten musst, um in ihren Augen nicht in die Liga der C-Klasse-Casanovas abzurutschen; und sie, weil sie das Gefühl bekommen könnte, unbedingt gleichziehen zu müssen beim Wettbewerb um den besten, größten, tollsten Liebesbeweis – und das ist einer unbeschwerten Beziehung nicht gerade förderlich.

3. Du machst ihr Komplimente – die sind mindestens ebenso schön wie kleine Überraschungen! Drei, vier pro Woche, öfter muss es gar nicht sein. Was liebst du an ihr? Was macht sie für dich einzigartig? Und bitte: Das kann doch beim besten Willen nicht nur sein, dass sie »das saftigste Schnitzel der Welt« macht oder im Büro »die längste Büroklammernschlange« basteln kann. Hey, es geht um das, was sie wirklich ausmacht; um ihre Charaktereigenschaften – und natürlich auch um ihr Aussehen: die neue Frisur, das mit Swarovski-Steinchen selbst aufgepeppte Top oder einfach das Strahlen ihrer Augen. All das verdient schon mal ein bisschen Süßholzraspeln. Komplimente sind dazu da, gemacht zu werden. Also verabschiedet euch von dem Gedanken, wir würden auch ohne Worte wissen, dass ihr uns toll findet. Wir wollen es hören, nicht immer, aber immer wieder – und spüren: Ein schönes Kompliment ist es nämlich auch, wenn du deinen Schatz in der Öffentlichkeit mal in den Arm nimmst, sie drückst, küsst – mit getrimmtem Siegerlächeln und vor all ihren Freundinnen; oder, noch besser, vor deinen Kumpels! Zeig der Welt, dass sie deine Traumfrau ist; dein Ein und Alles, deine Trophäe, auf die du stolz bist, die du bewunderst. Damit machst du sie unendlich glücklich.

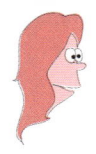

4. **Du bewahrst eure gemeinsame Vergangenheit** – wie weit auch immer sie zurückliegt. Denn solche kleinen Erinnerungsrituale tun der Liebe gut. Das erste Date, die lustigste Kuss-Panne, der unglaubliche Sex vom letzten Wochenende – all diese gemeinsamen Erfahrungen verbinden; umso mehr, wenn es Fotos oder Handycam-Filme davon gibt, die man zusammen beim Lieblingsitaliener ansehen kann. Man spricht und lacht darüber, manchmal werden die Erzählungen sogar noch schöner als das reale Erlebnis. Das Ganze funktioniert übrigens auch wunderbar in die Zukunft gerichtet: Etwas gemeinsam zu planen wirkt ähnlich verbindend. Am besten, du organisierst also gleich das nächste Romantikpicknick, so richtig schön kuschelig unter einem abgelegenen Baum im Park …

5. **Du hältst deinen Körper in Form.** Ein fauler, dickbäuchiger und phlegmatischer Loser ist nur witzig, wenn er Balu heißt und ein Zeichentrickbär ist – sonst nicht. Und was ist mit dir? Ist es schon so weit, dass dir deine Frau eigentlich ein Kotelett um den Hals hängen und ein paar hungrige Hunde auf dich hetzen müsste, damit du ein bisschen in Bewegung kommst? Na, super! Ich weiß, dass viele Männer gleich mehrere Gänge runterschalten, wenn sie glauben, ihr Schäfchen im Trockenen zu haben. Ihr fühlt euch dann aufgehoben, angekommen und eurer Lady sicher, vielleicht zu sicher – und schon lasst ihr euch gehen. Die Folge? Eine mehr oder weniger erschreckende, mal rapide, mal schleichende Typveränderung: Wabbel-Wampe statt Sixpack; Schmalzlocke statt Stylo-Haircut; dösen statt duschen; Wildwuchs statt Intimrasur. Alles natürlich gerechtfertigt mit der ganz plötzlich gültigen Erkenntnis, es komme ja schließlich auf die inneren Werte an. Das stimmt natürlich – aber die müssen ja nicht unbedingt in einer

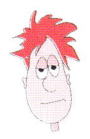

schmuddeligen Quarktasche mit Hängebauch und Ballonhintern stecken, oder? Dass wir Frauen bei euch Jungs weniger Wert aufs Äußere legen als umgekehrt, ist eine Legende; wir tun das sehr wohl! Wenn du dich optisch hängen lässt, wird deine Frau denken, dass sie es dir nicht mehr wert ist, gut auszusehen – und sich die notwendige Bestätigung irgendwann woanders holen …

6. Du hörst auf, an ihr rumzunörgeln. Tempo 60 im 3. Gang, Dauertelefonate mit ihren durchgeknallten Sex-and-the-City-Mädels, in die Länge gezogene Badezimmer-Sessions: Manchmal scheint es, als könne sie einfach nichts richtig machen, und auch ihre Marotten gehen dir auf den Keks. Doch wenn alles so furchtbar ist, warum bist du dann überhaupt noch mit ihr zusammen? Also hör auf, ständig an ihr herumzumeckern. Akzeptier, wie sie ist – denn auch du hast deine Macken. Oder glaubst du wirklich, sie ist begeistert davon, dass du schlurfst wie Schmittchen Schleicher, ständig den Klodeckel offen lässt oder wegen der leichtesten Hautrötung die Notfall-Hotline deines Allergologen anrufst? Lass gut sein mit dem Genöle, sonst macht ihr Gutelaune-Zentrum schneller dicht als eine Beamtenstube kurz vor fünf!

7. Du lernst die schönste Sprache der Welt. In Englisch bist du halbwegs fit; in Französisch verfügst du zumindest theoretisch über fundiertes Wissen (schließlich bist du am Kapitel über Oralverkehr bestimmt hängen geblieben). Aber wie steht's mit dem floralen Code – kennst du den ebenfalls? Wäre gut, denn mit Blumen machst du jeder Frau eine Riesenfreude. Und das sogar als Sprech-Spasti – jedenfalls solange du weißt, welche Blüte was bedeutet! Auf die Schnelle habe ich hier mal eine komplette Beziehung *blumisch* durchdekliniert.

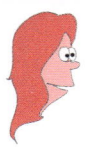

Giulias Florakel

Kennenlernen
Jasmin: *Du bist einfach hinreißend!*
Sonnenblume: *Ich habe nur Augen für dich!*
Chrysantheme: *Mein Herz ist frei!*
Alpenrose: *Wann sehen wir uns wieder?*

Glückliche Zeiten
Schlüsselblume: *Ich möchte den Schlüssel zu deinem Herzen
    haben!*
Lavendel: *Ich werde mein Ziel bestimmt erreichen!*
Rote Rosen: *Ich liebe dich über alles, du hast mein Herz erobert!*
Ringelblume: *Unsere Beziehung soll für immer halten!*

Nichts als Probleme
Kornblume: *Ich gebe die Hoffnung nicht auf!*
Gelbe Rose: *Ich bin eifersüchtig, meine Liebe wird weniger.*
Flieder: *Kannst du wirklich treu sein?*
Narzisse: *Du liebst dich doch selbst am meisten!*
Butterblume: *Menschen wie dich findet man halt doch überall!*

Krieg oder freundschaftlicher Frieden
Tulpe: *Du bist zu keiner echten Empfindung fähig!*
Margerite: *Lass uns Freunde bleiben – aber auch: Lass mich bitte
    in Ruhe!*
Alpenveilchen: *Du bist mir gleichgültig!*

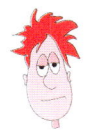

8. Du gehst mit ihr zum Shoppen. Auch wenn du einen Einkaufsmarathon ähnlich lustig findest wie eine Blasenentzündung und dein Stresspegel dabei den eines Kampfpiloten über Afghanistan erreicht: Shopping ist für Frauen UN-GLAUB-LICH WICHTIG! Umso schöner ist es natürlich für sie, wenn du sie auch mal begleitest. Also nimm dir Zeit dafür, und zwar mindestens einen halben Tag (na ja, am besten stellst du dich darauf ein, dass es auch länger dauern könnte …). Kollektionen, Modelle, Gerüche, Materialien, Farben – versuch wenigstens mal, dich in diese sinnliche Welt hineinzuversetzen; oder steck dir deinen Gameboy ein – mit geladenen Akkus! Bei allem, was sie dir auf der Tour vorführt, ist dann deine ehrliche Meinung gefragt. Tu ja nicht so, als ob dir etwas gefallen würde, nur um schnell wieder raus aus dem Laden und nach Hause zur *Sportschau* zu kommen. Einen Polyester-Pulli in Froschgrün in den höchsten Tönen zu loben, nur um die Entscheidungsfindung abzukürzen, ist im Endeffekt nichts anderes als ein vertagter Krach. Die Erfolgsaussichten für einen friedlichen Ausgang dieser Geschichte dürften ähnlich groß sein, wie eine Fünf-Zentner-Wachtel in die Size-Zero-Kollektion von Victoria Beckham zu pferchen. Ach ja, und hör bitte auf, jeder Verkäuferin mit üppiger Fleischauslage hinterherzugaffen – deine Liebste hat dich nicht als offiziellen Titten-Inspektor mitgenommen.

9. Du liest die Sextipps in diesem Buch und wirst endlich ein guter Liebhaber.

Mindestens so negative Folgen für deine Beziehung wie dauernde Verstöße gegen die Punke 1 bis 9 dürfte nur eins haben: Eifersucht.

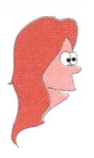

Gesunde Eifersucht – und wann du zum lästigen Klammeräffchen wirst

Romeo und Julia; Yin und Yang; Nähe und Gemeinsamkeit – alles großartig, alles wunderbar. Welcome to the sunny side of life!

Aber wie viel Teamplay tut einer Beziehung eigentlich gut? Gibt's da so etwas wie eine Formel? Etwas wie *Geburtsjahr Mann plus Geburtstag Frau minus Body Mass Index geteilt durch Sternkreiszeichen mal bisherige Beziehungsdauer?*

Leider nur Wunschdenken! Es ist und bleibt verdammt schwer, das richtige Gleichgewicht zwischen Nähe und Distanz auszuloten. In einer Beziehung ist genau das eine der größten Herausforderungen überhaupt. Manche Menschen brauchen in Sachen Aufeinanderkleben den Höchstwert auf der Pattex-Skala, andere hingegen lassen es gerne etwas lockerer angehen.

Wenn alles perfekt läuft, pendelt sich das von ganz allein auf irgendeinem gemeinsamen Nenner ein. Aber wann läuft schon etwas perfekt? Was also, wenn sich eben nichts einpendelt? Wenn jemandem langsam aber sicher die Luft zum Atmen wegbleibt, während es dem anderen noch längst nicht nah genug ist? Wenn es einer von beiden übertreibt und so viel Nähe braucht, dass er sich am liebsten chirurgisch mit dem Partner verbinden lassen würde? »Besitzergreifende Liebe« schimpft sich sowas dann – und von da bis zur krankhaften Eifersucht ist es nicht mehr allzu weit.

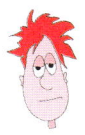

Hilfe, ich ersticke!

Grundsätzlich ist Eifersucht ja nichts Schlechtes und auch nichts Anormales. Jeder hatte irgendwann dieses Gefühl schon einmal. Menschen, die behaupten, niemals eifersüchtig zu sein, erzählen entweder Quatsch oder sind wirklich kalt wie eine Hundeschnauze. Auch ihr Jungs seid nicht immun dagegen – obwohl sich einige von euch lieber Arsch- und Nasenhaare zusammenknoten lassen würden, bevor sie das zugeben. Trotzdem fühlst du ihn natürlich: diesen kleinen Stich, wenn dein Schatz mit diesem verdammt gut aussehenden Marcus-Schenkenberg-Verschnitt an der Bar steht und für deinen Geschmack ein bisschen zu sehr auf seinen Flirt einsteigt; oder wenn sie aufgekratzt wie lange nicht mehr zum Junggesellinnenabschied in die Boys-Tabledance-Bar aufbricht. Doch im Endeffekt gehört so etwas dazu – diese prickelnden Spielchen sind nichts anderes als kleine Liebesbeweise.

Eifersuchtsattacken habe ich natürlich auch schon erlebt. Ich war einmal mit Frank, einem Exfreund, in einer kleinen Bar. Es war rammelvoll, lauter Beautiful People. Frank und ich saßen in der hinteren Ecke an einem kleinen Tisch – unmöglich für den Kellner, uns dort zu entdecken. Also ging ich zur Bar, um Drinks zu holen. Während ich dort stand und wartete, quatschte mich ein gut aussehender Typ an; besser gesagt, er war so heiß, dass er mit seinen Fingern vermutlich die Haare zu Locken hätte drehen können. Ob er mir etwas spendieren dürfte? Ob ich aus München käme? Er war nett, also blieb ich höflich und erklärte ihm, dass ich mit meinem Freund hier wäre. Irgendwann gab der große Bagarozy auf, und ich kehrte mit zwei Cocktails und gutem Gewissen an unseren Tisch zurück. Doch noch bevor ich mich hingesetzt hatte, machte Frank Mega-Alarm: »Kaum lässt man dich allein, flir-

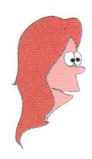

test du gleich mit fremden Typen! So etwas machen nur Schlampen. Da kann ich eigentlich gleich wieder gehen!«

Ich versuchte ihm zu erklären, dass es doch nicht meine Schuld sei, wenn ich angesprochen würde. Doch Frank war nicht zu beruhigen: »Kein Fremder labert dich an, wenn du ihm nicht vorher schöne Augen gemacht hast!«, sagte, nein, schrie er. Den restlichen Abend verbrachten wir dann mehr oder weniger schweigend.

So viel ist klar: Eifersucht muss sich im Rahmen halten. Denn wenn sie – wie bei Frank – nur noch aus exklusivem Besitzdenken und Misstrauen besteht, wird die ganze Sache ungesund.

Der Krankheitsverlauf der Eifersucht

Stufe 1: **Plötzlich auftretende Schnüffleritis.** Symptome dafür sind das heimliche Durchwühlen ihrer Klamotten, das Checken der Bettlaken sowie regelmäßige Handy-Überprüfung und Computer-Check. Alles nach dem Motto: Vertrauen ist gut, Kontrolle ist besser. Dazu kommen dann ständige Anrufe, deren Begründung so lauwarm ist wie Haferschleimsuppe aus der Krankenhauskantine: »Ich will doch nur wissen, ob es dir gut geht, Schatz!« Oh, bitte – hör auf mit diesem verdammten Kontrollterror.

Stufe 2: **Extrem-Röntgen.** »Wo warst du? Warum kommst du so spät? Wer war dieser braungebrannte Malibu-Ken, mit dem dich mein Kumpel in der Stadt gesehen hat?« Alles wird misstrauisch hinterfragt und meist falsch interpretiert: Solche Verdachtsdiagnosen sind nämlich ungefähr so fundiert wie schamanische Heilmethoden, bei denen eine akute Bronchitis mit Tanzeinlagen therapiert wird.

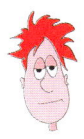

Stufe 3: **Konkrete Quarantäneverordnungen.** *Ich möchte nicht, dass du mit deinen Arbeitskollegen zu dieser Afterwork-Party gehst; da hängen doch eh nur dubiose Typen rum, die saufen und Drogen nehmen. Das ist nix für dich, Schatz!* So sicher kann deine Isolierstation gar nicht sein, dass du deine Frau auf diese Weise an der kurzen Leine halten könntest – der Ausbruch kommt bestimmt!

Mach nur so weiter, dann landet deine Beziehung ganz schnell auf der Intensivstation oder in einem gekachelten Kellerraum, wo man Zettel an den großen Zeh hängt. Denn genau dahin werden euch deine Kontrollen, Vorschriften und Verbote führen. Sie sind pures Gift, die alles auffressen. Hast du dich eigentlich schon mal gefragt, warum du das alles tust, dieses Hinterherspionieren, dieses Reiten von Eifersuchtsattacken?

Also, ich hab da so meine Vermutungen:

Erstens scheint dir eine ordentliche Portion Selbstbewusstsein zu fehlen. Doch nur weil du dich selbst anscheinend nur mittelgut findest, muss das bei deiner Partnerin nicht genauso sein – vermutlich bist du in ihren Augen sogar ihr absoluter Traumtyp! Zweitens hast du wahrscheinlich Angst, verlassen zu werden. Du glaubst, dass draußen vor den Toren deines Machtgebiets fiese Raubritter ihre Zelte aufgeschlagen und nur eins im Sinn haben – nämlich deinem Burgfräulein mal zu zeigen, was 'ne ordentliche Lanze ist. Während wir Frauen eher vor emotionaler Untreue Angst haben, dreht es sich bei euch Jungs meistens um sexuelles Besitzdenken, das euch quält. Wenn ihr euch vorstellt, dass eure Herzdame mit einem anderen die Laken umgräbt, dreht ihr durch und wollt ihm sofort an die Gurgel. Dabei spielt noch nicht

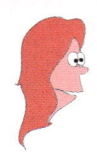

einmal eine Rolle, ob es für einen Seitensprung wirklich Indizien oder gar handfeste Beweise gibt – er wird einfach unterstellt. Die Grenzen von Wirklichkeit und Phantasie verschwimmen, und die Freakshow in deiner Birne spuckt ein Horrorszenario nach dem anderen aus (*O ja, natürlich kann sie mittags um eins nach dem drittem Klingeln noch nicht drangehen – sie muss sich ja erst vom Nachbarn aus Wohnung 25b runterrollen …*).

Noch eine Spur fieser wird die Geschichte dann, wenn du nicht nur auf andere Männer eifersüchtig bist, sondern auch noch auf ihre Freundinnen, ihren Hund und ihren besten Kumpel – übrigens unabhängig davon, dass der a) ein frustrierter Pädagogikstudent mit André-Rieu-Gedächtnisfrisur und b) stockschwul ist. Du hasst einfach alles, womit sie sich beschäftigt; alles, was außer dir Aufmerksamkeit und Zuwendung von ihr bekommt. Hier wird's dann wirklich kritisch. Dann ist dein Partner nämlich nicht mehr nur dein sozialer und emotionaler Lebensmittelpunkt, sondern zu deinem einzigen Lebensinhalt geworden, der auf Biegen und Brechen von dir vereinnahmt wird. Du glaubst, ohne ihn nicht mehr leben zu können, wie ein Junkie, der seine tägliche Dosis braucht. Jungs, spätestens jetzt gilt: Wer sich hier angesprochen fühlt, ruft mich bitte an – dann suchen wir zusammen im Telefonbuch nach einem guten Paartherapeuten …

Was hilft gegen Eifersucht?

Setz dich mit deinen Verlustängsten auseinander. Oft hilft es schon, wenn du dich einmal ernsthaft damit beschäftigst, was dir überhaupt so eine Heidenangst einjagt. Brauchst du wirklich mehr Transparenz und Nähe? Wurdest du früher betrogen und

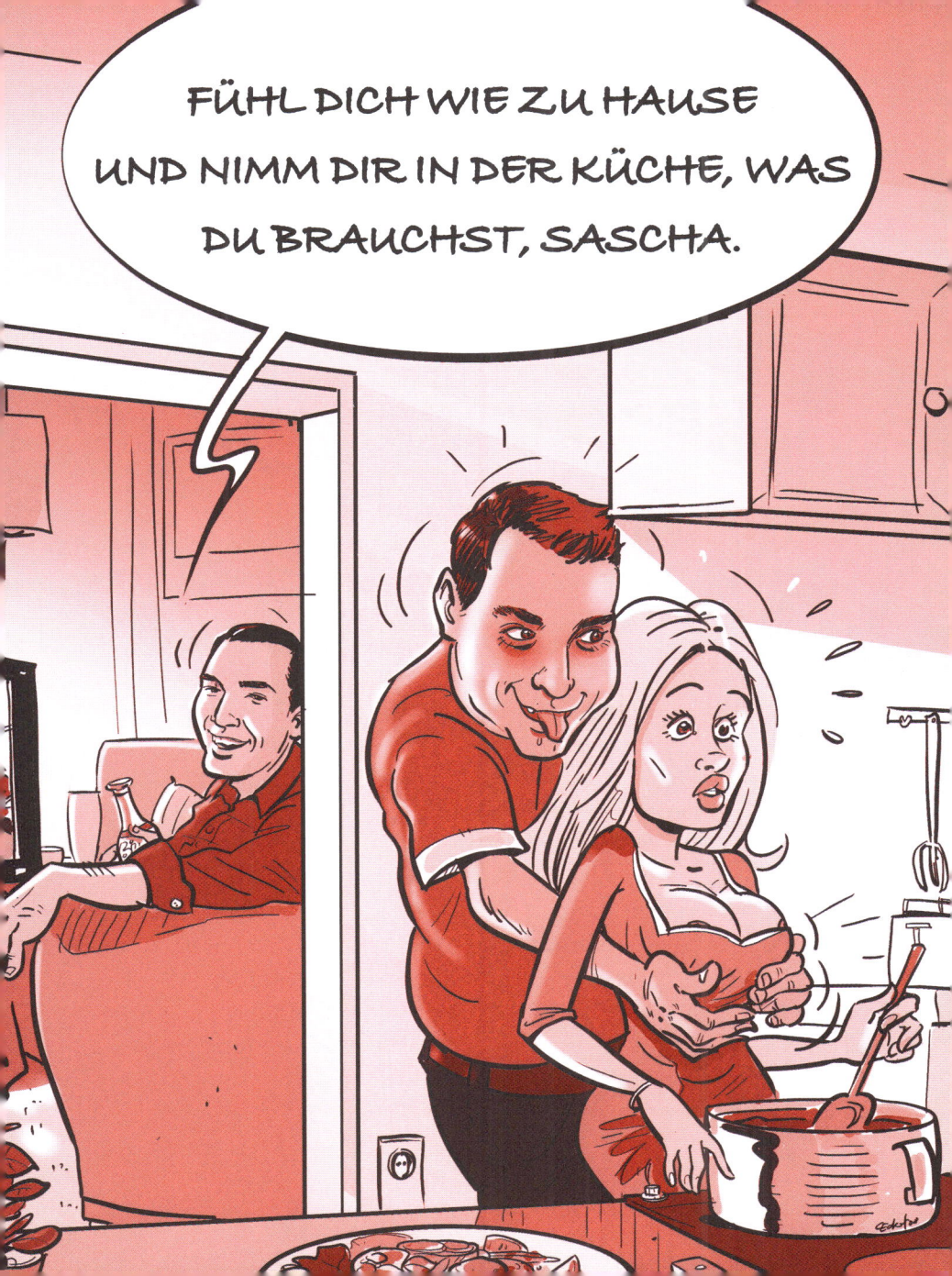

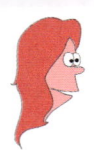

projizierst diese schlechten Erfahrungen in die Gegenwart? Gerade wer einmal hintergangen wurde, hat es schwer, sich wieder vertrauensvoll fallen zu lassen. Die alten Wunden sind noch nicht verheilt? Dann bitte sie um Verständnis und Hilfe. Oft kommt man dann schnell zu einem Punkt, an dem man feststellt, dass der Partner einen über alles liebt und gar kein Grund zur Sorge besteht. Du musst dir deine Stärken bewusst machen, anstatt ständig auf deinen (vermeintlichen) Schwächen herumzureiten. Auch das macht das Selbstbild positiver. Werd dir klar darüber, dass die Ursache für deine Probleme bei dir selbst liegt, nicht bei ihr. Also kannst auch nur du sie beseitigen.

Mach dein Glück nicht allein von deinem Partner abhängig. Auch Freunde, Familie, Hobbys oder dein Job bieten jede Menge Gelegenheit zur Selbstbestätigung. Das lässt dich entspannter werden, und du behältst die Eifersucht besser unter Kontrolle – was ich dir dringend rate, wenn du nicht bald als sexueller Solokünstler unterwegs sein willst …

Entschuldige dich, wenn du sie zu Unrecht verdächtigt hast … und versprich ihr, dass du dich bessern wirst. Dieses Versprechen musst du dann aber auch unbedingt halten. Denn auch sie leidet: Ständige Vorwürfe, immer wieder eingeforderte Unschuldsbeteuerungen und zermürbende Rechtfertigungsarien, das alles macht sie auf Dauer fertig. Und falls du mit deinen Verdächtigungen doch mal richtig gelegen hast, greif sie nicht frontal an. Besser ist es, sich sachlich mit dem Problem auseinanderzusetzen – auch wenn das verdammt schwer und manchmal sogar unmöglich ist.

Die
Fetzen
fliegen

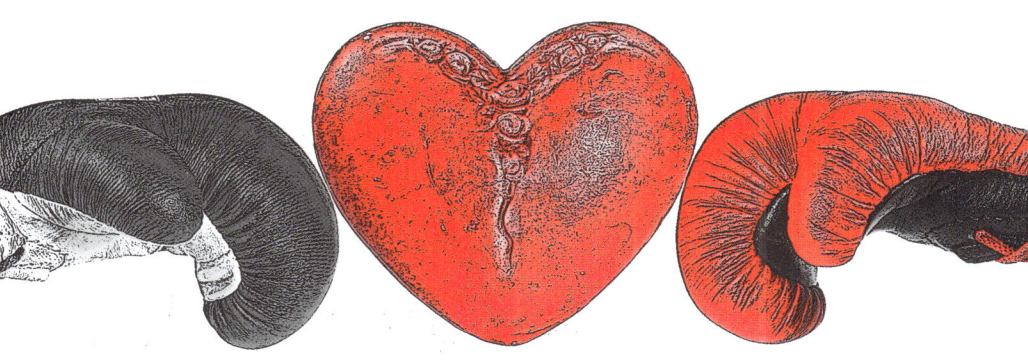

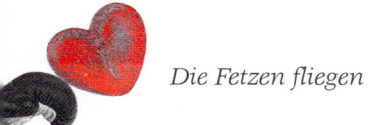

Eine Frau hat gut und gerne 150 Dinge im Badezimmer stehen – bei einem Mann sind's vielleicht zehn.

Eine Frau hängt in der Regel mindestens eine Stunde an der Strippe – ein Mann weiß oft schon nach einer Minute am Telefon nicht mehr, was er noch sagen soll.

Eine Frau schleppt für einen Wochenendausflug den großen Überseekoffer von Louis Vuitton aus dem Keller – einem Mann reicht die kleine Reisetasche aus dem Tchibo-Shop.

Eine Frau geht abends auf der Pirsch zu zweit oder in Grüppchen auf die Toilette – ein Mann dagegen findet, dass es Dinge in seinem Leben gibt, die er alleine machen muss.

Eine Frau bleibt beim Zappen durchs Fernsehprogramm garantiert dort kleben, wo jemand herzzerreißend auf die Tränendrüse drückt – ein Mann nutzt solche Gefühlsausbrüche auf der Mattscheibe, um neue Chips aus der Küche zu holen.

Und eine Frau hat immer das letzte Wort. Was danach beginnt, nennt man Streit.

»IMMER bist du so ...!!« – »Kannst du denn NIEMALS ...??« Mit solchen simplen Szenen nach Schema F fängt's meistens an; wie ein Ballerspiel, das auf deinem PC hochfährt. Kurz darauf ist der Ego-Shooter einsatzbereit, und dann geht das Verbalscharmützel auch schon los: Angriff und Konter, Vorwürfe und Geschrei, Tränen und verletzte Gefühle, zum Schluss tonnenweise Scherben.

Es gibt tausend Gründe, sich in die Haare zu geraten – ganz lapidare und wirklich schwerwiegende. Manche Paare streiten viel, manche kaum oder gar nicht.

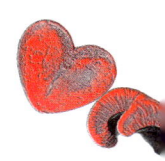

Ich denke, grundsätzlich sind Streits gut und wichtig für eine Beziehung – aber nur in Maßen und mit der richtigen Streitkultur ausgetragen. Reibung erzeugt Wärme, zu viel Reibung einen Flächenbrand, der sich schneller ausbreitet als die Schweinegrippe.

Die am häufigsten auftretenden Zoffs habe ich mal unter die Lupe genommen – und auch die Möglichkeiten, wie du sie am besten vermeiden kannst.

Haushalts- und Freizeitkriege

Vom Pinkeln und Putzen

Irgendjemand hat mal ausgerechnet, dass in einem durchschnittlichen Vater-Mutter-zwei-Kinder-Haushalt pro Jahr rund 5000 Teller und 2000 Töpfe gespült sowie 30 000 Quadratmeter Fußboden gesaugt und gewischt werden. Dazu kommt noch jede Menge Abstauben, Wäschewaschen, Bügeln, Einkaufen – eben all die Dinge, die rund um die heimischen vier Wände nun mal erledigt werden müssen. Da taucht dann immer wieder die Frage auf: Wer macht eigentlich was?

Bei dem, was ich jetzt gleich sage, werden Machos wohl ein Straßenfest à la VillaRiba feiern und viele Frauen mit rotem Kopf im Quadrat springen:

Entweder man kann sich eine Putzfrau leisten – oder die Frau macht einen Großteil der Hausarbeit!

Natürlich ist das eine sehr klassische Rollenverteilung, dessen bin ich mir bewusst. Und ich höre schon die Unken unken: *Was*

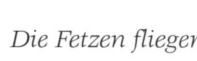

quatscht die Siegel da, deutsche Männer sind doch ohnehin schon als Faulpelze bekannt, weltweit sind nur die Japaner noch schlimmer! Vielleicht auch: *Ob die das Wort Emanzipation überhaupt schreiben kann?* Oder: *Ein vorsintflutliches Küche-Kinder-Kirche-Plädoyer – na danke!*

Immer schön langsam mit den jungen Pferden. Ich meine ja überhaupt nicht, dass Männer ihre komplette Freizeit dösend auf dem Sofa verbringen und sich wie ein Pascha im Hotel Mama von vorne bis hinten bedienen lassen sollen. Ich will auch nicht, dass wegen des undichten Wohnzimmerfensters eine Generation Grünzeug nach der anderen in den Zimmerpflanzenhimmel fährt oder die Abstellkammer auf ewig ein schwarzes Loch bleibt, weil es aus irgendeinem Grund keine Glühbirne von allein in die Fassung schafft. Es gibt sehr wohl Arbeiten, die Männer für Haushalt & Co. tun können – und auch tun sollen: das Auto reparieren, bohren, hämmern, schrauben, Einkaufstüten hoch- und Müll runterschleppen – eben handwerkliche und kraftraubende Dinge, die einem echten Kerl gerecht werden.

Ich stehe auf Machos und sehe Männer auch gerne in dieser Rolle. Ich hab's immer toll gefunden, meine Männer zu verwöhnen und ihnen ein schönes und gemütliches Heim zu ermöglichen, wenn sie nach Hause kommen. Klar können Kerle mal in der Küche beim Kartoffelschälen helfen, uns ein schweres Tablett abnehmen oder zur Not ein paar Shirts aufbügeln. Aber ich möchte sie weder mit dem Staubwedel durchs Wohnzimmer huschen noch auf allen vieren auf dem Boden sehen, während sie Weiß- und Buntwäsche fein säuberlich auf zwei verschiedene Häufchen sortieren – 30 Grad, 40 Grad, Feinwäsche, »Schaaaatz, was bedeutet dieses Dreieck auf dem Jeansetikett?«. Eine grässliche Vorstellung!

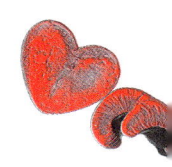

Ein Mann muss ein Mann bleiben. SIE macht, dass alles schön und ordentlich ist, ER macht, dass alles tiptop funktioniert – so lautet für mich jedenfalls die perfekte Haushaltsformel. Also, Jungs, lasst euch bitte nicht zu wischmoppschwingenden Weicheiern machen. Und sorgt endlich für Licht in der Abstellkammer!

Ups, fast hätte ich es vergessen: EINE machofreie Zone gibt es zu Hause natürlich schon: die Toilette. Hier wird gesessen – und das bei jedem Geschäft! Allen Koordinationsschwüren zum Trotz: Kein Mann kann wie mit dem Lineal gezogen pinkeln. Und selbst bei hochgeklappter Brille ist die Streuwirkung einfach viel zu groß. Keine Angst, dein Allerwertester und das Klo gehen schon keine ungesunde Symbiose ein. Also: SIT DOWN – PLEASE!

Klamotten-Kämpfe

»Ich kann mit dir über Atommüll reden, über Ölkrise, Wahlkampf und Umweltverschmutzung, aber über *nichts Wichtiges!!*« Mit diesen legendären Worten einer entnervten Frau endet *Garderobe*, eines des witzigsten Stücke des genialen Loriot. Er und seine (leider viel zu früh verstorbene) Bühnenpartnerin Evelyn Hamann spielen hier ein Ehepaar, das sich in die Haare kriegt, weil der gelangweilte Mann der Frage der passenden abendlichen Kleiderwahl partout nicht die gleiche Bedeutung zumessen will wie seine Gattin. Ihm gefällt quasi alles an ihr, und er antwortet auf ihre Nachfragen dementsprechend wortkarg. Sie wiederum verzweifelt zunehmend bei der Entscheidungsfindung zwischen dem blauen und dem grünen Kleid – und auch daran, dass er ihre Nöte nicht erkennt.

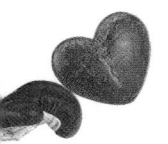

Die Szene illustriert eine typische Sollbruchstelle in einer Beziehung. Loriot hat das Ganze zu einem grotesk-humorigen Schauspiel ausgestaltet, in dem sich der ungleiche Wortwechsel langsam entfaltet und peu à peu zum Streit hochkocht. Ich liebe dieses Stück.*

Allerdings geht es beim Thema Kleidung im echten Leben oft etwas kürzer, dafür umso heftiger zur Sache. Der entsprechende Dialog sieht dann meist so aus:

SIE: (kommt stolz und aufgekratzt ins Wohnzimmer): »Schatz, wie findest du mein neues Kleid?«

ER: (grunzt, ohne den Blick vom Fernseher zu nehmen): »Hm, hübsch ...«

SIE: (mit bereits stechendem Jagdhundblick): »Du schaust ja gar nicht hin. Sag schon, wie findest du es?«

ER: (widmet ihr einen Zehntelsekunden-Augenaufschlag): »Hübsch, hab ich doch schon gesagt!«

Wie es jetzt weitergeht, kann man sich unschwer vorstellen: Steigende Pulsfrequenz. Die ersten hektischen Flecken leuchten im Gesicht. Und dann? Entweder großes Palaver oder seelischer Rohrbruch mit Tränen. Oder beides auf einmal. Solche Situationen haben allerhöchstes Streitpotential, vor allem, weil sie nur selten mit dem Charme des Duos Loriot / Hamann geführt werden. Unaufmerksamkeit gleich mangelndes Interesse gleich De-

---

* *Eine DVD-Sammlung von Loriots gesammelten Werken gehört für mich sowieso zur Standardausstattung. Das ist perfektes Lehrmaterial darüber, was eine Partnerschaft ins Schlingern bringen kann – bis hin zu ganz banalen Dingen (Ich sage nur: »Das Ei ist hart ...«).*

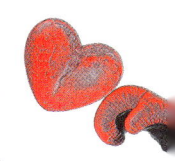

mütigung – wir Frauen haben da so unsere eigene Logik. Und reagieren entsprechend offensiv.

Aber warum lässt du es überhaupt so weit kommen? Warum habt ihr Kerle eigentlich nullkommanull Verständnis dafür, dass wir Frauen Fashion und Style nun mal zu einem unserer primären Lebenselixiere erkoren haben? Kleider, Taschen, Schuhe, das heißt für uns: Welcome to Paradise! Wir leben für den nächsten Shoppingbummel und sterben für ein Paar neue Peep Toe Buffalo's. Hey Jungs: Wir putzen uns doch auch für EUCH raus! Wir wollen, dass ihr uns schön findet. Das zu begreifen kann doch nicht so schwer sein.

Ein bisschen Aufmerksamkeit, mehr ist es doch nicht, was wir von dir verlangen. Du solltest dich einfach ab und zu mal ein paar Minuten mit den Dingen beschäftigen, die deine Partnerin im Kleiderschrank hängen hat. Keiner erwartet, dass du sämtliche Arten von Jeanswaschungen kennst oder auf dem Radar hast, welche Dralon-Viskose-Gemische gerade in der Pariser Modeszene en vogue sind. Aber du solltest zumindest ihre Lieblingsklamotten kennen – und bitte auch noch wissen, welches Kleid sie letzte Woche zur Geburtstagsfeier eures gemeinsamen Freundes Peter getragen hat. Besonders viele Pluspunkte gibt's natürlich, wenn du dich rund um die Uhr aus dem Stegreif daran erinnern kannst, wie sie bei eurem ersten Date erschienen ist. Bei so viel sentimentaler Sachkenntnis schmelzen wir endgültig dahin.

Datum, Kleid, Hose, Farbe, vielleicht sogar Stoff – falls die Speicherkapazität deines Hirns für all diese Dinge nicht konzipiert sein sollte, die deines Handys ist es mit Sicherheit: Also mach doch einfach ein paar Fotos und leg dir ein kleines Archiv an. Das geht schnell und erfordert keine technischen Finessen. Ich verspreche dir: Nur wenige Dinge haben eine größere Ich-

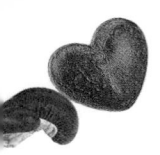

bedeute-ihm-wirklich-etwas-Wirkung als ein »Ich mag dieses blaue Kleid, das du kürzlich bei Peter anhattest, es passt wunderbar zu deiner tollen Frisur.« Das wären dann übrigens gleich zwei Komplimente in einem.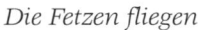

Ist euch Männern übrigens schon einmal aufgefallen, dass Frauen fast immer gut angezogen sind? Und zwar auch dann, wenn sie zum Einkaufen gehen, telefonieren oder einen Brief zur Post bringen? Warum schafft ihr so was eigentlich nur auf Hochzeiten, Beerdigungen oder zu Bewerbungsgesprächen? Ihr tragt am liebsten Schlabber-Shirts zu fleckigen Jogginghosen? Hallo – gut möglich, dass es da das eine oder andere Alternativoutfit gibt, in dem du beim sonntäglichen Grillfest aufkreuzen kannst. Es schadet überhaupt nichts, wenn du in Modefragen ab und zu mal auf deine Frau hörst. Verlass dich drauf, sie weiß, was dir steht.

Jungs, warum seid ihr eigentlich oft so unflexibel in eurem Auftreten? Entweder ihr stellt euch grundsätzlich quer und blockt ab – dann seid ihr elende Sturköpfe. Oder aber bei euch ist immer alles verhandelbar – was euch in meinen Augen zu rückgratlosen Lemmingen macht. Ihr müsst euer Verhalten von Situation zu Situation variieren – und damit sind wir wieder beim Thema Klamotten. Was ich meine: Beim Putzen könnt ihr von mir aus hart bleiben; in Modefragen und Frisurangelegenheiten dagegen dürft ihr euch ruhig mal ein bisschen von uns Frauen umkrempeln lassen. Dann würde nämlich nicht an euch vorbeigehen, dass Destroyed Jeans wieder angesagt sind (die zerrissenen Dinger trägt Mann wirklich wieder, am besten zu Sneakers) –, nicht jedoch Karottenhosen, wie sie mein Kumpel Michael mit Vorliebe trägt. Oder dass ihr mit Hemden in gedeckten Farben wie Grau oder Beige ziemlich im Trend liegt – womit allerdings nicht gemeint ist, bei allen Gelegenheiten der Einfachheit halber ein olles, tau-

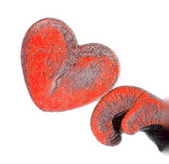

sendmal gewaschenes Teil in Braun-oliv-beige-grün-senf aus dem hintersten Winkel des Schrankes zu kramen.

Alle meine Männer (und da bin ich ein bisschen stolz drauf) waren dankbar, wenn ich sie äußerlich aufgepeppt habe. Besonders Heinrich, einer meiner ersten Freunde. Der kreuzte bei unserem ersten Date allen Ernstes in einem grünen, zwei Nummern zu großen Zweireiher-Sakko mit Goldknöpfen auf. Und darunter? Eine unglaubliche Ich-bin-tierlieb-Strickjacke mit Hirschmotiv, die mir die Tränen schlimmer in die Augen trieb als jede Zwiebel. Im Vergleich dazu war selbst Colin Firth' Elch-Pullover aus *Bridget Jones* eine Augenweide! Es hat einiges an Überredungskunst erfordert, Heinrich zu ein paar vernünftigen Pullis, Polohemden und Sakkos zu überreden, die ihn NICHT nach einem möchtegernaufgemotzten Fachbesucher einer Fleisch- und Wurstwarenmesse im Berliner Hinterland aussehen ließen.

Was geht, was geht nicht, was ist trendy und was gehört in die Altkleidersammlung – dafür haben wir Frauen ein ganz gutes Gespür. Nutzt das doch, Jungs, anstatt bockig auf eure Stoff gewordene Pestilenz zu bestehen. Warnung: Fashion-Desaster verjähren nicht. Heinrichs grünes Sakko ist heute noch eine Brüller-Anekdote auf jeder Party …

»Deine Freunde sind dir wohl wichtiger!« Männerabende und die Folgen

Viele Frauen tun sich mit Männerabenden schwer und versuchen sie zu boykottieren, wo sie nur können. Ich dagegen finde sie wunderbar – und auch wichtig. Dort könnt ihr Jungs nämlich eure grottenschlechten Sprüche klopfen, euch intellektuell auf

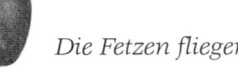

Tiefstniveau bewegen, bechern, bis der Lorenz brüllt, und ein bisschen mit anderen Frauen flirten – und wir Frauen müssen dieses ritualisierte Macho-Gegockel nicht zu Hause ertragen. Also lasst euch das nicht nehmen, egal, ob deine Freundin deine Kumpels nun ausstehen kann oder nicht. Sie hat das zu akzeptieren!

Wie bei unseren Weibertreffen (es gilt natürlich gleiches Recht für alle!) sollten diese Abende zeitlich nach hinten offen sein, sonst setzt dich das ständige Auf-die-Uhr-Schauen zu sehr unter Druck – der garantiert später zum Streit ausartet, wenn du trotzdem nicht pünktlich daheim bist. Außerdem: Willst du vor Deinen Kumpels etwa als Weichei dastehen? Mitten in der schönsten »Welcher *Terminator*-Film war eigentlich der beste«-Diskussion abzuhauen, weil du deiner ungeduldigeren Hälfte versprochen hast, vor Mitternacht zu Hause zu sein, wird einen gewissen Nachgeschmack hinterlassen …

Nein, du bist keine willenlose Puderquaste auf zwei Beinen, sondern bestehst auf dein Recht, dich mit deinen Kumpels zu treffen. Trotzdem musst du natürlich beide zufriedenstellen, die Jungs UND die Freundin. Sonst wird die womöglich irgendwann doch noch richtig sauer und droht im schlimmsten Fall sogar mit Sexentzug. Wenn du also in der nächsten Zeit deine Raketen nicht permanent allein hochjagen willst, musst du ihr das Gefühl geben, dass du in Gedanken immer bei ihr bist – auch an Männerabenden. Am besten geht das per SMS, mit wenigen, aber liebevollen Worten. Dir ist das peinlich vor den Jungs? Okay, dann geh zum Tippen auf die Toilette. Bei einigen Handys kann man das Abschicken von SMS sogar programmieren. Das Permanent-an-sie-Denken kannst du also vorbereiten: *Ich liebe dich* kommt um 22 Uhr bei ihr rein, *Ich vermisse dich* um 0.30 Uhr. Du wirst sehen, wie sehr sie das beruhigt – und dir für ein paar Stunden Freiraum schafft.

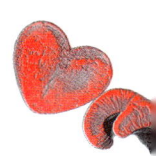

Schatz, du kannst nicht Autofahren!

*Im Wagen vor mir fährt ein junges Mädchen. Sie fährt allein, und sie
scheint hübsch zu sein …*

Kennt ihr doch, diesen Uralt-Schlager von Henry Valentino &
Uschi, oder? Leider hat er mit der Realität meist wenig zu tun.
Denn im Wagen vor mir sitzt meist … irgendeine Frau, die wahr-
scheinlich alles beherrscht, nur nicht ihr Auto. Sorry, auch wenn
Statistiken über Unfälle und Fahrverhalten etwas anderes sagen:
Frauen am Steuer sind für mich zu 90 Prozent ein Desaster. Sie
kommen mit ihrem Knuffipuffi-Kleinwagen nicht in Parklücken,
die locker für einen 7,5-Tonner ausreichen würden. Sie schieben
die Sitze so weit nach vorne, dass ihr Make-up putzige Schlieren-
Kreisel auf der Windschutzscheibe hinterlässt. Sie haben in
Sachen Geschwindigkeit eine ganz eigene Definition von der
Überholspur, manchmal auch von links oder rechts, von der ge-
nerellen Orientierungsfähigkeit ganz zu schweigen …*
Was aber heißt das jetzt für dich? Ganz einfach: Nimm es hin! Es
bringt nichts, zu diskutieren; es hilft nichts, sie wieder und wieder anzupflaumen und sie mit irgendwelchen Regeln der Stra-
ßenverkehrsordnung oder physikalischen Gesetzen zu konfron-
tieren. Es wird sich nichts an ihrem Fahrstil ändern. Nachts
scheint der Mond und tagsüber die Sonne – ist so, bleibt so. Auch
spontane Gegenmaßnahmen wie autogenes Training oder Wis-
senswertes aus dem Yogakurs, den du seit zwei Wochen verzweifelt besuchst, werden deine Schnappatmung auf dem Beifahrer-

---

* *Ich will natürlich unbedingt noch schnell loswerden, dass das alles für mich
nicht, also gar nie nicht und unter keinen Umständen, gilt. So, das musste noch
raus.*

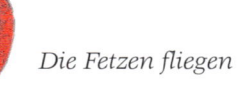

sitz nicht beruhigen. Es gibt drei Optionen: a) Fahr selber! b) Fahr gar nicht erst bei ihr mit! c) Fahr mit und sei still – denn was Frau am Steuer veranstaltet, wirst du niemals ändern können!

»Wir sind nur noch Freunde …« Wenn der Ex plötzlich auf der Matte steht

Du und der Exfreund deiner Partnerin, das verheißt normalerweise nichts Gutes. Der Typ ist Konkurrenz, und die hat im heimischen Revier nichts verloren. Denkt ihr und begebt euch sofort auf Kriegsfuß, wenn der Typ auch nur einen Zeh auf euer Terrain setzt. Määhhp – großer Fehler! Wenn der Ex nicht gerade auf eurem Bettvorleger campiert, gehört er zum Leben eurer Partnerin. Keine Delete-Taste kann das ändern. Die beiden waren einmal zusammen, es hat nicht geklappt, und vielleicht ist trotz allem eine Freundschaft daraus geworden. Das musst du schlucken, ohne den wilden Max zu markieren. Also: Keine hysterischen Eifersuchtsszenen, kein Nachschnüffeln, keine Schmollerei – so etwas ist unsouverän. Auch Kontaktverbote bringen überhaupt nichts. Ganz im Gegenteil. Ihr wisst ja, was wir Frauen tun, wenn man uns etwas verbietet …

Es gibt nur zwei Möglichkeiten: Entweder du akzeptierst den Ex unaufgeregt als das, was er ist: die Vergangenheit; du dagegen bist Gegenwart, vielleicht sogar Zukunft. Das müsste dir doch schon eine gewisse Sicherheit geben. Die zweite Variante kommt nur dann in Frage, wenn dieser fremde Kerl noch immer so prä-

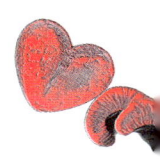

sent im Leben deiner Partnerin ist, dass er als engster Vertrauter, Lebensberater und Ausgehkumpel in Personalunion fungiert und auch sonst in jedem zweiten Satz erwähnt wird und du langsam kirre wirst vom vielen Ex-Gerede. Dann sprich ruhig und vernünftig mit deiner Partnerin darüber, wie du diese Situation empfindest. Das nimmt dem Verflossenen den Schrecken des Unbekannten. Denn im Endeffekt geht es hier doch um deine Ängste. *Hat sie ihn mehr geliebt als mich? War er witziger? Vermögender? Besser im Bett?* Was immer dir da durch den Kopf spukt: Es ist und bleibt falsches Konkurrenzdenken. Trotzdem: Wenn deine Frau dich liebt, wird sie dich verstehen, wird sie wissen, was dich irritiert oder vielleicht sogar verletzt – und dafür sorgen, dass es genügend Raum für dich und deine Gefühle gibt.

Wie weit ihr beim Stochern in den Ex-Files geht, hängt natürlich von der Kooperationsbereitschaft deiner Partnerin ab. Das muss alles auf freiwilliger Basis geschehen. Und du selbst musst dir darüber im Klaren sein, dass zu viel Wissen einen auch überfordern oder noch mehr verunsichern kann. Manchmal ist Transparenz bis ins Effeff gar nicht so gut. Aufgetischt zu bekommen, dass der Ex zwar eine treulose Tomate war, aber eben auch ein Testosteron-Tarzan, der es super draufhatte, vom Schrank direkt ins Bermudadreieck zu springen, sorgt bei dir verständlicherweise nicht gerade für innere Ruhe und Ausgeglichenheit, sondern dafür, dass du nächtens herdenweise Schäfchen zählst, während sie neben dir in wer weiß wie süßen Träumen schlummert. Was dich selber und den Ex betrifft, solltest du nicht zu viel Friede, Freude, Männerfreundschaft erwarten. Gegenseitige Akzeptanz kommt dem erreichbaren Idealzustand da noch am nächsten. Wenn überhaupt, werdet ihr erst richtig miteinander klarkommen, wenn ihr *beide* in den Ex-Files gelandet seid. Dann

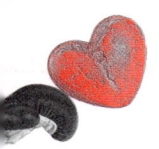

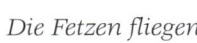

könnt ihr beim Erfahrungsaustausch gemeinsam leiden, lästern und eure Frustbiere kippen. Vorher aber seid ihr Kerle nun mal geprägt vom Revierdenken – und da gibt es nun mal kein Winnetou und Old Shatterhand, die, blutsbrüderlich vereint, in den Sonnenuntergang reiten.

Umgekehrt müssen diese Regeln natürlich auch für dich gelten: Wenn deine Frau Probleme mit deiner Ex hat, weil die dein Leben noch immer in Beschlag hat, musst du mit ihr darüber sprechen; wenn deine Liebste Fragen hat, dann block sie nicht ab. Im Endeffekt geht es um Vertrauen – und das stellt sich erst ein, wenn ganz klar ist, welche Rolle ein ehemaliger Partner noch spielt.

Zusammenziehen? Jetzt schon?

Du bist bislang durchs Leben geschossen wie eine Flipperkugel. Kreuz und quer, frank und frei, ping, kling, ding, und immer mal wieder ein Freispiel. Aber dann: Plötzlich redet deine Freundin von Zusammenziehen, und augenblicklich kriegt deine Haut die Farbe von Haferschleim; sie sagt es sogar öfter, vehementer, mit immer konkreteren Vorstellungen. Irgendwann macht sie dann richtig Druck – und damit deinen tollen Flipperautomaten kaputt (jedenfalls fühlt sich das für dich so an). Es gibt genug Frauen, die Männern beim Thema gemeinsame Wohnung ziemlich heftig die Pistole auf die Brust setzen. Da kann ich nur sagen: Vorsicht vor solchen Zwangsvereinigerinnen! Selbst wenn du kein Bindungsphobiker, sondern ein stinknormaler Allerweltsangsthase sein solltest, wirst du unter Druck nicht stante pede zum Zusammen-

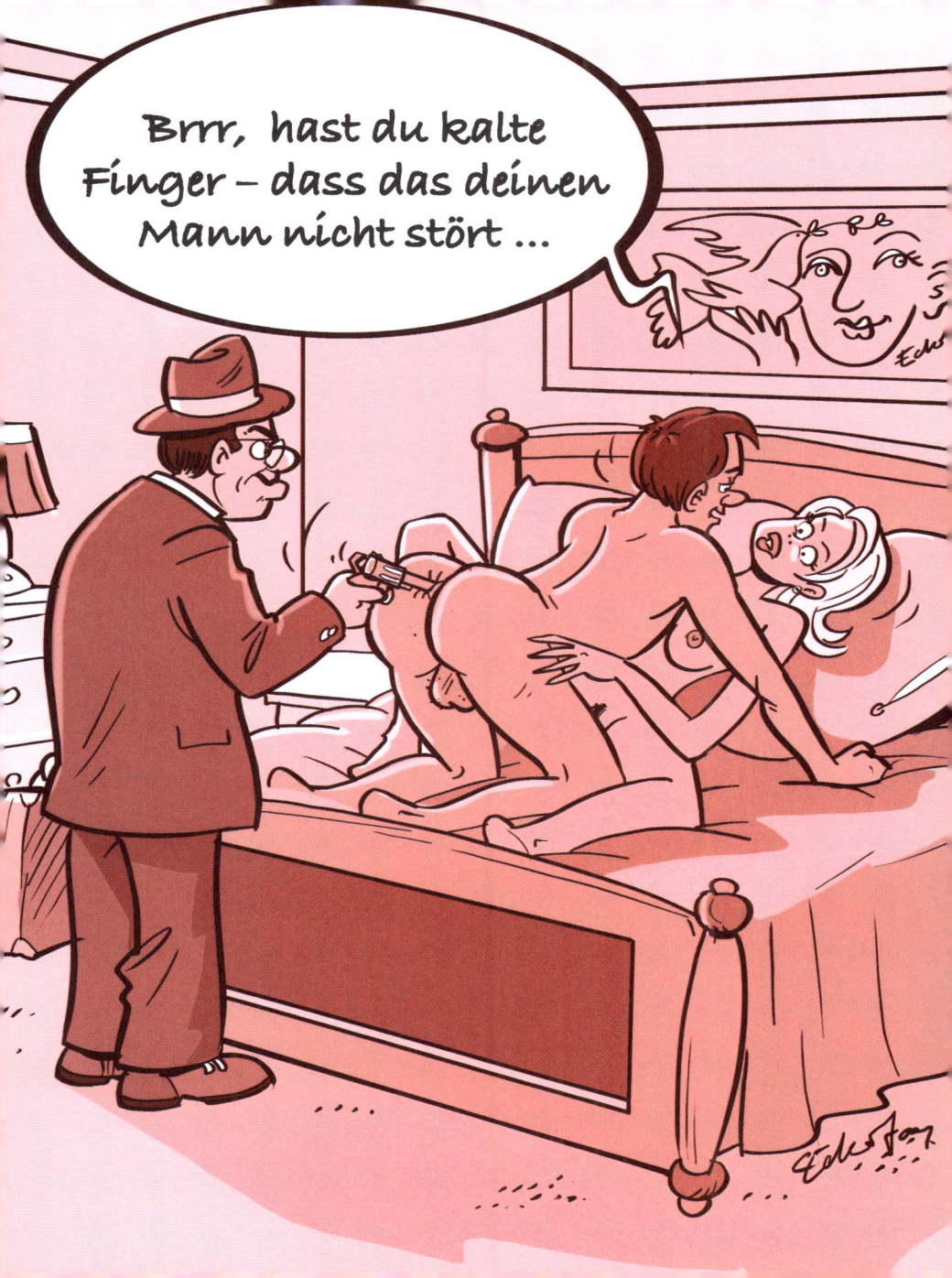

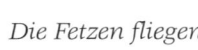

wohn-Helden. Lass dir da auch nichts Gegenteiliges eintrichtern. Aber geh der Diskussion nicht aus dem Weg, flüchte dich also nicht in taktische Spielchen (wie sich volle Sahne in den Job zu stürzen oder genau jetzt eine Weltreise machen zu wollen). Das sind klägliche Versuche, ein bisschen Distanz aufzubauen. Wir Frauen kennen diese Tricks; sie sind so schwammig wie Spongebob und verpuffen wirkungslos – und wir stehen weiter quengelig auf der Matte.

Stattdessen musst du dich diesem Problem ruhig und bestimmt stellen. Unendliche Freiheit oder kuscheliges Familiennest – beides zusammen geht halt nicht. Ein gemeinsames Domizil ist ein großer Schritt, und den solltest du erst dann gehen, wenn deine vermeintliche Traumfrau auch deine tatsächliche Traumfrau ist, die du wirklich 24 Stunden am Tag ertragen kannst. Einen idealen Zeitpunkt für das Switchen von Single-Modus auf Partner-Programm gibt es nicht; das kann nach vier Wochen so weit sein oder nach vier Jahren. Garantien gibt's dabei ohnehin keine: Ob ihr ganz schnell zusammenzieht oder das Ganze langfristig plant – beide Varianten können scheitern.

Also lass dir Zeit mit der Entscheidung, bis du wirklich überzeugt bist. Du kannst probeweise immer wieder ein paar Tage mit ihr mal in deiner, mal in ihrer Wohnung verbringen. Du kannst dir auch eine Liste zusammenstellen, auf der du alles notierst, was dir zu deiner Partnerin einfällt: Charakter, Marotten, wie besitzergreifend oder eifersüchtig sie ist, eben alle Punkte, die sie ausmachen. Es ist klar, jede Beziehung basiert auf Kompromissen. Aber Menschen sind, wie sie sind, man kann sie nicht verändern. Und erst wenn du alles Schwarz auf Weiß aufgeschrieben hast, du mit dem Resultat leben kannst und das Ergebnis mit deinem Bauchgefühl im Einklang steht, ziehst du mit ihr zusammen.

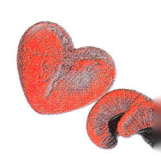

Diese Klarheit ist wichtig, bevor man die eigene Wohnung aufgibt – und eventuell kurz darauf beziehungstechnisch alles in Trümmern liegt. Die schicke Junggesellenbude ist dann nämlich futsch, der Makler für eine neue teuer und die Schlange bei Ikea lang.

Wenn sich bei allem Grübeln und Auflisten der unbedingte Wille zum Zusammenziehen trotzdem nicht einstellen will und deine Freundin sich unverdrossen weiter an deinen Flipperautomaten zu schaffen macht: Hast du eigentlich schon mal über eine andere Frau nachgedacht … und zwar eine, die sich in ihrer eigenen Wohnung pudelwohl fühlt?

Haushalt, Klamotten oder Autofahren, das sind für mich alles mehr oder weniger 08/15-Auslöser für Zoff. Jeder kennt sie, jeder hat sie. Sie sind nervig, im Endeffekt jedoch – solange sie nicht als Epidemie auftreten – kaum gefährlicher als eine Grippe. Daran stirbt eine gute Beziehung nur sehr selten. Anders sieht's da schon bei einem Streit aus, der einfach alles in Frage stellt. Bei dem es um Treue geht und um (missbrauchtes) Vertrauen. Die Rede ist vom Fremdgehen.

»Du Schwein, du hast mich betrogen!«

Herr Schwan bleibt ein Leben lang bei Frau Schwan. Herr Gorilla jedoch steckt sein Ding in jede Frau Gorilla, die bei drei nicht auf dem Baum ist. Und wir? Wir haben uns irgendwo dazwischen eingependelt. Ein Schuss Primatenpower gemixt mit dem Wunsch nach ewiger Treue, irgendwie nichts Halbes und nichts Ganzes.

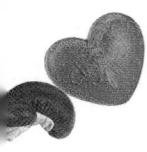

Ja, die Steinzeitler, die ließen es beim Polypoppen noch krachen im Lendenschurz – gesellschaftlich vollkommen legitim übrigens. Doch seit geschätzten 20 000 Jahren haben wir die Monogamie für uns entdeckt – zumindest als wünschenswerten Idealzustand. Männlein und Weiblein in einer lebenslangen Fortpflanzungsgemeinschaft ... Puh, wie öde! Und wie weit weg von dem, was in den Betten tatsächlich stattfindet.

Ungefähr jede dritte Ehe in Deutschland geht über die Wupper, quer durch die Republik wird gelogen und betrogen. In Beziehungen. Im Bekanntenkreis. Im Büro. Meist heimlich und mit mehr oder weniger schlechtem Gewissen. Angeblich haben 40 Prozent aller Deutschen bereits einen gepflegten Seitensprung hingelegt. Blättert man durch entsprechende Umfragen, tun Frauen es angeblich oft aufgrund fehlender Nähe zum Partner oder weil sie Bestätigung brauchen. Männer geben meist an, sie gingen fremd, weil die Beziehung sexuell langweilig geworden sei oder schlichte Abenteuerlust sie getrieben habe.

Aber sind alle Betrüger Schweine? Oder kann ein bisschen aushäusiger Sex eine ansonsten funktionstüchtige Beziehung vielleicht sogar aufpeppen? Ich will's mal so sagen: Ich bin kein Moralapostel, werde hier also keine Protestdemo für *Mehr Monogamie in Deutschland* anzetteln. Fakt ist für mich: So gut wie alle Menschen betrügen irgendwann. Wer das leugnet, ist entweder ein Lügner oder ein weltfremder Gutmensch. Das heisst nicht, dass ich einen Seitensprung jedermann und jederzeit einfach so empfehle. Denn auch wenn ich euch auf den nächsten Seiten Tipps gebe, wie man seine Fremdschnackselei am besten unterder Decke hält, macht euch eins klar: Wenn eure Fisimatenten doch rauskommen – und die Wahrscheinlichkeit dafür besteht durchaus –, werden Gefühle verletzt, und zwar richtig übel. Das

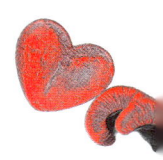

ist wie ein Knick in einem weißen Blatt Papier: Der lässt sich halbwegs glätten, aber ganz rausbügeln kann man ihn eben nicht.

Aber ok, du konntest deinen Schwanz also nicht im Zaum halten, hast deine bessere Hälfte hintergangen. Gucken wir nun doch einmal unter die Bettdecke, nachdem alles vorbei ist. Wie soll's jetzt weitergehen?

Gestehen oder verheimlichen?

Es gibt eine Grundregel, und die ist – abgesehen von ganz wenigen Ausnahmen – quasi in Stein gemeißelt: Niemals, niemals, niemals darfst du mit etwas rausrücken, das deine Freundin noch nicht weiß. Verheimliche, was geschehen ist! Lüge, dass sich die Balken biegen! Ein Exfreund von mir hat sogar einmal gesagt, er würde selbst dann noch alles abstreiten, wenn er in flagranti beim Fremdpoppen erwischt würde. Von sich aus unnötigen Stress in eine Beziehung zu bringen ist total bescheuert und macht eventuell vieles kaputt, was noch lange halten könnte. Erstens tust du deiner Partnerin weh mit deinem Geständnis. Zweitens: Selbst, wenn sie dir verzeiht, wird sie künftig misstrauisch bleiben. *Wo ist er? Was tut er gerade? Stimmt das Gerücht, dass er schon in früheren Beziehungen untreu war?* Alles wird hinterfragt, jeder Satz seziert – und immer zu deinen Ungunsten gedeutet. Es gibt auch Frauen, deren verletzter Stolz einen Betrug niemals ohne Rache hinnehmen wird. All das willst du dir doch nicht wirklich antun, oder? Also: Nur wenn du dich in deinen Seitensprung verliebt hast und dir eine Zukunft mit dieser Frau vorstellen kannst, musst du das deiner Partnerin beichten. Ansonsten gilt ein striktes Schweigegelübde.

Wir Frauen haben für vieles einen sechsten Sinn. Es kann also

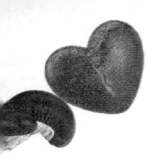

gut sein, dass weitergebohrt und versucht wird, dir doch noch eine Beichte aus dem Kreuz zu leiern. Steter Tropfen höhlt den Beichtstuhl. Jetzt bloß nicht weich werden. Vielleicht schreibst du dir zur Sicherheit dein kleines Lügenkonstrukt auf, damit du dich bei wiederholter Befragung nicht in Widersprüche verstrickst und dem weiblichen Lügendetektor standhalten kannst. Bleib bei der Unwahrheit – und wirke dabei möglichst glaubhaft.

Eine Variante, wie du im Verhör mit Sicherheit durchrasselst, ist diese hier, die ich selbst erlebt habe: Ein Exfreund von mir wollte mir allen Ernstes verklickern, er hätte mir abends – trotz meines Sturmklingelns! – nicht die Wohnungstür aufgemacht, weil er von einer Riesenportion Schweinebraten total ermattet auf dem Sofa in einen komatösen Tiefschlaf gefallen sei ... Ja, klar, und die Erde ist eine Scheibe! Jungs, ein bisschen mehr Bodenhaftung bei solchen Geschichten darf es dann schon sein. Eure Story muss zumindest halbwegs nachvollziehbar sein.

Anders liegt der Fall natürlich, sollte es nach deinem Seitensprung nichts mehr zu leugnen geben. Dann nämlich, wenn deine Liebste zum Beispiel eindeutige SMS auf deinem Handy gesichtet hat, die deine Qualitäten als Top-Lover dokumentieren; oder Handyfotos, die irgendein beknackter Aushilfs-Helmut-Newton von dir und deiner Seitenspringerin in einer kuscheligen Clubecke geschossen und auf sein öffentliches Facebook-Profil gepostet hat.

Wenn solch unwiderlegbare Beweise auf dem Tisch liegen – aber wirklich erst dann! –, kannst du reumütig mit der Wahrheit rausrücken. Auch dann gibt es noch eine Chance, halbwegs heil aus der Sache rauszukommen: Versuch, mit deiner Liebsten darüber zu sprechen, ihr die Gründe für den Seitensprung zu erklären. Die sind sehr oft nämlich nur sexueller Natur. Und das wiederum sind Probleme, die ihr gemeinsam durchaus lösen könnt.

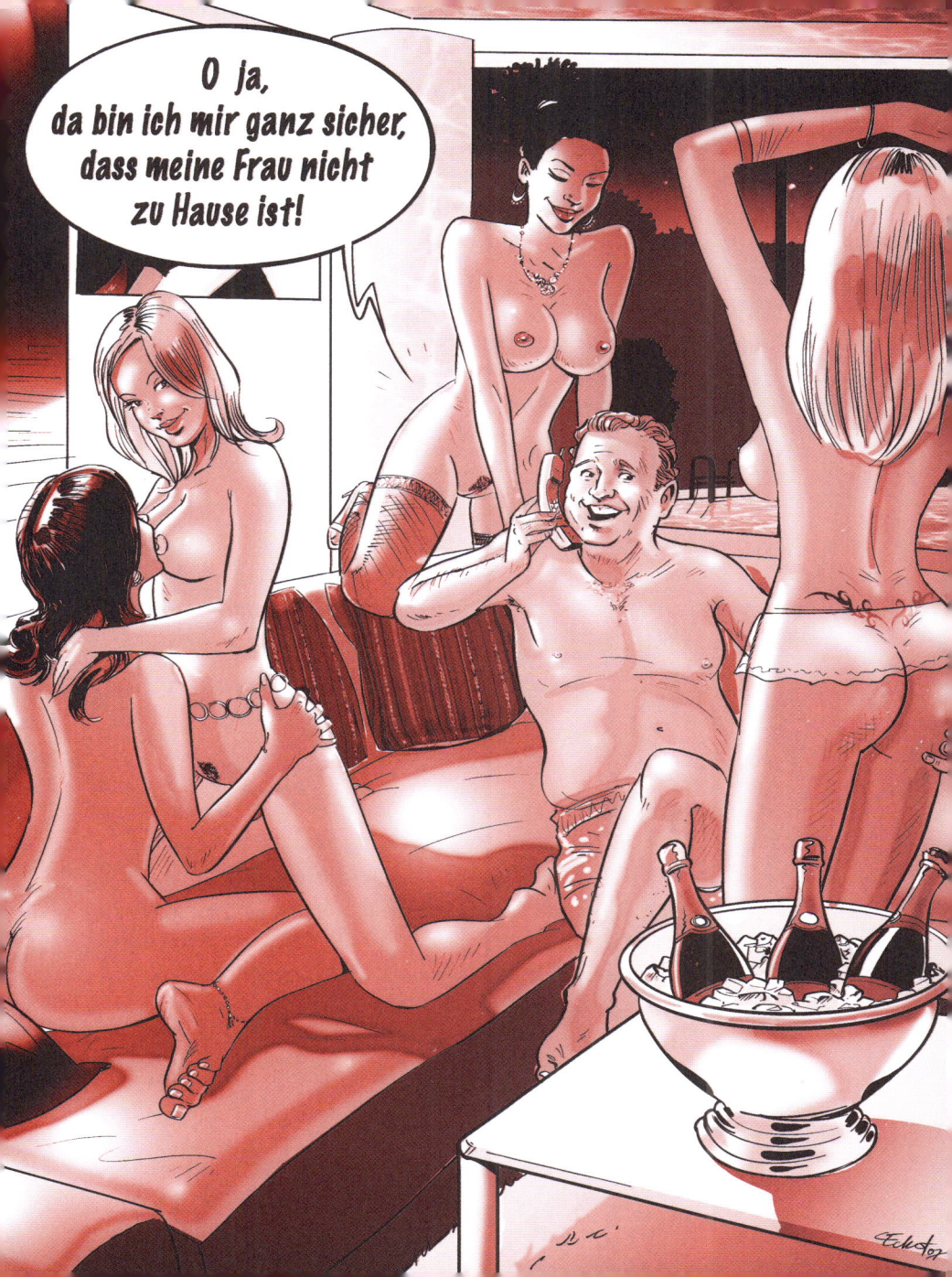

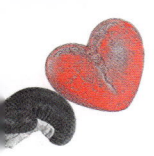

In einigen wenigen Situationen kannst du die Wahrheit eventuell auch verwenden, um von ihr abzulenken – indem du die Affäre bei aufkommenden Verdachtsmomenten maßlos übertreibst: *Klar, Schatz, ich bin gestern fremdgegangen. War super: Ich hab die Kleine betrunken gemacht und ins nächste Hotel geschleppt. Sie hat für mich gestrippt, mir dann einen geblasen, und anschließend habe ich sie in fünf Stellungen zweimal zum Orgasmus gerockt. Toll, was?*

So ein Märchen musst du allerdings sehr gelassen, mit fester Stimme und einem Schuss Sarkasmus zum Besten geben. Kann sein, dass deine Liebste dich dann für unschuldig hält; kann aber auch sein, dass du die Kurve nicht mehr kratzt und dich nur noch tiefer in die Scheiße reitest. Daher Vorsicht, so eine Nummer ist gefährlich – sie funktioniert garantiert nicht bei jeder Frau!

Am besten vermeidest du von vornherein, dass deine Partnerin misstrauisch wird und dir auf die Schliche kommt. Folgende Tipps können dabei hilfreich sein.

Die gefährlichsten Seitensprung-Fehler

1. Du hast dir irgendein junges vögelfreies Dingelchen angelacht, das das Wort Nein nicht kennt, und mutierst nun ihr zuliebe plötzlich zum Berufsjugendlichen? Du lässt dir aus den verbliebenen Dünner-als-dünn-Federn auf dem Kopf eine strubbelige Surferfrisur stylen und von der netten Herrenausstattungsfachverkäuferin ein bisschen arg viel entsprechenden Surfer-Skateboard-Buggy-Style aufschwatzen? Vorsicht, Jungs, solche Radikalveränderungen sind erstens peinlich und zweitens ziemlich verdächtig. Unauffällig bleiben, man selbst bleiben – das ist die Devise, um zu Hause keinen Argwohn zu erzeugen.

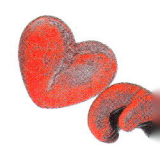

2. Die Seitenspringerin deiner Wahl hat ganz tief in ihrem Zylinder gekramt und jede Menge Tricks herausgezaubert? Fein, genieß es, wie sie dir deinen Bienchen-und-Blümchen-Horizont auf Beate-Uhse-Niveau erweitert. Aber lass um Gottes willen nicht zu viel von deinen neuen Kenntnissen ins heimische Liebesspiel einfließen – denn da dürfte man ziemlich irritiert sein über deine plötzliche Entwicklung zum Horizontal-Künstler. Den Sex mit seiner Partnerin allerdings dauerhaft auf null herunterzufahren macht diese genauso misstrauisch. Du musst also auch zu Hause ran, ob du willst oder nicht. Wir Frauen fangen nämlich an, uns Gedanken zu machen, wenn ihr Jungs über einen längeren Zeitraum keine Lust mehr auf uns habt.

3. Um das noch kurz zu sagen: Fremdvögeln ohne Kondom geht gar nicht! Unbenutzte Lümmelschoner dooferweise in der Hosentasche zu vergessen, so dass Frau sie beim Waschen dort findet, allerdings auch nicht.

4. Deine neue Flamme hat aus ihrer Sexkiste die richtig harten Sachen rausgezogen: Leder, Latex, Fesselspiele, kratzen und beißen – all diese Dinge können natürlich Spuren hinterlassen. Also würde ich empfehlen, die Hardcore-Gangart bei einer geheimen Affäre zu vermeiden. Falls dir und deiner Tussi bei euren Schäferstündchen allerdings doch mal die Gäule durchgegangen sein sollten, musst du beim Coming home vorbereitet sein: Check deinen Körper, bevor du deiner Göttergattin wieder unter die Augen trittst; wenn du verräterische Spuren findest, leg dir entsprechende Erklärungen zurecht: Kratzer können beispielsweise vom Kampfsporttraining im Fitness-Studio kommen, das Resultat eines aufgekratzten Mückenstichs sein oder einer schusseligen Bewegung deiner Sekretärin, die mit einem Leitz-Ordner vor dir rumgewedelt hat. Falls die Spuren jedoch eindeutig zeigen, dass fünf Finger links und rechts vom Schulterblatt den Rücken abwärts führen, bleibt dir nur noch eine Mög-

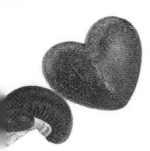
lichkeit: Hol dir in einer gut sortierten Parfümerie einen langen Rücken-
kratzer mit extrem harten Borsten und bearbeite dir damit unter der Dusche so lange den Rücken, bis vor lauter Rot nichts mehr von den Krat-
zern zu sehen ist. Problem eins: Es tut sauweh. Problem zwei: Du musst
deine Partnerin bitten, dich mit Wundsalbe zu versorgen, und machst
sie so auf deine Blessuren überhaupt erst aufmerksam. Problem 3:
Sie wird eventuell eine Schadenersatzklage gegen die Drogerie anstre-
ben. Also, Jungs, haltet euch einfach bei harten Sachen ein bisschen zurück.

5. Du betrügst deine Partnerin, und, schwups, meldet sich das schlechte
Gewissen! Kennt man ja. Mach jetzt trotzdem bloß nicht den Fehler, das
mit übermäßigen Geschenken kaschieren zu wollen – besonders dann
nicht, wenn du vorher mit Präsenten eher sparsam umgegangen bist.
Also kein Strauß edler Baccara-Rosen, wenn dir ansonsten schon jedes
blumige Wort zu viel war; kein Schächtelchen vom Juwelier, wenn vorher ein 50-Cent-Stück aus dem Treppenhaus seit langem das Letzte war,
was du deiner Partnerin mitgebracht hast. Sonst kannst du dir gleich ein
Schild mit der Aufschrift »Betrüger« an die Stirn tackern.

6. Ohne jetzt den Volkshochschulkurs »Kommunikationselektronik« besuchen zu müssen: Du solltest Telefon, Handy und Computer im Griff
haben. Das fängt damit an, dass deine Affäre nur deine Mobil-, niemals
jedoch deine bzw. eure Festnetznummer bekommt. Anrufe, bei denen
immer aufgelegt wird, sobald deine Partnerin rangeht, sind verdächtig.
Das Handy ist nachts natürlich ausgeschaltet – könnte ja sein, dass
deine Flamme plötzlich Sehnsucht bekommt und bei ihrem Hasimäuse-
bärchen mal schnell durchklingelt. One-Night-Stands gibst du überhaupt
keine Telefonnummer, die haben nach dem Heimlich-Pimpern ihre
Schuldigkeit ohnehin getan. Und so schwer es manchmal auch fällt:

Sämtliche SMS und E-Mails musst du immer sofort nach dem Lesen löschen. Sie aufzuheben ist einfach viel zu riskant. Sie können – und werden! – gegen dich verwendet werden. Im äußersten Notfall (manche Liebeserklärungen sind ja vielleicht wirklich für die Ewigkeit) kannst du deiner Affäre im Adressbuch deines Handys einen Männernamen zuweisen. Wenn dein Schatz deinen SMS-Eingang kontrolliert, wird sie an den Nachrichten eines gewissen Holger relativ uninteressiert sein – während bei Anna oder Marina wahrscheinlich die Alarmglocken klingeln. Last but not least: Ihr dürft bloß nicht die gesendeten Nachrichten, die Entwürfe und das Telefonprotokoll vergessen, das bei vielen Handys mehr als 100 Tage zurückreicht. Darum: IMMER! ALLES! LÖSCHEN!

7. Je nachdem, wie oft du deine Seitenspringerin triffst, ob sie in derselben Stadt wohnt, sie Single ist oder ebenfalls in einer Beziehung lebt, gestaltet sich die Logistik hinter der Affäre. Das alles möglichst unverdächtig zu organisieren erfordert einen kühlen Kopf und etwas Planungsstrategie. Es ist nicht ganz so dramatisch wie beim Casinoraub in *Ocean's Eleven*, aber ein bisschen Zeit dafür musst du dir nehmen. Dienstreisen solltest du nur erfinden, wenn sie glaubhaft sind, und Kontoabbuchungen für Hotels grundsätzlich plausibel erklären können. Auch eine rapide Veränderung der Arbeitszeiten wird man dir – Wirtschaftskrise hin oder her – nicht ohne weiteres abkaufen. Du warst früher entspannt gegen 18 Uhr zu Hause, nachdem du als letzte Amtshandlung noch mal alle Bleistifte angespitzt hattest, weil wirklich sonst gar nichts mehr zu tun war; jetzt plötzlich kommst du grundsätzlich erst nach 22 Uhr heim: Was glaubst du wohl, wie lange es dauert, bis deine Partnerin den Braten riecht? Spätestens wenn sich deine ganzen Überstunden am Monatsende nicht auf der Gehaltsabrechnung wiederfinden, brennt die Hütte – garantiert!

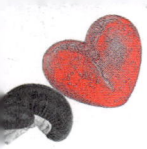

Die Fetzen fliegen

Der Kick für den Augenblick birgt also jede Menge Trouble-Potential. Die Rechnung, die man nach einem Auswärtsspiel präsentiert bekommt, ist oft hoch – manchmal sogar zu hoch im Vergleich zu dem, was zwischen den Laken wirklich geschehen ist. Klar, manchmal peitschen die Hormone jede Vernunft aus der Arena, und der erwartungsfrohe Junior verlangt Einsatzzeiten. *Hey Trainer, ich kann, ich will!* Anstoß, Freistoß, Tooor – erst dann schaltet das nun wieder mit ausreichend Blut versorgte Gehirn zurück auf Normalbetrieb …

Ich selbst bin beim Handling von Affären auch schon ordentlich ins Schlingern gekommen. Stichwort: Geschwisterliebe.

Vor ein paar Jahren war ich mit einem gewissen Alexander zusammen. Na ja, eigentlich war es mehr ein Verhältnis, denn Alexander war noch in seine Exfreundin verschossen. Besonders happy war ich nicht mit der Situation und hielt deswegen die Augen nach anderen Männern offen. Eines Abends lernte ich in einer Schwabinger Kneipe ein ganz ansehnliches Exemplar kennen. Witzigerweise sah der Typ Alexander ziemlich ähnlich. Kein Wunder – im Laufe des Gesprächs stellte sich heraus, dass es sich bei Florian (so hieß er) um Alexanders Bruder handelte.

Es war ein lustiger Abend, an dem ich eine Menge Spaß hatte. Nach einigen Telefonaten und weiteren Treffen war ich über beide Ohren in Florian verknallt – und gestand ihm, dass ich eine Affäre mit seinem Bruder hatte. Wirklich überrascht war Florian nicht. Es sei ihm schon öfter passiert, dass er Frauen von seinem Bruder übernehmen würde,

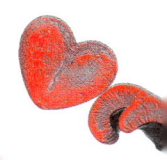

sagte er mit unverschämtem Prince-Charming-Grinsen. An diesem Abend in der Badewanne fuhr mein Kopf Karussell: Hatte ich Alexander bereits betrogen, als ich Florian küsste? Vielleicht ein bisschen.

Wie sollte es nun weitergehen? So wie die letzten Tage jedenfalls nicht. Ich spürte, dass das mit Florian etwas Ernstes werden würde, es ging nicht nur um Sex (der aber hoffentlich bald kommen würde). Also sollte Alexander auch Bescheid wissen.

Am nächsten Tag rief ich ihn an und erklärte ihm, dass ich unser Verhältnis gerne beenden würde – wegen eines anderen Mannes, sagte ich, nicht jedoch, dass es sich dabei um seinen eigenen Bruder handelte. Das war ein Fehler, wie ich heute zugeben muss.

Leider reagierte Alexander anders, als ich es erwartet hatte. Bis vor kurzem schien er sich nicht mehr wirklich für das zu interessieren, was da zwischen uns lief – doch jetzt gab er plötzlich Gas; säuselte etwas von »verliebt« und »vermissen«. Verdammt, hätte er damit nicht früher anfangen können? Um die ganze Situation noch komplizierter zu machen, stand mit einem Mal auch noch mein Exfreund Sebastian wieder auf der Matte. Ich hatte ihn eigentlich vor fünf Monaten in die Wüste geschickt, aber er wollte die Trennung einfach nicht akzeptieren. Sebastian bombardierte mich mit SMS; schickte Blumen, quatschte mir die Mailbox voll.

Als ich dann wegen eines Bandscheibenvorfalls für eine Woche im Krankenhaus lag, eskalierte die Situation. Mein Telefon klingelte; Sebastian war dran. Völlig entmenscht schrie er in den Hörer, er wisse jetzt, warum ich ihn damals verlassen hätte. Er brüllte etwas von Florian – weiß der Teufel, wie er das herausgefunden hatte – und dass

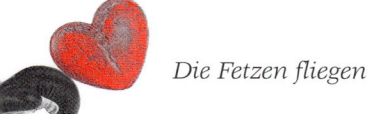

er jetzt zu ihm fahren und ihn umbringen würde. Verflucht, welche Filme hatte der Freak in letzter Zeit gesehen? Und welche Pillen hatte er eingeworfen? Trotzdem bekam ich Angst. Es würde ja schon reichen, wenn Amok-Basti meinem Florian den einen oder anderen Zahn aus seinem wunderschönen Lächeln drischt.

Ich versuchte Florian zu erreichen. Vergeblich. Schweißausbrüche. Rattern im Oberstübchen. Mir blieb nichts anderes übrig, als seinen Bruder anzurufen.

»Alexander, kannst du bitte bei Florian anrufen?«

»Häh, wieso das denn?«

Showdown. Es war an der Zeit, mit der ganzen Wahrheit rauszurücken. Alexander erfuhr von mir und Florian – und ich wenig später vom Entschluss der Big Brothers, dass jetzt KEINER der beiden mich mehr sehen wollte. Natürlich hatte Möchtegern-Rambo Sebastian kein Mordkommando gestartet, allen ging es gut. Ja, allen anderen – nur mir nicht! Ich vermisste Florian, und nach drei Wochen hielt ich es nicht mehr aus. Ich musste mir etwas einfallen lassen, um Prince Charming zurückzuerobern …

Giulia Holmes, geheime Tochter eines gewissen Sherlock, fand nach einer kleinen Recherche heraus, wann und wo die beiden Brüder das nächste Mal gemeinsam zum Abendessen gehen wollten. Ich rief meine Freundin Sina an, die mir helfen sollte, und kramte wieder einmal in meinem Kostümfundus. Könnt ihr euch eigentlich vorstellen, dass ich gerne in andere Rollen schlüpfe? Gerne jemand anderes wäre? Irgendwo in Wunderland? Oder Taka-Tuka-Land? Obwohl ich weder ein Äffchen noch ein Pferd habe, müsste mir ein Psychologe mal diese

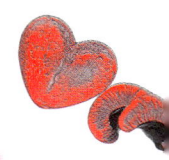

Sehnsüchte aufschlüsseln … Sei's drum, manche Dinge fallen mir eben leichter, wenn ich sie nicht als Giulia angehen muss. Die Florian-Rückhol-Aktion gehörte definitiv dazu.

Ich schnappte mir also die Kurzhaarperücke meiner Großmutter, eine furchtbar altmodische Brille und einen hässlichen, blauweiß gestreiften Hosenanzug. Neben Sina mit ihrem Wahnsinnsdekolleté und dem Weihnachtsengel-Blondschopf sah ich ungefähr so aufregend aus wie ein Christbaum im April. In dem Lokal hatte ich es so eingefädelt, dass wir am Tisch neben Alexander und Florian saßen. Zwei Menschen konnten nicht unterschiedlicher gemustert werden als wir beiden Mädels: Sina verpassten die Jungs so etwas wie das Prädikat »heißester Fickschlitten diesseits der Milchstraße«; ich dagegen wurde einfach nur … bemitleidet. Immerhin bekam ich auch ein Glas, als die Männerrunde um Florian und Alexander uns von einem Kellner Prosecco an unseren Tisch bringen ließen. Halleluja!

Kurz darauf setzten wir uns zu den Jungs. Sina plapperte ohne Punkt und Komma. Ich versuchte mich in der Rolle des schüchternen Heimchens. Rauchte. Verschluckte mich. Hustete. Beide Brüder waren nicht im Entferntesten daran interessiert, sich mit mir zu beschäftigen. Ich ließ mir vom Kellner ein bisschen Papier bringen und fing an, Bilder zu kritzeln. Auf ein Blatt schrieb ich einen Buchstaben, es war ein I _ _ _ _ _ _ _ _ _ _ _ _ _! Daneben, angedeutet, ein Galgenmännchen. Ich schob den Zettel zu Florian. Er war irritiert, ging auf das Spielchen jedoch ein. Nach einigem Buchstabenraten hatte er herausgefunden, was ich geschrieben hatte: »ICH VERMISSE DICH«. An seinem Blick konnte ich sehen, was er dachte: *Was zur Hölle*

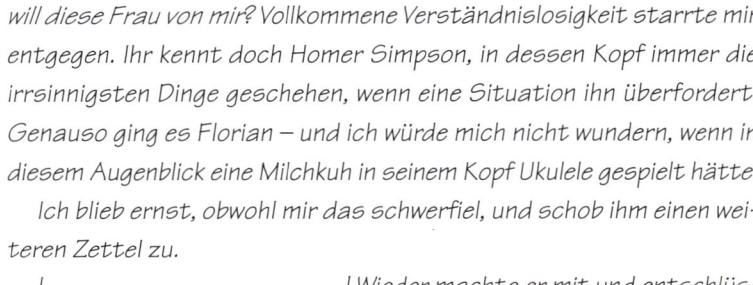

will diese Frau von mir? Vollkommene Verständnislosigkeit starrte mir entgegen. Ihr kennt doch Homer Simpson, in dessen Kopf immer die irrsinnigsten Dinge geschehen, wenn eine Situation ihn überfordert. Genauso ging es Florian – und ich würde mich nicht wundern, wenn in diesem Augenblick eine Milchkuh in seinem Kopf Ukulele gespielt hätte.

Ich blieb ernst, obwohl mir das schwerfiel, und schob ihm einen weiteren Zettel zu.

I_ _ _ _ _ _ _ _ _ _ _ _ _! Wieder machte er mit und entschlüsselte: ICH HAB DICH LIEB. Endlich war der Moment gekommen, die Perücke abzunehmen, dann die Brille. Gebrochenes Eis. Versöhnung. Ich strahlte ihn an, er strahlte zurück. Wir strahlten die nächsten zweieinhalb Jahre gemeinsam. In dieser Zeit gab ich Florian nie wieder einen Grund, daran zu zweifeln, dass er der einzige Mann war, den ich wollte.

Und danach? Danach wollte ich ihn nicht mehr. Das habe ich ihm allerdings unverkleidet gesagt.

Fast alle Beziehungen enden irgendwann einmal, einige früher, andere später. Manchmal geschieht das, weil zwei Menschen einfach nicht zusammenpassen, manchmal allerdings auch, weil sie nicht in der Lage sind, schwierige Situationen zu meistern, und ihre Beziehung deswegen an die Wand fahren. Anstatt sich vernünftig mit dem Partner auseinanderzusetzen, macht man sich gegenseitig fertig; anstatt Probleme zu beseitigen, werden die Risse immer tiefer. Es fehlt oft das, was man »Streitkultur« nennt. Und die ist enorm wichtig.

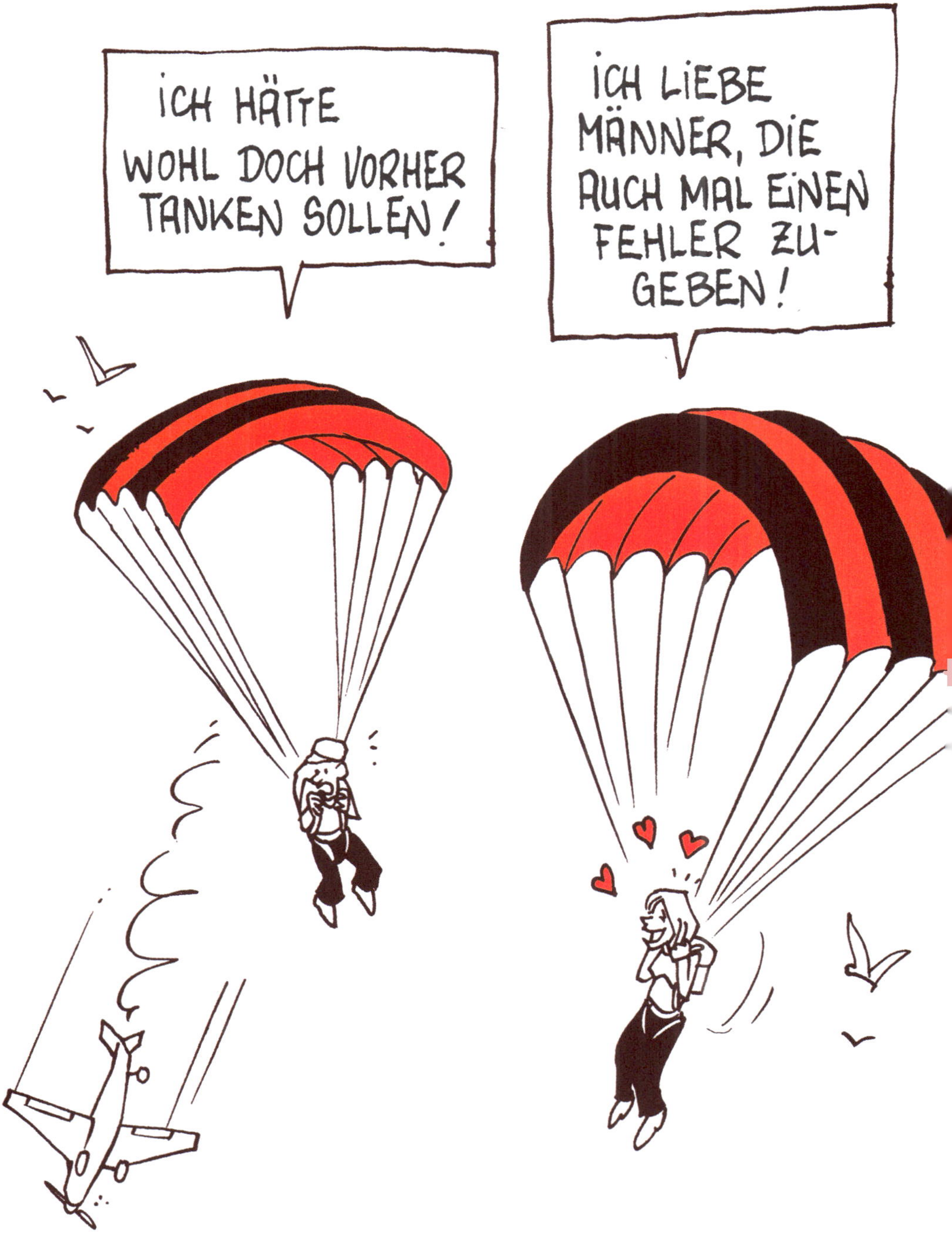
ICH HÄTTE WOHL DOCH VORHER TANKEN SOLLEN!
ICH LIEBE MÄNNER, DIE AUCH MAL EINEN FEHLER ZU-GEBEN!

Die fünf besten Tipps, um einen Streit durchzustehen

1. Probleme nicht verdrängen oder in sich reinfressen – sonst kommt irgendwann der große Knall. Besser ist, du sprichst aus, wo der Schuh drückt. Der große Schweiger kommt in *Keinohrhasen* gut – hier nicht!

2. Du bist gerade zu aufgebracht, um ein vernünftiges Gespräch zu führen? Rumpelstilzchens Wutventil pfeift aus dem letzten Loch? Okay, manchmal muss man seine Aggressionen rauslassen – am Boxsack, beim Joggen, per Liegestützen. Power dich aus, schrei dich allein heiser, draußen im Wald, im Keller, alles in Ordnung. Wenn das Gröbste raus ist, kannst du in Ruhe mit ihr reden.

3. Ein Streit darf nicht zum Krieg werden. Also keine verbalen Entgleisungen, keine Beleidigungen. Du hast eine andere Meinung – aber bitte kein Faible für einen anderen Kulturkreis, wo Probleme dadurch gelöst werden, sich gegenseitig den Schädel einzuschlagen.

4. Ein Streit findet jetzt und heute statt. Olle Kamellen, frühere Verletzungen – und tun sie auch noch so weh – haben in der Gegenwart nichts verloren. Du befürwortest das Prinzip »Auge um Auge, Zahn um Zahn«? Dann willkommen im neuen Dreißigjährigen Krieg! Rachestreits, das weiß ich aus eigener Erfahrung, führen zu nichts. Im Gegenteil: Es wird immer weiter gekeilt, bis wirklich alles kaputt ist.

5. Psychologisch ist es besser, Sätze mit »Ich wünsche mir ...« zu beginnen, und nicht mit »Du bist ...«. Das baut keine so große Front auf, kommt vermittelnder und ohne die ganz großen Schuldgefühle rüber. Ein Streit ist schließlich kein Machtkampf, bei dem am Ende einer vermöbelt auf dem Boden liegen soll. Es geht nicht darum, dass der mit dem größeren Sturschädel gewinnt – es geht darum, dass euer Problem gelöst wird und ihr euch versöhnt.

Aus, Schluss, vorbei – und Juhu! Wie du sie in die *Wüste* schickst und zu *neuen Ufern* strebst

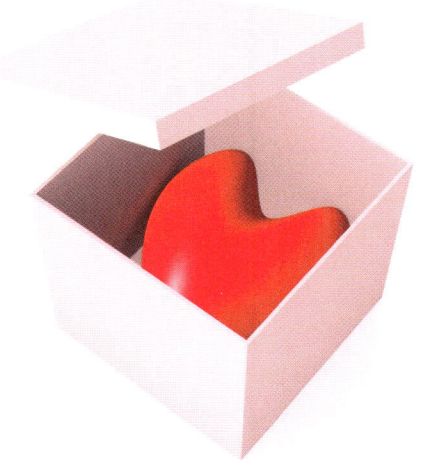

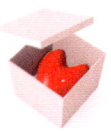

Es kündigt sich meist schleichend an. Immer wieder bohrt es sich in deine Gedanken. Und irgendwann trifft dich die Erkenntnis dann wie ein Auffahrunfall: Verdammt, in deinem Leben hat sich wirklich einiges geändert; genau genommen ist nichts mehr so, wie es einmal war – auch der Mensch nicht, neben dem du jeden Morgen aufwachst. Fast jeder kennt dieses Gefühl.

Du blickst zurück, lässt die letzten Wochen und Monate vorbeiziehen: die vielen täglichen Kleinigkeiten, die dir an deiner Partnerin mehr und mehr auf den Keks gehen; ihr ewiges Genörgel; die daraus resultierenden Streitereien; sogar ihre merkwürdig ruckartigen Bewegungen beim Zähneputzen – fast schon epileptisch, dieses Gezucke; ganz zu schweigen natürlich vom Sex, der so gut wie gar nicht mehr stattfindet. In eurem Bett wird nur noch geschlafen – nebeneinander. Immer mehr Sand im Getriebe. Leidenschaftlich sind nur noch die kriegerischen Auseinandersetzungen über das, was Scheidungsanwälte später dann unüberbrückbare Differenzen nennen.

Sei mal ehrlich: Die Frau an deiner Seite ist doch schon länger nicht mehr deine bessere Hälfte. In Gedanken bist du bereits über alle Berge – aber eben leider nur in Gedanken! Denn was tut ihr Jungs in solchen Situationen meistens? Ihr geht den Weg des geringsten Widerstands und macht euch etwas vor: *Gut, unsere Beziehung ist nicht mehr gerade das Gelbe vom Ei – aber deswegen gleich Schluss machen? Ich weiß nicht, ob das wirklich schon sein muss. So etwas artet dann ja oft in Stress aus, Debatten, neuem Streit. Außerdem bin ich dann ja allein – mit der Schmutzwäsche, dem Haushalt, dem Hund … Na ja, sooo schrecklich ist's mit ihr ja auch wieder nicht …*

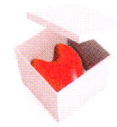

So oder so ähnlich läuft das in vielen von euch ab. Ich hab das nämlich in meinem Bekanntenkreis einfach schon zu oft miterlebt: Eigentlich seid ihr Jungs kreuzunglücklich und macht euch trotzdem munter weiter etwas vor. Lasst euch durch die Tage treiben, kultiviert euer Phlegma. Ist schon merkwürdig – sonst seid ihr doch die Ersten, die *Hier!* schreien, wenn's ums Kontrollieren, Steuern oder Beherrschen geht. Ihr könnt Wolkenkratzer bauen, Kriege führen, zum Mond fliegen – aber ihr kriegt es nicht gebacken, einer Frau auf Wiedersehen zu sagen. Kaum zu fassen!

Andererseits, was will man erwarten von einem Wesen, das sich beim kleinsten Schnupfen mit Leiden-Christi-Miene zum Sterben aufs Wohnzimmersofa zurückzieht, vielleicht gerade noch fähig, in einem Nebel von WICK VapoRub seinen letzten Willen zu diktieren?

Schluss mit eurer Faulheit – und eurer Feigheit! In Wahrheit habt ihr nur die Hosen voll, eure kleine, fleißige Haushaltshilfe zu verlieren – und die Wenigstens-ab-und-zu-mal-Sex-Ermöglicherin. Doch solche Situationen sind niemals Dauerzustände. Wenn ihr den Wert eurer Partnerin also nur noch durch Bügeln, Kochen und Hinhalten definiert, ist es höchste Zeit, etwas zu unternehmen! Macht einfach Ende im Gelände – damit tut ihr nicht nur euch, sondern auch ihr einen Gefallen. Denn welche Frau will schon täglich das Gefühl vermittelt bekommen, sie sei eine Partnerin zweiter Klasse?

Natürlich gibt es eine konstruktive Methode, deinen verfahrenen Beziehungskarren aus dem Dreck zu kriegen: nämlich gemeinsam mit deiner Partnerin zu versuchen, doch noch einmal Pep in euren erotischen Dornröschenschlaf zu pumpen und Streitpunkte auszuräumen. Ein schwieriges, leider oft auch hoffnungsloses Unterfangen. Wenn das nicht klappt oder schon vom

Ansatz her nicht in Frage kommt, bleibt nur noch Option Nummer zwei: Du bringst endlich den Mut auf, reinen Tisch zu machen. Man muss nichts künstlich am Leben erhalten, das schon lange tot ist. Das ist auch eine Frage von Respekt – deiner Noch-Partnerin und dir selbst gegenüber. Stell dich! Beziehe Position! Schließlich ist auch beim Finale furioso ein Held mit Herzkammerflimmern besser als gar keiner.

Trennung mit Fairplay-Preis

Die aufrichtigste, respektvollste und zugleich schwierigste Variante des Auseinandergehens ist es, dich gemeinsam mit deiner zukünftigen Ex hinzusetzen und alles rund um die Trennung zu besprechen. Wenn da nur noch ein Hauch von Gefühl für sie da ist, dürfte dir das wahrscheinlich an die Nieren gehen, schließlich bist du gerade dabei, ihr ziemlich weh zu tun. Trotzdem – diese Plattitüde muss jetzt sein –, ein Ende mit Schrecken ist besser als ein Schrecken ohne Ende.

Einen perfekten Zeitpunkt für dieses wirklich unangenehme Gespräch gibt es nicht. Aber es gibt Termine, auf die du dein Goodbye keinesfalls legen solltest: ihren Geburtstag zum Beispiel; und Weihnachten, Silvester oder den Tag nach ihrer Beauty-Operation, die sie extra für dich über sich hat ergehen lassen. Ich denke, es ist auch wichtig, dass du das Gespräch nicht abends führst. Denn abends ist jede noch so softe Art von Diskussion tendenziell emotionaler und unsachlicher als am helllichten Tag, wenn der Akku noch geladen ist und die Hirn- und Nervenzellen noch frisch sind. Ein delikates Gespräch zu später Stunde erhöht

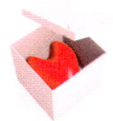

die Gefahr von Tränen und einem veritablen Drama-Queen-Auf-tritt – und schon kannst du jede vernünftige Auseinandersetzung knicken. Also setzt du dich besser tagsüber mit ihr zusammen. Jobbedingt wird das vermutlich an einem Wochenende sein.

Dass dieses Gespräch unter vier Augen stattfindet und nicht, während im Wohnzimmer zwei Kumpels von dir mit großem Ge-johle den letzten Bundesligaspieltag am Kicker nachspielen, dürfte eigentlich klar sein. Idealerweise hast du dein Opfer, das du jetzt gleich zur beziehungstechnischen Schlachtbank führst, vorher schon ein bisschen vorbereitet auf das, was gleich kommt; hast bereits in der letzten Zeit etwa immer mal wieder erwähnt, dass es so nicht weitergehen kann und du die Beziehung in eine Sackgasse steuern siehst. Dann trifft sie der Schlag nicht ganz so unvorbereitet …

Eine liebe Freundin von mir musste mal einen ganz üblen Punch einste-cken. Sie ging eines Abends nichtsahnend ins P1, um ihren Freund dort zu treffen. Ich weiß noch: Vorfreude hoch zehn schon auf unserer ge-meinsamen Fahrt zum Club – ein frisch geschlüpftes Entenküken hätte nicht so ein Geschnatter veranstalten können wie sie. Frau Glückselig so happy und aufgekratzt, dass sie ihrem Freund beim Be-grüßungskuss vermutlich das komplette Gesicht verschluckt hätte. Doch was macht dieses Arschloch – Riesenarschloch – Oberriesen-arschloch? Kurz bevor sie ihm um den Hals fallen kann, stellt er ihr gut gelaunt irgendein blondes Mädel an seiner Seite vor – als seine neue Lebens-, Bums- oder Was-weiß-ich-Gefährtin. Einfach so, ohne Vorwarnung. Plötzlich einsetzender Hurrikan auf Wolke sieben. Sturz-

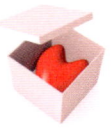

flug. Und dann war es, als würde im Gesicht meiner Freundin eine Atombombe explodieren – so entgleiste Züge hatte ich noch nie zuvor an irgendeinem Menschen gesehen! Ich habe ihr dann am nächsten Tag beim Auszug geholfen. Es hat lange gedauert, bis sie diesen Tiefschlag verdaut hatte – sehr lange.

Eine andere Bekannte hat's auch nicht viel besser erwischt: Sie wurde von ihrem Freund via Facebook abserviert! Der Feigling änderte seinen Beziehungsstatus einfach in *Single* ab und teilte ihr dann auf Nachfrage trocken mit, dass er auf einen weiteren Kontakt keinen Wert mehr legen würde. Leider war die Gute damals dermaßen in diesen Typen verschossen – man könnte auch sagen: verblendet –, dass sie keine Hemmungen hatte, das anschließende Wortgefecht ebenfalls über Facebook auszutragen. Das Ganze gipfelte dann in einem aberwitzigen Nonstop-Ändern des Beziehungsstatus, mitverfolgt von der Freundes-Community, die sich zur täglichen Offenbarungsshow der beiden vermutlich Popcorn und Cola vor den Rechner geholt hat: *Single* um 15 Uhr, *In einer Beziehung* zehn Minuten später, *Single* wiederum fünf Minuten später, kurz darauf *Es ist kompliziert*. Ich war hin- und hergerissen zwischen Mitleid und Voyeurismus und zwischen Cola und Apfelschorle. Hier handelte es sich angeblich um zwei erwachsene Menschen, die sich aufführten wie durchgeknallte Teenies. Gut, meine Freundin hätte auf dieses Hickhack gar nicht erst einsteigen dürfen; aber dass der Hirni ihr auf einer Socialnetwork-Site per Mausklick den Todesstoß versetzte, war wirklich ein starkes Stück.

Übrigens: Sie lieben sich immer noch – und haben vor, zu heiraten …

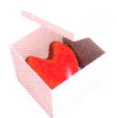

Es kommt also durchaus darauf an, wo du deine Beziehung beendest – nämlich grundsätzlich niemals vor Publikum! Mindestens genauso entscheidend ist jedoch das Wie. Da geht's ans Eingemachte und zurück zu deinem Vieraugengespräch, tagsüber und am Wochenende (du erinnerst dich). Du musst ihr klarmachen, dass du dich von ihr trennen möchtest – und warum du es möchtest.

Es gibt tausend Gründe dafür, dass Beziehungen irgendwann einmal an ihr Ende kommen. Ein paar von den häufigsten lauten: *Wir sind einfach zu unterschiedlich; wir haben unterschiedliche Vorstellungen von Nähe und Freiraum; wir haben keine gemeinsamen Ziele mehr.* Solche Dinge kannst du immer anführen, am besten in der »Wir«-Form – meistens entsprechen sie ja sogar der Wahrheit. Auch kleine Notlügen sind erlaubt, die dir helfen, den wahren – und eventuell verletzenden – Hintergrund der Trennung zu verschleiern: Du hast dich entschieden, mit deiner blutjungen Affäre ein neues Leben als Kanuschnitzer in Papua-Neuguinea zu beginnen? Bitte, wenn du meinst – dann sag deiner Frau, dass sich deine Gefühle ihr gegenüber leider geändert haben, du wüsstest auch nicht, wie das geschehen konnte, bräuchtest jetzt aber erst mal eine Beziehungspause. Oder möchtest du einfach wieder als frei vögelnder Rafael Rastlos um die Häuser ziehen? Dann sag ihr, sie hätte etwas Besseres verdient als das, was du ihr geben kannst. Ehrlichkeit oder eben eine – na ja – Facette der Wahrheit: Beides ist in Ordnung.

Was dagegen überhaupt nicht geht, ist, euer letztes Gespräch für eine bittere Abrechnung der gemeinsamen Zeit zu nutzen. *Weil du eifersüchtig warst …; weil du mich sexuell nicht befriedigen konntest …; weil du dies und weil du jenes …* Solche Attacken gehören hier nicht hin. In ihren Augen bist du ohnehin gerade ein höl-

lischer Untergangsprediger, der das Ende einläutet – da musst du nicht auch noch ihr letztes bisschen Selbstbewusstsein in den Gully treten!

Ende schwarz auf weiß

160 Zeichen – und weg ist sie? Denkt nicht mal daran, eine Beziehung per SMS beenden zu wollen! Das ist nur noch fies, ganz einfach viel zu knapp und unpersönlich.

Unter gewissen Umständen kann jedoch ein Brief in Frage kommen. Auf diese Weise hast du wenigstens Zeit, dir über jedes Wort ausreichend Gedanken zu machen, und vermeidest, im Eifer eines spontanen Gefechts verbal zu entgleisen. Schreib emotional und dennoch bestimmt – schließlich willst du ja wirklich Schluss machen.

Ich kann mir gerade lebhaft vorstellen, wie sich einige von euch verzweifelt Knoten in die Finger kritzeln: ~~*Lieber Schatz,*~~ ... *Schatz,* ... Ein zerknülltes Papier nach dem anderen landet auf dem Boden. *Meine liebe Michaela, nach langem Überlegen denke ich, dass* ... Fünfminütiger Höchsteinsatz der Gehirnzellen. Diverse Abschweifungen (*Hmm, was denke ich eigentlich? Ob Bayern dieses Jahr wieder Meister wird? Wollte ich nicht eigentlich längst mal aufs Klo?*). Konzentrationsversuche. Neues Blatt. *Liebe Michaela* ...

Ist gar nicht so einfach, was? Besonders, wenn du in letzter Zeit für deine Partnerin nur noch so liebevolle Botschaften wie *Hase, bitte Kippen und Bier nicht vergessen!* verfasst hast. Trotzdem: Du ziehst das durch und schreibst ihr diesen Brief. Handschriftlich!

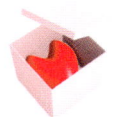

Für Workaholics und Verbal-Spastis: Der Schlussmach-Brief

Na ja, ich will mal nicht so sein. Vielleicht gibt es unter euch den einen oder anderen Kandidaten, der das beim besten Willen nicht hinkriegt mit dem Briefeschreiben: Extrem-Workaholics mit 29-Stunden-Tag und dreifachem Herzschrittmacher etwa, die vier Dax-Unternehmen gleichzeitig aus der Krise führen müssen; oder Rechtschreib-Quasimodos, für die selbst der Buchstabier-wettbewerb im Quiztaxi eine Nummer zu groß ist.

Für Vertreter solcher Randgruppen – aber nur für diese! – habe ich auf der folgenden Seite eine kleine schmackige Notlösung: den Schlussmach-Brief für alle Lebens- und Beziehungslagen.*

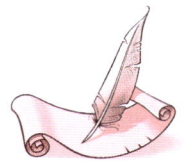

---

* *Ok, das mit dem Briefeschreiben ist zwar ernst gemeint; der folgende Form-brief allerdings eher weniger. Und um ehrlich zu sein: Dieser Brief ist an sich gar nicht auf meinem Mist gewachsen – ich habe ihn lediglich etwas »op-timiert«. Es gibt ihn so ähnlich in mehreren Varianten im Internet. Wer auch immer als erster die Idee hatte, so eine Vorlage zu erstellen (und dann wohl auch zu verwenden): Ein großer Romantiker kann der Typ nicht gewesen sein . Aber für Schwachmaten ist dieser Brief gerade richtig …*

FORMBRIEF AN SIE

(bitte jeweils angebrachte Vokabel einsetzen)

Liebe [ihr Name],

leider muss ich Dir eine …¹ Mitteilung machen. Ich schreibe Dir diesen Brief, weil ich mit Dir … ² machen will. Was mich schon immer an Dir störte, ist Dein … ³ Und vom …⁴ hast Du nicht die geringste Ahnung. Dein … ⁵ ist Dir doch eh viel wichtiger, als ich es Dir bin. Du solltest Dich mal … ⁶! Auch Deine …⁷ finden, ich hätte etwas … ⁸ verdient. So gesehen hätte ich Dich schon viel früher … ⁹ sollen. Deine … ¹⁰ ist viel … ¹¹ als Du. Außerdem sind ihre … ¹² bedeutend … ¹³ als Deine. Und sie hat genau das, das was Dir fehlt, nämlich … ¹⁴ Ich habe daher beschlossen, sie zu … ¹⁵

……………… ¹⁶ [dein Name]

---

1 traurige, unschöne, tolle, simple, Wahnsinns-
2 Schluss, keine Kinder, keinen Sex mehr, Tabula rasa
3 Putzwahn, leeres Hirn, Mundgeruch, Übergewicht, Deo, Haarausfall, Schamhaar
4 Kochen, Bügeln, Bumsen, Autofahren, Blasen
5 Kaffeekränzchen, Oliver Geissen, Aerobic, Job, Exfreund
6 anschauen, waschen, untersuchen lassen, rasieren
7 Kollegen, Eltern, Bekannten, Freundinnen, Geschwister
8 Besseres, Schöneres, Befriedigenderes, Brauchbareres, Hübscheres
9 verlassen, betrügen, notschlachten, vergiften, verarschen
10 beste Freundin, ärgste Feindin, Mutter, Arbeitskollegin, Schwester, Zahnärztin
11 schöner, klüger, williger, schlanker, geiler
12 Haare, Möpse, Beine, Absichten, Ohren, Freundinnen
13 schöner, besser, ernster, aufregender, feuchter, geiler
14 Feingefühl, Lust, Geld, Hirn, Niveau
15 heiraten, besteigen, kaufen, verwöhnen, nehmen
16 Mfg, Hochachtungsvoll, Fahr zur Hölle, Verpiss dich für immer, Angenehmer Unfalltod

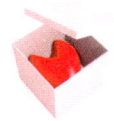

Echt fies: Trennungstechniken für Bad Guys

Es gibt natürlich auch einige wirklich hundsgemeine Strategien, wie du deiner Partnerin klarmachen kannst, dass sie von nun an nicht mehr die erste Geige bei dir spielt, sondern eingereiht wird in das große Arschgeigen-Orchester der Ehemaligen. Diese Strategien sind allerdings alles andere als glorreich, und wirklich gutheißen kann ich sie nicht. Aber zumindest theoretisch wäre es ja möglich, dass die olle Hippe es verdient hat, so von dir in die Wüste geschickt zu werden. Zum Beispiel, weil sie deinen sündhaft teuren Wagen besoffen gegen die Garagenrückwand gesetzt hat, nachdem sie morgens um vier von deinem besten Freund zurückgekommen ist, mit dem sie dich seit drei Monaten nach Strich und Faden bescheißt. Natürlich in Hotels, die sie mit deiner Kreditkarte bezahlt.

Bevor du jedoch harte Geschütze auffährst, musst du dir 100-prozentig darüber klar sein, dass ihr das Ende der Fahnenstange wirklich erreicht habt. Denn ein versöhnliches Zurück wird's danach kaum mehr geben. Geh also noch mal in dich: Sind da vielleicht nicht doch mehr Gemeinsamkeiten als Gegensätze? Hast du wirklich alle Mittel des Krisenmanagements ausgeschöpft? Und ist Kanuschnitzer in Papua Neuguinea plus junges Ding mit Abneigung für Unterwäsche tatsächlich die Formel für ein krisensicheres Zukunftsszenario? Nur falls du solche Fragen nach bestem Wissen und Gewissen mit Ja beantworten kannst, kannst du einschlägige Maßnahmen ergreifen.

Besonders effektiv ist die Provokationstaktik. Dafür brauchst

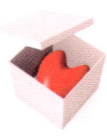

du Zeit, Geduld und eine gewisse Kaltschnäuzigkeit. Es geht darum, sich gehen zu lassen – ganz bewusst und überspitzt präsentiert. Was das heißt? Nichts anderes, als dass du von nun an lauter Dinge tust, die sie extrem nerven – so lange, bis SIE dir den finalen Arschtritt verpasst.

Ein paar Anregungen gefällig? Bitte schön: Deine Männerabende finden nicht wie bislang alle zwei Wochen statt, sondern plötzlich zweimal pro Woche. Auch die Zahl der Überstunden in der Firma steigt; natürlich nicht wirklich – du gehst mit deinen Kumpels ins Kino, zum Sport oder auf Partys und lässt es dort ordentlich krachen. Was immer sie an gemeinsamen Unternehmungen vorschlägt: Du bist ständig in Zeitnot, ja, du vergisst sogar Verabredungen mit ihr. Parallel dazu musst du sie natürlich dazu ermutigen, möglichst oft mit ihren Freundinnen auszugehen. Sie soll sich nämlich aufhübschen und neue Männer kennenlernen; im Idealfall verguckt sie sich sogar ein bisschen und hat einen Grund mehr, mir dir Schluss zu machen. Und außerdem willst du sie ja einigermaßen gut untergebracht wissen.

Auch an dir selbst musst du einige Dinge ändern. Wenn sie deine löchrige Jeans schon immer gehasst hat, ziehst du sie jetzt an, so oft es geht! Wenn sie immer wieder nölt, du hättest eindeutig zu viel auf der kulinarischen Zone, frisst du munter weiter und schmierst dir fingerdick Butter unter den Gorgonzola! Wenn es sie nervt, dass aus all deinen Körperöffnungen Haare wachsen, wirfst du den Langhaartrimmer vor ihren Augen demonstrativ weg. Ja, Jungs, einen gewissen Einsatz müsst ihr schon bringen, um sie loszuwerden. Wenn ihr dann wieder Single seid, habt ihr immer noch Zeit genug, euch optisch wieder auf Vordermann zu bringen. Sollte es dir jetzt noch gelingen, auf Sex mit deiner Bald-Ex zu verzichten – was gerade dann nicht allzu schwer sein dürfte, wenn in

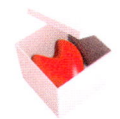

den Monaten zuvor ohnehin schon tote Hose geherrscht hat –, rutschst du auf der Abschussliste ein weiteres Stück nach oben.

Dir muss allerdings klar sein, dass diese Schlussmachtaktik eine Menge Zeit und Nerven kosten kann. Mach dich gefasst auf Diskussionen, Schimpfwort-Schlachten oder fliegende Aschenbecher. Diesen psychischen Druck musst du aushalten. Irgendwann wird ihr das alles zu bunt werden. Dann knipst sie eurer Beziehung das Licht aus – und du bist endlich frei.

Noch fieser kommt diese Provokationstaktik übrigens, wenn du – quasi als krönenden Abschluss – auch noch einen Freund oder eine Freundin ins Spiel bringst. Entweder, indem du bei einem der beiden – natürlich unter dem Siegel strengster Verschwiegenheit – andeutest, die Beziehung stehe auf sehr wackeligen Beinen, oder, indem du den besten Freund oder die beste Freundin gleich ganz offen bittest, das Schlussmachen für dich zu übernehmen. Motto: *Sag's du ihr, dich kennt sie, dir vertraut sie. Sie wäre ja anschließend ohnehin zu dir gekommen, um sich auszuweinen.* Du steckst ihnen die grundlegenden Wann-und-warum-Informationen, vielleicht gleich inklusive aller notwendigen Abwicklungsmodalitäten, und machst dich anschließend vom Acker. Wenn deine Partnerin endlich erfährt, was Sache ist, solltest du mit deiner neuen Dulcinea schon im Flieger nach Neuguinea sitzen – kriegt sie dich nämlich vorher in die Finger, hast du hoffentlich dein letztes Gebet gesprochen: Denn im Vergleich zu dem, was sie dir dann vermutlich antut, dürfte nackt und ohne Sattel auf dem Mountainbike den Jakobsweg entlangzuradeln ein Kinderspiel sein!

Apropos: Bei dieser Gelegenheit fällt mir mein erster Freund ein, dem ich diese Tour nicht nur einmal an den Hals, äh, den Arsch gewünscht habe. Das war der Typ mit Zigarette in der Unterbuchse (ihr erinnert euch?). Mini-Maus hat mir damals

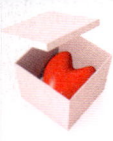

nämlich nicht nur über einen gemeinsamen Kumpel ausrichten lassen, dass das mit ihm und mir Vergangenheit sei; nein, er hat auch gleich noch seine Eltern involviert, mit denen ich mich bis dahin bestens verstanden habe, und ihnen erzählt, ich hätte ihn während einer Party in ihrem Ehebett mit einem anderen betrogen. Klar, dass die zwei extrem enttäuscht von mir waren. Klar aber auch, dass ich Mini-Maus bis heute mit dem Hintern nicht mehr angeschaut habe.

Für mich persönlich ist ganz klar: Wenn man einen Schlussstrich zieht, dann muss der auch endgültig sein. Er darf auch nicht als Legitimation fürs vorübergehende Fremdvögeln dienen. Manche Kandidaten haben dieses Hintertürchen-Offenlassen ziemlich perfektioniert: Schlussmachen um 17 Uhr – aushäusiges Frischfleisch-Pimpern um 20 Uhr – Rückkehr am darauffolgenden Tag gegen 11.30 Uhr, mit Blumen und reumütig tiefergelegtem Dackelblick. Bei einigen Typen, die bei der Verteilung des Gewissens leer ausgegangen sind, bleibt's dann sogar nicht mal bei einmaligen Ausrutschern, sondern die gezielte Beziehungspause wird zu einem sich ständig wiederholenden Ritual. Ich bin ja selber nicht wirklich frei von kleinen Gemeinheiten, aber so etwas führt zu weit – schließlich ist das für die immer wieder gehörnte Partnerin eine perfide emotionale Achterbahnfahrt, die sie fertigmachen wird; Hoffnung – Bruchlandung – Neustart, und noch mal, und noch mal. Was für ein hässliches Hamsterrad, einfach nur mies. Ich kann mir keine Frau vorstellen, die es verdient hätte, da durchgejagt zu werden.

Etwas anderes ist es natürlich mit ganz bewusst von beiden Seiten akzeptierten und klar abgesprochenen Auszeiten: den Trennungen auf Zeit …

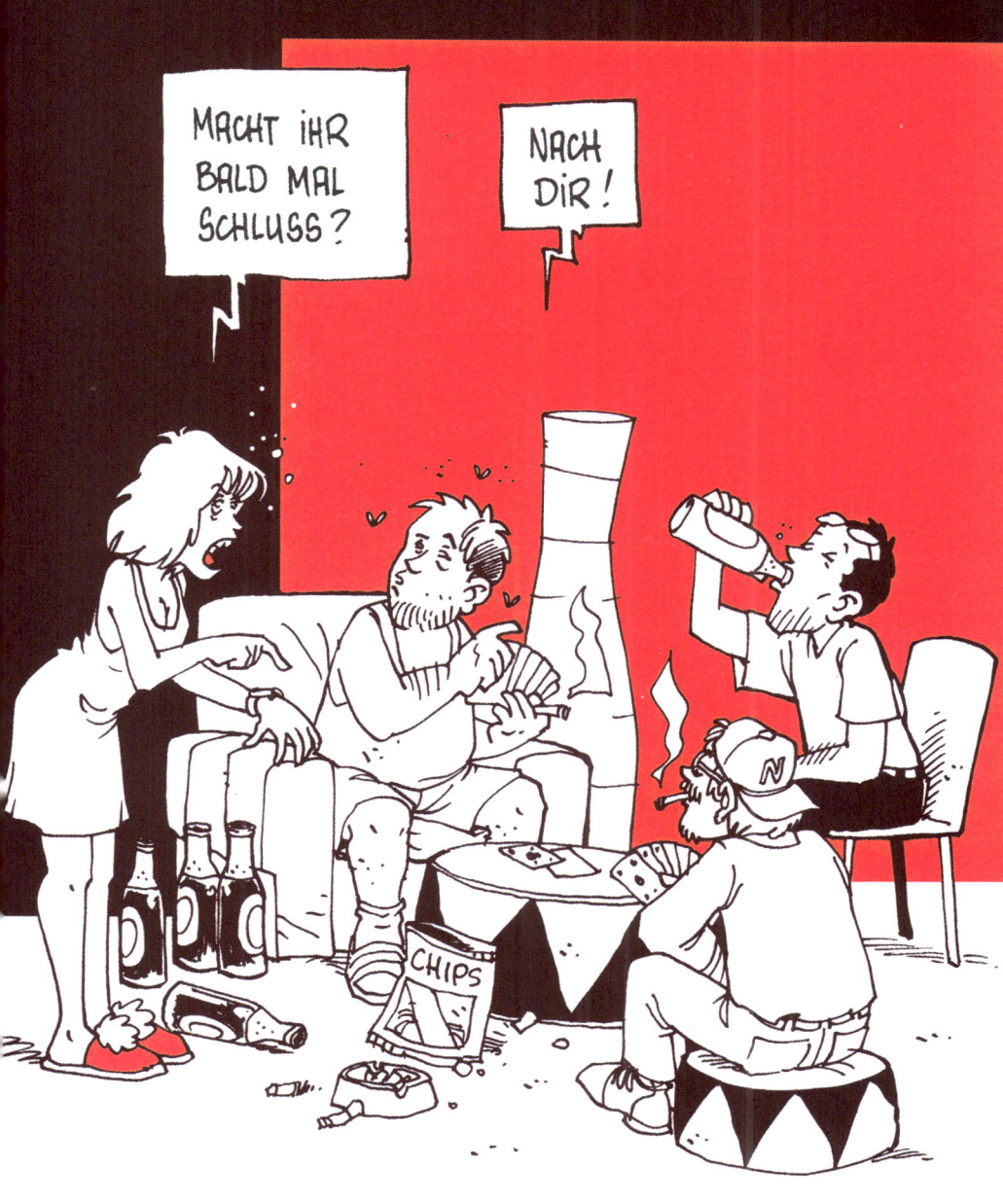

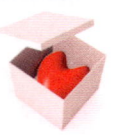

Trennung auf Zeit oder zumindest Freunde bleiben: Wie funktioniert das?

Ich selbst habe überhaupt keine Erfahrungen mit Trennungen auf Zeit, weder gute noch schlechte. Bei mir lief das bislang immer so: Wenn eine Beziehung vorbei war, dann war sie vorbei – so schwer das manchmal auch fiel. Meist war ich diejenige, die tschüs gesagt hat; die Jungs haben anschließend Terror gemacht, standen mit Blumensträußen vor der Tür oder mit Fernrohren auf dem Nachbardach. So lange, bis alles irgendwann im Sande verlaufen ist.

Trotzdem kenne ich Fälle aus meinem Bekanntenkreis, bei denen sich nach einer zeitlichen Trennung herausgestellt hat: Hey, Überraschung, die beiden haben ja wirklich noch eine Chance! Ein Goodbye muss also keineswegs für immer sein. Allerdings ist für die realistische Chance auf ein Liebesrevival ein hohes Maß an Disziplin notwendig – so viel habe ich jedenfalls beobachtet.

Regeln für die Beziehungspause

1. Den Trennungszeitraum müsst ihr vorher festlegen. Alles, was bis zu einem halben Jahr dauert, ist im grünen Bereich. Falls du jedoch nach dem 89. Vollmond noch immer darauf pochst, in einer schwierigen Konsolidierungsphase zu sein, wird dir deine Ex das unter Umständen nicht mehr glauben.

2. Alle finanziellen Aspekte müssen bis aufs i-Tüpfelchen kalkuliert sein: Könnt ihr euch für die Testphase eine eventuell notwendige zweite Wohnung leisten? Braucht deine Ex für die Überbrückungsphase deine finanzielle Unterstützung? Oder du ihren Outdoor-Schlafsack nebst Spirituskocher? Eine Trennung auf Zeit darf keine existentiellen Engpässe verursachen, die eure materielle Lebensqualität komplett auf den Kopf stellen.

3. Die Intervalle, in denen ihr euch trefft, müssen ebenfalls festgelegt und auch eingehalten werden. Ich denke, ein Mal pro Woche ist vollkommen ausreichend. Dann setzt du dich mit ihr an einem neutralen Ort zusammen, um den jeweils aktuellen Stand eurer gegenseitigen Wertschätzung abzugleichen. Allerdings solltest du nicht zu früh zu viel erwarten. Menschen ändern sich – wenn überhaupt – nur sehr langsam. Das gilt für ihre inneren Einstellungen wie auch für Äußerlichkeiten, die deine Trennungsgedanken eventuell zusätzlich angefacht haben. Lieschen Müller wird niemals über Nacht zu Lolita Lustgrotte, ein penibler Kontrollfreak nicht ratzfatz zum liberalen Freigeist, und aus Oberschenkeln wie abgelaufener Hüttenkäse werden auch so schnell keine Gazellenbeine mit der Oberflächenspannung eines Babypopos. Wenn dir das nicht klar ist, seid ihr schnell wieder mittendrin in nervtötenden Auseinandersetzungen. Also, Jungs, habt ein bisschen Geduld, manche Dinge brauchen eben ihre Zeit. Ihr kennt das doch von euch selbst …

4. Weil vielen Männern das Gehirn ja hin und wieder in die Shorts rutscht, muss ich auch dies noch ansprechen: Es ist natürlich absolut tabu, im Rahmen eines solchen Sondierungsgesprächs über sie herzufallen, weil dir spontan in den Sinn kommt, dass ein bisschen Sex mit der Ex allemal spannender sein könnte, als zu Hause in der Badewanne zum x-ten Mal Spaß mit dem *Playboy* zu haben. Doch es hilft nichts, die Tagesproduk-

263

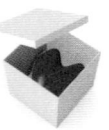

tion deiner rund 100 Millionen Spermien musst du bitte in dieser Zeit eigenhändig loswerden. Sonst gehen in euren plötzlich wieder heftig aufflackernden Gefühlen die eigentlichen Probleme unter – um kurz darauf wie ein Furz im Badewasser wieder hochzuschießen. Und dann geht die ganze Streiterei munter von vorne los. Alternativ kannst du natürlich mit ihr vereinbaren, dass ihr euch beide sexuell anderweitig vergnügen dürft. In diesem Zusammenhang wäre dann auch zu klären, ob ihr euch anschließend davon erzählt oder nicht. Meine Meinung dazu? Mir wäre diese Nummer zu hart, viel zu hart sogar. Falls ihr euch zugestehen wollt, mit anderen in die Kiste zu springen, solltet ihr euch die entsprechenden Details wenigstens nicht gegenseitig auch noch auf die Nase binden. So eifersuchtsbefreit ist keiner, dass er das einfach mir nichts, dir nichts wegsteckt.

5. Besonders wichtig sind schließlich auch noch die Zeitspannen, in denen ihr euch nicht seht. Dann musst du dich nämlich wirklich ganz konkret mit den Problemen auseinandersetzen, die deine Beziehung gekippt haben. Analysieren, filetieren, reflektieren – das kann ganz schön schwierig sein, wenn dir vor lauter Einsamkeit die Decke auf den Kopf knallt oder deine für ein Intermezzo akquirierte Miss Ohne-Unterwäsche nicht aufhört, ihre versauten Beischlaf-Schweinereien auf die Mailbox zu hauchen. Gegen ein bisschen Ablenkung zwischendurch ist ja nichts einzuwenden, nicht mal gegen ein kleines Horizontal-Halligalli, wenn du und deine Ex diese Möglichkeit nicht konsequent ausgeschlossen habt. Trotzdem muss immer genügend Zeit dafür bleiben, dir deine eigentlichen Wünsche und Ziele 100-prozentig klarzumachen. WOHIN willst du jetzt? WIE kommst du dorthin? WER soll dich auf diesem Weg eventuell begleiten? W-Fragen, die du für dich selbst beantworten musst. Sonst machen die Gespräche mit der Frau, für die du noch Gefühle hast, die du vielleicht sogar noch liebst, überhaupt keinen Sinn.

Hochköcheln, Abschmecken und zurück auf den Tisch: Ob aufgewärmte Suppen nun wirklich lecker sind, kann ich beim besten Willen nicht pauschal sagen. Das muss jeder für sich selbst herausfinden. Mir selbst waren bislang immer neue Rezepte mit frischen Zutaten lieber.

Allerdings ist es mir manchmal gelungen, gescheiterte Beziehungen in gute Freundschaften zu verwandeln. Denn eigentlich ist es schade, wenn zwei Menschen, die sich einmal eine Menge bedeutet haben, irgendwann für immer komplett getrennte Wege gehen, wenn nicht nur Liebe und Sex im Orkus verschwinden, sondern auch Nähe, gegenseitiges Vertrauen und Wertschätzung. Deswegen wäre ich immer dafür, nicht alles aufzugeben, was mal da war. Klar, einfach ist das in den seltensten Fällen. Und es hängt natürlich auch davon ab, wie und warum die Beziehung zu Ende gegangen ist. Aber es kann durchaus funktionieren. Ein paar meiner Exfreunde sind heute wirklich super Kumpels von mir.

Entscheidend dafür ist zuallererst einmal, dass ihr diese Freundschaft wirklich beide wollt. Solange deine Ex noch vom großen, sonnenuntergangsumflorten Happy End träumt, während du ihre neue Rolle schon längst mit *Quatschen / Kino / Urlaubsvertretung fürs Gassigehen mit deinem Hund* umrissen hast, wird's nicht klappen mit den neuen Best Buddies. Ihr beide braucht dasselbe Ziel – und ein gemäßigtes Tempo, mit dem ihr gemeinsam darauf losmarschiert. Das Ganze soll ja schließlich nicht zum abgefahrenen Speed-Friendshipping ausarten!

Bei eurer Annäherung gibt derjenige die Geschwindigkeit vor, der verlassen wurde. War das deine ehemalige Partnerin, dann richte dich nach ihr und nimm Rücksicht auf ihre Gefühle. Immerhin dürfte sie um einiges mehr leiden als du. Denn du hast dich ja schon längere Zeit mit dieser neuen Lebenssituation aus-

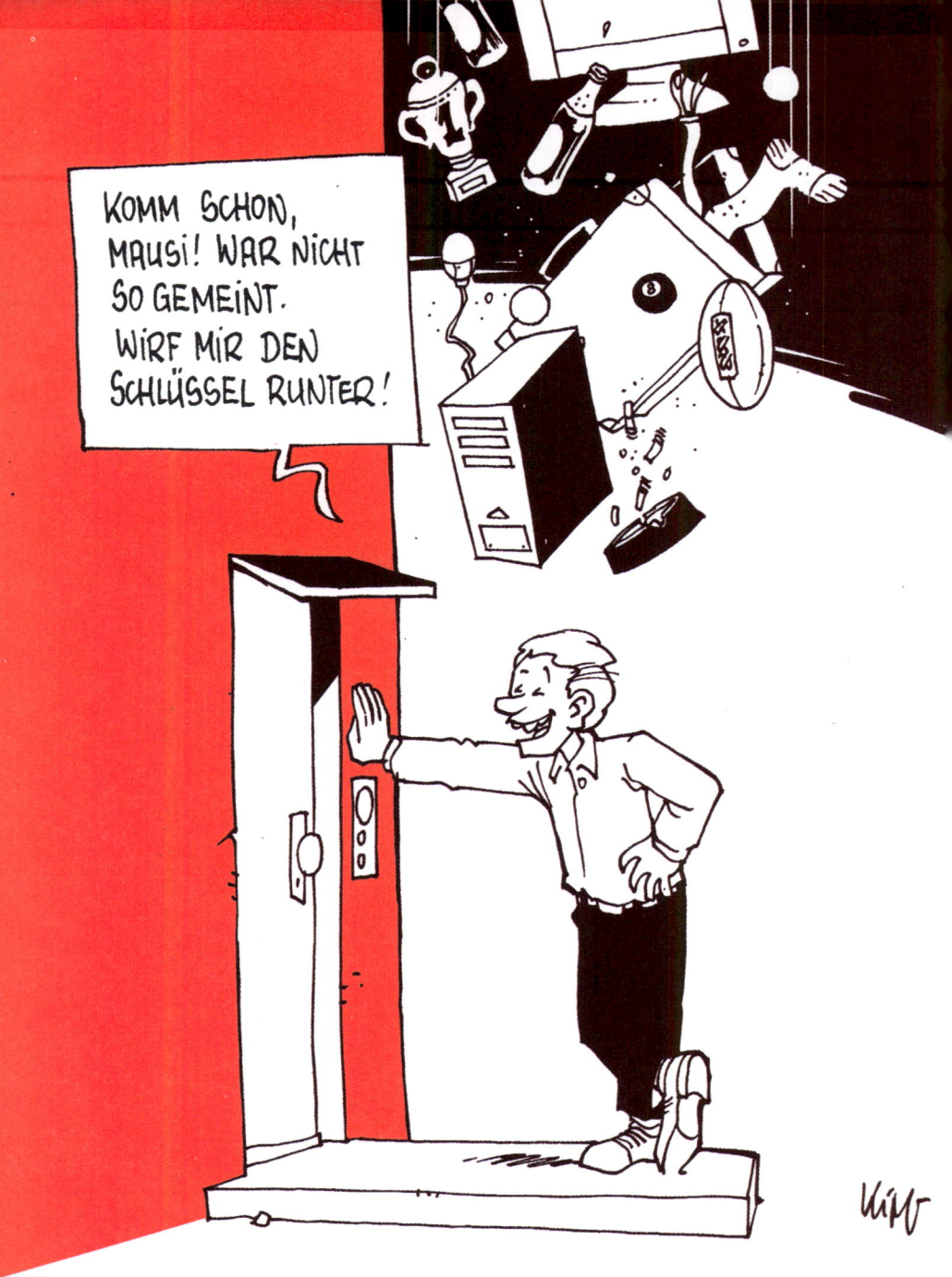

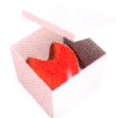

einandergesetzt – während sie noch unsicher und verletzt über emotionales Neuland torkelt. Und klar: Sex darf es zwischen euch auf keinen Fall mehr geben.

So gibt's dann auch kaum einen größeren Fehler, als ihr diesen Freundschaftsvorschlag bereits beim Trennungsgespräch zu unterbreiten. »Schatz, es ist aus – aber wir können ja Freunde bleiben, in Ordnung?« Wow, da kannst du ihr auch gleich ins Gesicht spucken und sie anschließend wissen lassen, dass dich ihre Eltern für die Beziehung mit ihrer Tochter fürstlich bezahlt haben, jeder einzelne deiner Orgasmen vorgetäuscht war, du allerdings für ihre Fertigkeiten am Bügelbrett auf ewig höchste Bewunderung hegen wirst! Im Ernst, keine Frau will so etwas hören in solchen Momenten. Es ist beleidigend und respektlos.

Allerdings gibt es selbst dann keine Garantie für ein freundschaftliches Miteinander, wenn du klug abwartest und sie nicht dazu drängst. Denn manchmal sind die Verletzungen oder Gegensätze einfach zu groß, um über die alten Missverständnisse und früheren Kämpfe wirklich hinwegzukommen. Wie jede andere Freundschaft kann man auch die aus einer Beziehung hervorgehende nicht erzwingen, sosehr man sich's vielleicht auch wünschen mag. It's over when it's over – oft ist das die letzte, die einzige Wahrheit …

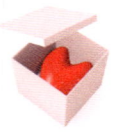
Und nach dem Schlussmachen? Trümmermanagement und Neustart!

Vielleicht hält man mich jetzt für eine Pessimistin, aber irgendwann enden die meisten Beziehungen nun mal, ist es nicht so? Ob nach einer zeitlichen oder räumlichen Trennung; ob nach erfolglosen Versuchen, erloschene Liebe als Freundschaft reinkarnieren zu lassen; oder eben gleich mit dem großen Knall, nach dem wirklich alles in Schutt und Asche liegt. Was du in solchen Situationen brauchst, ist ein vernünftiges Trümmermanagement. Das macht nämlich die Abwicklung der emotionalen Insolvenz halbwegs erträglich – und fängt gegebenenfalls bei der Frage an, wer denn jetzt eigentlich in der gemeinsamen Wohnung bleibt. Ich würde vorschlagen, das möglichst pragmatisch zu klären: Bei einer Trennung bleibt einfach derjenige in der Wohnung, der sie sich allein oder nach Spontan-Gründung einer WG leisten kann. Können es beide, zieht der Mann aus. Das ist souverän und großzügig.

Etwas anders sieht es mit dem Inventar aus. Das teilt ihr nämlich so auf, wie ihr es auch in die Beziehung gebracht habt; eine Variante, mit der eine Bekannte von mir vor ein paar Jahren allerdings nicht einverstanden war: Nachdem ihr Freund fremdgegangen war, hat sie ihm nämlich die komplette Wohnung leer geräumt. Tische, Lampen, Bett, Schränke, Geschirr – Simsalabim, alles futsch! Nur zwei Dinge hat sie freundlicherweise zurückgelassen, in der Mitte des ansonsten leeren Wohnzimmers dramaturgisch höchst anspruchsvoll drapiert: einen Ikea-Katalog und eine Packung Kondome … Böse, böse! Und obwohl der untreue

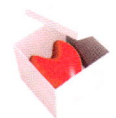

Schweinehund einen ordentlichen Denkzettel verdient hatte, war das natürlich die falsche Reaktion.

Also: Du nimmst deine Sachen, sie kriegt ihre. Über gemeinsam angeschaffte Dinge muss man sich einigen – was leider hin und wieder zur Folge hat, dass es beim Schachern zugeht wie auf einem Basar: ziemlich hitzig! Du kannst so etwas allerdings geschmeidig umkurven, wenn du mit deiner Liebsten schon beim Shoppen festlegst, wer von euch die Sachen später kriegen soll (»Wow, Schatz, was für ein sensationeller Siebdruck, sieh mal, diese geilen Farben ... Ach ja, falls wir uns übrigens mal trennen, gehört er natürlich mir. Du kriegst dafür sämtliche Küchengeräte. Deal or no deal?«). Zugegeben, romantisch ist das nicht gerade. Andererseits ersparen solche präventiven Absprachen eventuell eine Menge Ärger; Verträge macht man schließlich für den Krieg, nicht für die rosaroten Zeiten.

Eins darfst du bei allen Absprachen natürlich nicht vergessen: Du hast es hier mit einem weiblichen Wesen zu tun; und die haben ja vereinzelt ein Faible für, wie soll ich's sagen, latent irrationale Verhaltensmuster. Es kann also sein, dass sie dein Schlussmachen null Komma null akzeptiert – und sie dein Leben als Desperate Housewife auf Kriegsfuß mit Terror überzieht: *Ich kann nicht ohne dich leben*-Anrufe, *Du wirst schon sehen, was du davon hast*-SMS; vielleicht steht sie auch nachts vor dem Haus und bettelt um ein allerallerallerletztes Gespräch.

Hier würde ich für die Tage unmittelbar nach der Trennung Folgendes vorschlagen: 1. SMS bleiben unbeantwortet. 2. Telefonisch bist du erreichbar für sie. 3. Ein weiteres Treffen findet NICHT statt – alles, was du zu sagen hattest, ist bereits gesagt. Jetzt ist Distanz wichtig. Zur Abnabelung. Zur Trauerarbeit. Und um dich endlich um diesen scharfen Feger kümmern zu können, den du

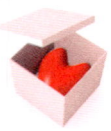

letzten Samstag in dieser neuen Bar zum ersten Mal gesehen hast …

Denn so ist es nun mal: Das Leben geht weiter – so oder so. Für sie, für dich. Es kommen neue Menschen und neue Gefühle. Es geht immer weiter – solange man bereit ist, Verletzungen und Barrieren aus der Vergangenheit zu überwinden. Klar, das kostet Energie. Und Zeit. Aber du hast nur EIN Leben, weißt du. Die Vergangenheit ist gelebt, die Zukunft jedoch steht bevor.

Dabei spielt es keine Rolle, ob du deine Partnerin verlassen hast oder selbst in die Wüste geschickt wurdest (was sich natürlich noch mal um einiges bitterer anfühlt). Klar, anfangs ist da dieser Schmerz, dieser Zweifel, diese Enttäuschung. Trotzdem ist es in solchen Fällen das Schlimmste, in Selbstmitleid zu zerfließen. Reiß dich am Riemen, sei keine Memme!

Ich halte auch nichts davon, in einem Anfall von Brennen-muss-Salem sämtliche Briefe und Fotos dem Feuer zu übergeben. Mag nämlich sein, dass du das ein paar Jahre später bereust. Ich selbst habe jedenfalls alles hamstermäßig gehortet, all diese Relikte emotionaler Crashs und Höhenflüge: Unbeholfene Willst-du-mit-mir-gehen-Fragen auf kakaobeflecktem Schulblockpapier, nassforsche Partyeinladungen, den Brief nach meinem ersten Sex, in dem ich mich glühend devot für meine Unbeholfenheit entschuldige … Jungs, hebt euch diese wunderbaren Erinnerungen bloß auf! Natürlich müsst ihr sie anfangs wegräumen, sehr gut sogar, damit man nicht an einem verregneten Sonntagabend auf einer dieser berühmt-berüchtigten Melancholie-Wellen ins nächste Tal der Tränen surft. Bis deine Wunden eines Tages verheilt sind, lässt du die Finger von dieser Vergangenheit – und nutzt die Zeit sinnvoller! In den ersten, besonders harten Wochen nach der Trennung kannst du mit deinen Kumpels ausgehen und

dir die Kante geben; oder das Telefonbuch rauskramen und vögelwillige Exfreundinnen ausgraben. Ob du's glaubst oder nicht: Sosehr dein Herz auch nach der Einen brüllt, dein Junior findet ganz schnell auch Gefallen an anderen Frauen. Und ein kleiner Kompensationsfick wirkt manchmal wahre Wunder ...

Eines Tages wirst du dich dann neu verlieben. Hoffentlich ohne kurz darauf wieder in die alten Muster zu schlittern, die mitverantwortlich für das Scheitern der letzten Beziehung waren. Dieses Buch kann dir dabei helfen: Es hat dir gezeigt, worauf es ankommt bei uns Frauen. Beim Kennenlernen – in Gesprächen – und natürlich beim Sex. Das alles umzusetzen liegt an dir. Sei ehrgeizig, mutig und offen. Kämpfe für deine Träume. Übernimm Verantwortung für dich und dein Leben. Dann wirst du – um noch einmal das Bild von Henry Miller zu bemühen – ab jetzt jede Menge Kreuzworträtsel erfolgreich lösen. Glückliche Frauen werden es dir danken. Auf eine wunderbare Weise, wie eben nur sie es können ...

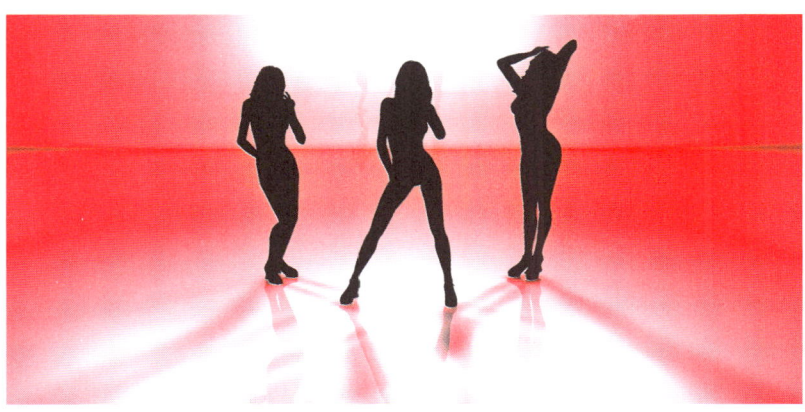

♥-lichen Dank

Viele nette Menschen haben dazu beigetragen, dass dieses schöne Buch entstanden ist. Ein großes Dankeschön geht an: Rebecca Maier, Matthias Dittmar, Christian und Knut Eckert, Leo Hillinger und seine small hills, Melanie Thele, Karin Haas, Bettina Poletin, Sascha Gliss, Jens Puppe, Gregor Leutgeb, Nina Weyers, Aline Lettow, Hugo Bachmaier, Tina Kaiser, John Friedmann, Roberto Sotgia, Lisa Ragossnig, Dario Mazotta, Stefan Legat, F. W., H. H., A. H., T. H., S. Q., B. E., Fabian Rietschler, Michaela Steiner, Sebastian Buchinger, Betina Heldt.

Ein ganz liebevoller Dank geht an einen mir sehr wichtigen Menschen (MGL), der mir mit viel Respekt, Vertrauen und Geduld bei der Entstehung dieser 272 Seiten geholfen hat – thank's with love.

Besonders herzlich bedanke ich mich schließlich bei demjenigen, der von allen meinen Freunden am meisten zu diesem Buch beigesteuert hat – thank's unfassbar!